新世纪全国高等中医药院校规划教材

中医药统计学

（新世纪第二版）

主　编　周仁郁（成都中医药大学）
副主编　（按姓氏笔画排序）
　　　　李　新（辽宁中医药大学）
　　　　李秀昌（长春中医药大学）
　　　　陈世红（江西中医学院）
　　　　范薪生（贵阳中医学院）
　　　　郑洁刚（湖南中医药大学）
　　　　谢海林（山西中医学院）

U0335487

中国中医药出版社
·北　京·

图书在版编目(CIP)数据

中医药统计学/周仁郁主编. —2版. —北京:中国中医药出版社,2008.4(2015.1重印)
新世纪全国高等中医药院校规划教材
ISBN 978—7—80156—636—2

Ⅰ.中… Ⅱ.周… Ⅲ.中国医药学—医学统计—中医学院—教材 Ⅳ.R2—32

中国版本图书馆 CIP 数据核字(2008)第 036853 号

中国中医药出版社出版
北京市朝阳区北三环东路 28 号易亨大厦 16 层
邮政编码 100013
传真 64405750
廊坊市晶艺印务有限公司印刷
各地新华书店经销

*

开本 850×1168 1/16 印张 16.25 字数 369 千字
2008 年 4 月第 2 版   2015 年 1 月第 9 次印刷
书 号 ISBN 978-7-80156-636-2

*

定价 22.00 元(含光盘)
网址 www.cptcm.com

社长热线 010 64405720
读者服务部电话 010 64065415 010 84042153
书店网址 csln.net/qksd/

全国高等中医药教材建设
专家指导委员会

再版前言

"新世纪全国高等中医药院校规划教材"是全国唯一的行业规划教材。由"政府指导，学会主办，院校联办，出版社协办"。即：教育部、国家中医药管理局宏观指导；全国中医药高等教育学会及全国高等中医药教材建设研究会主办，具体制定编写原则、编写要求、主编遴选和组织编写等工作；全国26所高等中医药院校学科专家联合编写；中国中医药出版社协助编写管理工作和出版。目前新世纪第一版中医学、针灸推拿学和中药学三个专业54门教材，已相继出版3~4年，并在全国各高等中医药院校广泛使用，得到广大师生的好评。其中34门教材遴选为教育部"普通高等教育'十五'国家级规划教材"，41门教材遴选为教育部"普通高等教育'十一五'国家级规划教材"（有32门教材连续遴选为"十五"、"十一五"国家级规划教材）。2004年本套教材还被国家中医药管理局中医师资格认证中心指定为执业中医师、执业中医助理医师和中医药行业专业技术资格考试的指导用书；2006年国家中医、中西医结合执业医师、执业助理医师资格考试和中医药行业专业技术资格考试大纲，均依据"新世纪全国高等中医药院校规划教材"予以修改。

新世纪规划教材第一版出版后，国家中医药管理局高度重视，先后两次组织国内有关专家对本套教材进行了全面、认真的评议。专家们的总体评价是："本次规划教材，体现了继承与发扬、传统与现代、理论与实践的结合，学科定位准确，理论阐述系统，概念表述规范，结构设计合理，印刷装帧格调健康，风格鲜明，教材的科学性、继承性、先进性、启发性及教学适应性较之以往教材都有不同程度的提高。"同时也指出了存在的问题和不足。全国中医药高等教育学会、全国高等中医药教材建设研究会也投入了大量的时间和精力，深入教学第一线，分别召开以学校为单位的座谈会17次，以学科为单位的研讨会15次，并采用函评等形式，广泛征求、收集全国各高等中医药院校有关领导、专家，尤其是一线任课教师的意见和建议，为本套教材的进一步修订提高做了大量工作，这在中医药教育和教材建设史上是前所未有的。这些工作为本套教材的修订打下了坚实的基础。

2005年10月，新世纪规划教材第二版的修订工作全面启动。修订原则是：①有错必纠。凡第一版中遗留的错误，包括错别字、使用不当的标点符号、不规范的计量单位和不规范的名词术语、未被公认的学术观点等，要求必须纠正。②精益求精。凡表述欠准确的观点、表达欠畅的文字和与本科教育培养目的不相适应的内容，予以修改、精练、删除。③精编瘦身。针对课时有限，教材却越编越厚的反应，要求精简内容、精练文字、缩编瘦身。尤其是超课时较多的教材必须"忍痛割爱"。④根据学科发展需要，增加相应内容。⑤吸收更多院校的学科专家参加修订，使新二版教材更具代表性，学术覆盖面更广，能够全面反应全国高等中医药教学的水平。总之，希冀通过修订，使教材语言更加精炼、规范，内容准确，结构合理，教学适应性更强，成为本学科的精品教材。

根据以上原则，各门学科的主编和编委们以极大的热情和认真负责的态度投入到紧张的修订工作中。他们挤出宝贵的时间，不辞辛劳，精益求精，确保了 54 门教材的修订按时按质完成，使整套教材内容得到进一步完善，质量有了新的提高。

教材建设是一项长期而艰巨的系统工程，此次修订只是这项宏伟工程的一部分，它同样要接受教学实践的检验，接受专家、师生的评判。为此，恳请各院校学科专家、一线教师和学生一如既往关心、关注新世纪第二版教材，及时提出宝贵意见，从中再发现问题与不足，以便进一步修改完善或第三版修订提高。

全国中医药高等教育学会
全国高等中医药教材建设研究会
2006 年 10 月

编写说明

本书是由国家中医药管理局宏观指导,全国高等中医药教材建设研究会组织编写的、供高等中医药院校使用的新世纪全国高等中医药院校规划教材。

长期以来,中医药院校没有自己特色的统计教材。药类受理工科院校数理统计的影响,医类受西医、军医院校的卫生统计、医学统计的影响,管理类受财经院校经济统计的影响,很少结合中医药的实际,照搬照用别人的教材,既不适合中医药院校学生的基础而造成浪费,又无法突出中医药自身的优势和长处。中医药统计学介绍中医药院校各专业需要的基本统计方法,可以使药类、管理类、医类、计算机、心理学等各专业的学生掌握统计基础知识和统计推断能力。

长期以来,中医药院校的学生老是觉得学习统计难。统计课程,不仅要对学生分析问题、解决问题能力进行培养,而且要对学生动手能力和终身学习能力进行训练。中医药统计学课程开设的 DPS(Data Processing System,数据处理系统)统计实验,可以使中医药院校各专业学生容易地掌握需要的统计分析技能。中医药统计学的系统编写与中文软件实验相结合的方式,可以使中医药院校各专业学生容易自学并培养良好的研究和分析素质。

1. 与其他院校统计学教材相比,《中医药统计学》第一版具有自己的特色。

(1)密切结合中医药实际问题,便于中医药院校的师生理论联系实际;

(2)内容划分为各专业共用的基础统计及不同专业使用的专业统计,便于各专业选用;

(3)公式推导便于教师备课及学有余力的学生自学,跳过公式推导不影响教学;

(4)DPS 统计实验易学习易操作,便于教师备课和学生自学;

(5)教材配套的电子书与习题集内容丰富;

(6)教材及习题集文字流畅、简练,篇幅不大,价格低廉。

2. 与第一版比较,《中医药统计学》第二版更成熟、更实用。

(1)修改部分与中医药实际问题结合不够紧密的内容,增加统计在药学的应用、统计在管理学的应用、统计在医学的应用、统计在心理学的应用,更加突出中医药特色;

(2)修改 DPS 实验,增添综合性与设计性实验,突出 DPS 软件根据均数标准差检验、非参数检验多重比较、随机分组、均匀设计、综合评价等特色;

(3)减少统计用表,取消光盘电子书,降低教材成本。

希望各位教学人员在使用本教材过程中,及时发现问题并提出宝贵意见,以便重印和再版时予以修改和提高。

《中医药统计学》(第二版)
编委会

目　录

1　中医药统计学概述 ……………………………………………………………… 1

　1.1　中医药统计学的基本思想 ………………………………………………… 1

　　1.1.1　为什么要学习中医药统计学 ………………………………………… 1

　　1.1.2　怎样学习中医药统计学 ……………………………………………… 2

　　1.1.3　中医药统计学的基本思想 …………………………………………… 3

　1.2　中医药统计学分析的全过程 ……………………………………………… 5

　　1.2.1　统计分析的五个环节 ………………………………………………… 5

　　1.2.2　实验设计的随机分组 ………………………………………………… 6

　　1.2.3　实验设计的样本容量估计 …………………………………………… 7

　小结 1 ………………………………………………………………………………… 8

　习题 1 ………………………………………………………………………………… 9

2　总体分布 ……………………………………………………………………… 10

　2.1　概率的运算 ……………………………………………………………… 10

　　2.1.1　事件的运算与关系 …………………………………………………… 10

　　2.1.2　加法与乘法定理 ……………………………………………………… 12

　　2.1.3　全概率与贝叶斯公式 ………………………………………………… 14

　2.2　随机变量与概率分布 …………………………………………………… 15

　　2.2.1　离散变量 ……………………………………………………………… 15

　　2.2.2　离散变量的概率分布 ………………………………………………… 17

　　2.2.3　连续变量 ……………………………………………………………… 19

　　2.2.4　连续变量的概率分布 ………………………………………………… 20

　2.3　总体数字特征 …………………………………………………………… 23

　　2.3.1　总体均数 ……………………………………………………………… 23

　　2.3.2　总体方差 ……………………………………………………………… 24

　　2.3.3　二项分布与泊松分布的正态近似 …………………………………… 26

　小结 2 ……………………………………………………………………………… 27

　习题 2 ……………………………………………………………………………… 27

3　计量资料分析 ………………………………………………………………… 30

　3.1　计量资料的区间估计 …………………………………………………… 30

　　3.1.1　正态总体参数点估计 ………………………………………………… 30

　　3.1.2　单组正态样本抽样分布 ……………………………………………… 32

　　3.1.3　正态总体参数区间估计 ……………………………………………… 33

3.2 单组正态资料的假设检验 ……………………………………… 35

   3.2.1 假设检验原理 …………………………………………… 35

   3.2.2 正态总体均数的假设检验 ……………………………… 36

   3.2.3 正态总体方差的假设检验 ……………………………… 38

3.3 两组正态资料的假设检验 ……………………………………… 39

   3.3.1 配对 t 检验 ……………………………………………… 39

   3.3.2 方差齐性检验 …………………………………………… 40

   3.3.3 成组 t 检验 ……………………………………………… 41

小结 3 ………………………………………………………………… 43

习题 3 ………………………………………………………………… 44

4 方差分析 ……………………………………………………………… 46

4.1 单因素方差分析 ………………………………………………… 46

   4.1.1 方差分析原理 …………………………………………… 46

   4.1.2 方差分析计算 …………………………………………… 47

   4.1.3 多重比较 ………………………………………………… 49

4.2 多因素方差分析 ………………………………………………… 50

   4.2.1 两因素方差分析 ………………………………………… 50

   4.2.2 医学设计资料方差分析 ………………………………… 52

   4.2.3 重复测量资料方差分析 ………………………………… 54

小结 4 ………………………………………………………………… 54

习题 4 ………………………………………………………………… 55

5 分类资料分析 ………………………………………………………… 56

5.1 分类资料的统计描述和统计推断 ……………………………… 56

   5.1.1 分类资料统计描述 ……………………………………… 56

   5.1.2 离散总体参数估计 ……………………………………… 58

   5.1.3 离散总体参数检验 ……………………………………… 59

5.2 列联表资料分析 ………………………………………………… 61

   5.2.1 双向无序表独立性检验 ………………………………… 61

   5.2.2 一般四格表独立性检验 ………………………………… 63

   5.2.3 双向有序表的检验 ……………………………………… 65

小结 5 ………………………………………………………………… 66

习题 5 ………………………………………………………………… 67

6 非参数检验 ………………………………………………………… 69

6.1 非参数检验方法 ………………………………………………… 69

   6.1.1 单组资料非参数检验 …………………………………… 69

   6.1.2 两组资料秩和检验 ……………………………………… 70

   6.1.3 多组资料秩和检验 ……………………………………… 72

6.2 单向有序表分析 ·· 75
　　6.2.1 单向有序表秩和检验 ··· 75
　　6.2.2 Ridit 分析 ··· 77
小结 6 ··· 79
习题 6 ··· 80

7 相关与回归 ··· 82
7.1 两变量相关 ·· 82
　　7.1.1 Pearson 相关 ··· 82
　　7.1.2 等级相关 ··· 84
　　7.1.3 其他相关 ··· 85
7.2 一元回归 ·· 86
　　7.2.1 直线回归 ··· 86
　　7.2.2 曲线拟合 ··· 89
　　7.2.3 半数致死量 ··· 91
7.3 多元相关与回归 ·· 93
　　7.3.1 多元相关 ··· 93
　　7.3.2 多元回归 ··· 94
　　7.3.3 协方差分析 ··· 95
小结 7 ··· 97
习题 7 ··· 98

8 统计在药学的应用 ·· 100
8.1 正交试验结果的极差分析 ·· 100
　　8.1.1 正交表原理 ··· 100
　　8.1.2 正交表安排试验 ··· 101
　　8.1.3 正交试验结果的极差分析 ·································· 104
8.2 正交试验结果的方差分析 ·· 108
　　8.2.1 无重复试验方差分析 ·· 108
　　8.2.2 重复试验方差分析 ··· 110
　　8.2.3 多指标正交设计 ··· 113
8.3 均匀设计与药物质量管理 ·· 114
　　8.3.1 均匀设计 ··· 114
　　8.3.2 排列图与控制图 ··· 116
　　8.3.3 中药指纹图谱 ·· 120
小结 8 ··· 121
习题 8 ··· 122

9 统计在管理学的应用 ··· 125
9.1 调查设计的全过程 ·· 125

　　　9.1.1　调查设计的目的与方法 ……………………………………… 125
　　　9.1.2　随机与系统抽样 ………………………………………………… 126
　　　9.1.3　整群与分层抽样 ………………………………………………… 127
　　9.2　问卷调查 ………………………………………………………………… 130
　　　9.2.1　问卷设计 ………………………………………………………… 130
　　　9.2.2　问卷信度分析 …………………………………………………… 132
　　　9.2.3　问卷效度分析 …………………………………………………… 133
　　9.3　综合评价 ………………………………………………………………… 134
　　　9.3.1　Topsis 法 ………………………………………………………… 134
　　　9.3.2　综合指数法与层次分析法 ……………………………………… 136
　　　9.3.3　模糊评价与组合评价 …………………………………………… 139
　　小结 9 ………………………………………………………………………… 141
　　习题 9 ………………………………………………………………………… 142

10　统计在医学的应用 ………………………………………………………… 145
　　10.1　生存率 ………………………………………………………………… 145
　　　10.1.1　生存率的计算 ………………………………………………… 145
　　　10.1.2　生存率的检验 ………………………………………………… 147
　　　10.1.3　Cox 回归 ……………………………………………………… 150
　　10.2　寿命表 ………………………………………………………………… 150
　　　10.2.1　简略寿命表 …………………………………………………… 150
　　　10.2.2　去死因寿命表 ………………………………………………… 152
　　　10.2.3　寿命表的应用 ………………………………………………… 154
　　10.3　Logistic 回归 ………………………………………………………… 156
　　　10.3.1　两分类 Logistic 回归 ………………………………………… 156
　　　10.3.2　其他两分类 Logistic 回归 …………………………………… 157
　　　10.3.3　多分类 Logistic 回归 ………………………………………… 158
　　小结 10 ……………………………………………………………………… 160
　　习题 10 ……………………………………………………………………… 161

11　统计在心理学的应用 ……………………………………………………… 163
　　11.1　因子分析原理 ………………………………………………………… 163
　　　11.1.1　因子分析模型 ………………………………………………… 163
　　　11.1.2　因子分析的主成分法 ………………………………………… 164
　　　11.1.3　因子分析的极大似然法 ……………………………………… 165
　　11.2　因子分析应用 ………………………………………………………… 165
　　　11.2.1　肝功能指标 …………………………………………………… 165
　　　11.2.2　十项全能得分 ………………………………………………… 166
　　　11.2.3　课程考试成绩 ………………………………………………… 167

小结 11 ·· 167
习题 11 ·· 168

12 DPS 统计实验 ·· 170
  12.1 计量资料实验 ·· 170
    12.1.1 实验目的 ·· 170
    12.1.2 计量资料统计描述 ·· 170
    12.1.3 正态资料统计推断 ·· 172
    12.1.4 正态资料方差分析 ·· 174
  实验 1 ·· 176
  12.2 分类资料实验 ·· 177
    12.2.1 实验目的 ·· 177
    12.2.2 双向无序表分析 ··· 177
    12.2.3 单向有序表分析 ··· 178
    12.2.4 双向有序表分析 ··· 180
  实验 2 ·· 181
  12.3 非参数检验及回归方程实验 ·· 181
    12.3.1 实验目的 ·· 181
    12.3.2 秩和检验 ·· 181
    12.3.3 一元回归 ·· 184
    12.3.4 多元回归与协方差分析 ·· 186
  实验 3 ·· 187
  12.4 专业实验 ·· 188
    12.4.1 实验目的 ·· 188
    12.4.2 统计在药学的应用 ··· 188
    12.4.3 统计在管理学的应用 ·· 191
    12.4.4 统计在医学的应用 ··· 194
    12.4.5 统计在心理学的应用 ·· 198
  实验 4 ·· 200
  12.5 综合性实验 ·· 200
    12.5.1 实验目的 ·· 200
    12.5.2 SARS 传播模型实验 ·· 200
    12.5.3 教学质量反馈信息的统计模型实验 ··· 203
  实验 5 ·· 206
  12.6 设计性实验 ·· 206
    12.6.1 实验目的 ·· 206
    12.6.2 中医足疗保健服务质量评价实验 ··· 206
    12.6.3 农民工子女心理健康分析实验 ··· 209

实验 6 ··· 212
附录 ··· 213
　自我测试题 ··· 213
　各章习题参考答案 ··· 219
　自我测试题参考答案 ·· 223
　统计用表 ··· 224
参考文献 ··· 239

1　中医药统计学概述

中医药统计学(Statistics for Traditional Chinese Medicine)是用数理统计的原理和方法，结合中医药实际，研究医药科学中随机事件统计规律的学科。本章概括性地介绍中医药统计学的基本思想与统计分析的全过程，为进一步学习后面各章奠定基础。

1.1　中医药统计学的基本思想

1.1.1　为什么要学习中医药统计学

在中医药实践中，由于人体之间的差异，同一种药物或治疗方法对不同的患者可能产生不同的效果。因此，需要经过大量的临床实践，找出药物或治疗方法的规律，才能获得比较好的疗效。研究药物或治疗方法的规律，仅靠专业知识或经验是不够的。

例 1-1　某大学校医院用银杏丹桃合剂治疗高血压患者，测得治疗前后舒张压数据(kPa)见表 1-1。怎样判断该中药治疗高血压是有效还是无效，需要一定的理论和方法，才能从 8 人的调查数据推理到任何高血压患者服用后的疗效。

表 1-1　　　　　　　　　　治疗高血压前后舒张压数据(kPa)

治疗前	13.6	14.9	17.2	17.3	16.5	14.2	14.5	14.6
治疗后	11.9	15.3	13.4	17.2	14.6	11.5	12.2	13.8

例 1-2　两种疗法的疗效资料，治愈率按治愈数/治疗数计算，见表 1-2。从病情重、中、轻三种情形来看，都是甲疗法治愈率低于乙疗法。但是，合计起来却是乙疗法治愈率低于甲疗法。不作统计处理，就不能得到正确的疗效结论。

表 1-2　　　　　　　　　　　　两种疗法效果比较

分类	甲治疗数	甲治愈数	甲治愈率	乙治疗数	乙治愈数	乙治愈率	治愈率对比
病情重	20	10	50.0	100	60	60.0	甲<乙
病情中	30	18	60.0	60	48	80.0	甲<乙
病情轻	160	136	85.0	20	19	95.0	甲<乙
合计	210	164	78.1	180	127	70.6	甲>乙

例 1-3　某班 45 名同学的统计软件考试成绩,见表 1-3。选择题满分为 36 分,若按 $36 \times 80\% = 28.8$ 划分为良与不良,则选择题的良与不良与总分的高低有什么关系,称为分析选择题的区分度。显然,这也需要一定的理论和方法。

表 1-3　　　　　　　　　某班 45 名同学的统计软件考试成绩

编号	选择	简答	操作	能力	总分	编号	选择	简答	操作	能力	总分	编号	选择	简答	操作	能力	总分
1	14	12	13	8	47	16	24	20	25	9	78	31	30	18	30	8	86
2	18	16	15	6	55	17	28	18	26	6	78	32	30	18	30	8	86
3	24	12	16	6	58	18	28	18	25	8	79	33	30	22	26	10	88
4	24	12	18	6	60	19	28	18	25	8	79	34	28	24	26	10	88
5	22	14	20	6	62	20	26	20	25	8	79	35	30	20	28	10	88
6	28	12	17	6	63	21	30	16	27	8	81	36	30	22	26	10	88
7	24	16	20	8	68	22	30	18	26	8	82	37	30	22	26	10	88
8	28	10	23	8	69	23	28	20	26	9	83	38	30	25	27	10	89
9	28	14	20	8	70	24	28	20	26	9	83	39	32	22	25	10	89
10	30	10	25	6	71	25	26	22	26	10	84	40	30	22	30	10	92
11	26	24	18	6	74	26	28	22	26	9	85	41	32	24	28	9	93
12	28	16	26	6	76	27	28	20	26	9	85	42	36	22	28	10	96
13	28	16	25	8	77	28	30	20	26	9	85	43	34	22	30	10	96
14	26	16	27	8	77	29	30	24	23	9	86	44	34	24	29	10	97
15	26	18	26	8	78	30	30	22	26	8	86	45	36	24	28	10	98

中医药实际问题需要统计,中医药科研需要统计。中医药院校的学生不懂统计,今后就不能在工作和社会竞争中胜人一筹。

中医药统计学是用数理统计的原理和方法,结合中医药实际,研究医药科学中随机事件统计规律的学科。国家中医药管理局为中医药统计学制定的国标-行标为 36070,是申报中医药科研课题的学科依据。中医药统计学是中医药院校各专业的基础课,学习和掌握《中医药统计学》教材的内容和方法,是中医药院校学生的正确选择。

1.1.2　怎样学习中医药统计学

学习中医药统计学,就是学习统计处理的理论、原理和方法,并在专业课程的学习和实验中运用,以便今后在中医药实际和科研中大显身手。

1. 学习中医药统计学不同于学习高等数学与线性代数

高等数学、线性代数、中医药统计学,是中医药院校的三大数学课程。高等数学研究确定性现象的连续变化规律,研究的工具是极限,研究的内容是微积分、数学模型。线性代数研究确定性现象的系统变化规律,研究的工具是矩阵,研究的内容是矩阵理论,直接应用是线性方程组、投入产出分析和线性规划。

中医药统计学不同于高等数学与线性代数,研究随机性现象的统计规律,研究的工具是概率,研究的方法是由样本描述和推断总体。中医药统计学的结论不是绝对的,可靠程度是以概率表示的,并且要以实践为最终的检验标准。1848 年至 1849 年,伦敦地区霍乱流行,统计学家 Farr 用相关与回归的方法分析死亡数据,发现居住地越高,霍乱死亡率越低。统计结果支持"瘴气"假说,认为混浊空气致病。1853 年至 1854 年,霍乱再次流行时,Farr 与流行病学家 Snow 对比伦敦自来水厂供水范围霍乱死亡人数。在污染轻的泰晤士河上游取水,供水范围死亡率为 37.5/万户,在污染重的泰晤士河下游取水,供水范围死亡率为 315.4/万户,统计结果支持"水污染"假说。直到 1883 年,Koch 在水中发现了霍乱弧菌,才最终证实水污染假说,否定了"瘴气"假说。

因此,学习中医药统计学,不同于学习高等数学与线性代数,不重在定理和公式的推导,而是重在以概率表示可靠程度的统计推理。

2. 学习中医药统计学的重要途径是统计实验

中医药统计学是一门应用性、实践性很强的学科,学是为了用,并且一定要在用中学,才能更深刻地理解原理和把握方法。

统计学中包含了许多公式的推导和繁杂的计算,需要我们掌握一种统计软件来实现避繁就简。DPS(Data Processing System,数据处理系统)是国内最优秀的统计软件,具有中文界面、功能齐全、操作方便的特点。这个统计软件从教学的角度来看,可以比照实验例题自学。学生戏称为"无师自通、不学自会的软件",非常有利于克服中医药院校学生数学底子薄、统计课时少、动手能力差的弱点。因此,有条件的中医药院校应当在课内设置 DPS 统计实验,有条件的中医药院校学生应当在自己的计算机上安装 DPS 统计软件,结合理论学习,加强 DPS 软件练习。最新版本 DPS 9.50 可以在网页 www.chinadps.net/download.htm 下载,运行时虽然加入了误差,但不影响各项统计功能的练习。今后工作条件许可时,可以交费注册。

3. 与《中医药统计学》配套的《中医药统计学习题集》是复习应考的好帮手

《中医药统计学》(第二版)与《中医药统计学习题集》(第二版)各章对应,便于同步学习或复习、巩固。《中医药统计学习题集》各章配备精选的单选题、判断题、填空题、多选题、简答题、计算题、操作题,并给出答案。特别是简答题和操作题独具匠心,对于统计推理能力和实际动手能力的培养,有重要作用。《中医药统计学习题集》的第 12 章,给出实验题的完整解答。书后的自我测验题,是全课程学习结束的复习和检查,在《中医药统计学习题集》中给出完整解答。

1.1.3　中医药统计学的基本思想

中医药统计学的基本思想,是用样本描述和推断总体。这里,用频率认识概率来说明样本认识总体的基本思想。

1. 频率与概率

客观世界的现象,按事先能否肯定结果来划分,可以分为确定现象或随机现象两类。确定现象,是在一定条件下必然发生或必然不发生的现象。例如,在标准大气压下把纯水加热到 100℃时必然沸腾,在地球表面上抛的物体必然下落等等。随机现象,是在一定条件下有不确定的结果,既可能出现这种结果,也可能出现那种结果。例如,投掷一枚硬币,可能是正面(币额面)朝上,也可能是反面(图案面)朝上;观察一种新药治疗某种疾病的疗效,对一个病人来说,服药后可能有效,也可能无效。

对随机现象进行分析或观察称为随机实验,简称为实验。随机实验的每一个可能的结果称为随机事件(random event),简称为事件,记为大写英文字母 A、B 等。

在一定条件下,必然发生的事件称为必然事件,记为 Ω;必然不发生的事件称为不可能事件,记为 Φ。Ω 与 Φ 本质上都不是随机事件,但通常把它们视为特殊的随机事件。

定义 1-1　若在 n 次重复实验中,事件 A 出现 m 次,则称 m 为事件 A 的频数,称比值 m/n 为事件 A 的频率(frequency),记为 $f_n(A)$,即

$$f_n(A) = \frac{m}{n} \tag{1-1}$$

在这个定义下,由 $0 \leqslant m \leqslant n$,可以得到

$$0 \leqslant f_n(A) \leqslant 1, \quad f_n(\Phi) = 0, \quad f_n(\Omega) = 1 \tag{1-2}$$

例 1-4　在掷币实验中,记 A 为掷正面事件。历史上著名的掷币实验记录如表 1-4 所示。可以看出,不同的实验,掷出正面的频率 $f_n(A)$ 不同。在大量重复实验中,掷出正面的频率 $f_n(A)$ 稳定在 0.5 附近。

表 1-4　　　　　　　　　　　历史上著名的掷币实验记录

实验者	掷币次数	正面频数	正面频率	实验者	掷币次数	正面频数	正面频率
De Morgan	2048	1061	0.5181	Pearson	12000	6019	0.5016
Buffon	4040	2048	0.5069	Pearson	24000	12012	0.5005

在大量重复实验时,频率 $f_n(A)$ 会稳定在某一个常数附近,称为频率的稳定性。人口统计最先注意到频率的稳定性,一些国家通过多年的观察,发现男、女婴的出生频率分别稳定在常数 22/43、21/43 附近。

定义 1-2　在大量重复实验中,频率 $f_n(A)$ 稳定在某一个常数附近,可以规定此常数为事件 A 的概率(probability),记为 $P(A)$,这个规定通常称为概率的统计定义。

在这个定义下,可以得到

$$0 \leqslant P(A) \leqslant 1, \quad P(\Phi) = 0, \quad P(\Omega) = 1 \tag{1-3}$$

概率是刻画事件发生可能性大小的数量指标,是概率论中最基本的概念。

2. 总体与样本

为了深入地研究随机事件,必须考虑随机事件的数量化。有的随机事件本身就可用数值表示,如:10 名患者服药后痊愈人数可能是 $0, 1, \cdots, 10$ 人,1 名正常人体温测定值可能是 36.5℃～37.2℃间的任一数值。有的随机事件本身没有用数值表示,但可以通过一定的处理表示为数值,如:掷币试验可以规定 1 表示掷正面,0 表示掷反面;药理毒性试验结果可以用 1 表示受试动物存活、用 0 表示死亡。

随机事件数量化后,把表示试验各种可能结果的数值看成是一个变量的取值。这个变量称为随机变量,简称变量,通常记为英文字母 X、Y、Z 等。

在某一研究过程中,研究对象的全体称为总体(population),如某一个随机变量取值的全体。组成总体的每个基本单元,称为个体(individual),如某一个随机变量的一个取值。在总体中随机抽取 n 个个体,则构成容量为 n 的样本(sample),如某一个随机变量的部分取值。如临床化验中从病人身上采的血液是样本;而该病人全身所有的血液则是总体。总体包含的观察单位通常是大量的甚至是无限的,在实际工作中,一般不可能或不必要对每个观察单位逐一进行研究。我们只能从中抽取一部分观察单位加以实际观察或调查研究,根据对这一部分观察单位的观察研究结果,再去推论和估计总体情况。

频率 $f_n(A)$ 反映样本的性质,表示事件 A 在样本的每一次试验中出现的可能性大小。由于个体差异,频率 $f_n(A)$ 随样本改变,具有偶然性。概率 $P(A)$ 反映总体的性质,表示事件 A 在总体的每一次试验中出现的可能性大小。概率 $P(A)$ 是一个确定常数,具有必然性。

概率的统计定义告诉我们,在样本容量 n 足够大时,可以用频率 $f_n(A)$ 作为概率 $P(A)$ 的估计值。在实际工作中,容量 $n \geq 50$ 的样本称为大样本,$n < 50$ 的样本称为小样本。对于大样本,可以取频率 $f_n(A)$ 为概率 $P(A)$ 的估计值。一种新药治好一个癌症病人,样本的频率虽然为 100%。但由于 $n=1$,小样本的频率不能代替总体的概率,故不能说该药的有效率是 100%。

由频率 $f_n(A)$ 认识概率 $P(A)$,体现了由样本认识总体的基本思想。这种通过部分认识整体、由偶然认识必然的过程,就是透过现象看本质的认识论方法。

例 1-5 对某地区 40 岁以上的男子进行心血管疾病调查,发现 4000 名男子中有 132 人患高血压病。求该地 40 岁以上的男子患高血压病的概率。

解 设 A 表示患高血压病这个随机事件,由于 $n=4000$ 为大样本,得到
$$P(A) \approx f_n(A) = 132/4000 = 0.0330$$

1.2 中医药统计学分析的全过程

1.2.1 统计分析的五个环节

中医药实际问题或科研课题的统计处理的全过程,可以分为统计设计、搜集资料、整理资料、分析资料、推广应用五个环节。统计设计,是对全过程进行全面设想、规划,选用区间估计、假设检验、回归分析等具体统计方法。搜集资料,是根据研究目的,按实验设计的要求进行抽样,或搜集报表或进行实验,搜集准确的、完整的原始资料。整理资料,是按设计要求对搜集到的原始数据进行分组和归纳,使资料系统化、条理化,便于统计分析。分析资料,是按设计要求对资料进行计算和统计处理,得出科学合理的结论。推广应用,是发表论文,交流推广并在中医药实际中运用。中医药统计学,主要介绍统计设计和分析资料两个环节。

统计设计(statistical design),主要研究如何更科学、更经济、更有效地进行实验。不加任何干预措施、客观描述总体的统计设计,称为调查设计。根据研究目的,主动加以干预措施,观

察、总结试验结果,回答研究假设提出的问题,称为实验设计。

实验设计必须遵循随机化、对照、重复三原则。随机化原则是为了抵消随机误差的干扰,使总体中的每一观察单位都有同等的机会被选入到样本中来。对照原则是保证受试对象具有可比性,控制实验过程中非处理因素的影响和偏倚。重复原则是指处理组与对照组的受试者要有一定的数量,即应具有一定的样本含量,这样可避免偶然现象的影响,正确估计实验误差,并将其降到最低限度。

分析资料,一般可以分为统计描述、统计推断、变量关系等三种类型。统计描述(statistical description),主要研究实验或调查得到的数据,描述数据的全貌,表述事物的性质,常用统计图表描述数据的分布,计算数据的均数、标准差等样本数字特征,描述数据的集中情况与分散情况。统计推断(statistical inference),主要研究如何由样本提供的信息去推断总体的情形。由样本推断总体参数的范围,称为总体参数的区间估计。由样本推断能否拒绝有关总体的假设,称为假设检验。变量关系有相关分析、回归分析、因子分析等。

统计推断的理论与原理,包括抽样理论、估计理论和检验原理。抽样理论主要讨论:在什么条件下,可以从样本推断总体的特性。估计理论主要根据随机抽样的结果作总体参数的点估计和区间估计。检验原理就是小概率原理:小概率事件在一次实验中几乎不可能出现,用以判断有关总体的假设与随机抽样提供的信息是否一致。

不同类型的统计资料,采用的统计分析方法不会一样。因此,正确区分数据的类型,往往是正确进行统计分析的基础。

统计资料的类型按观测方法和来源来划分,可以分为两大类型。第一类是对观察对象用测量工具或测量标准得到的数据,称为计量(measurement)或定量(quantative)资料,如测量身高、体重、考试分数等。第二类是把观察对象按不同属性或类别分组计数所得的数据,称为分类(categorical)或定性(qualitative)资料。分类资料中,分类属性无大小或先后之分的称为无序或计数(count)资料,如不同血型的分组;分类属性有大小或先后之分的分类资料称为有序(ordinal)或等级资料,如疗效按痊愈、好转、无效分组等。

统计资料的类型按变量是否具有连续性来划分,可以分为离散和连续两种变量类型。离散(discrete)变量只能取整数值,如球赛比分、各年级的人数等。连续(continuous)变量可以取充满一个区间的值,如年龄、正常人体温等,按测量技术和需要的精确程度,可以取到需要的小数位数。计量资料多来源于连续变量,分类资料多来源于离散变量。

资料的类型,可以根据需要进行转化。如:每个人的血红蛋白量是计量资料,按血红蛋白量分为正常与异常两组的人数是计数资料。以 6g/dl、9g/dl、12g/dl、16g/dl 为分组的端点值,按血红蛋白量分为重度贫血、中度贫血、轻度贫血、正常血红蛋白量、增高血红蛋白量,五组的人数是有序资料。

1.2.2　实验设计的随机分组

中医药实际与科研常用的实验设计方法,有完全随机、配伍、正交设计等多种。完全随机设计,是把受试对象随机分配到一个因素的各个水平。配伍设计,是把条件相近的受试对象配成一个个配伍组,各配伍组的对象再随机分组。正交设计,是用正交表来安排实验,并利用正交表的构造对实验结果进行分析。

完全随机与配伍设计,都要进行随机分组。这可以使用书后所附的统计用表 1(随机数表)或统计用表 2(随机排列表),也可以使用统计软件。查统计用表 1 或 2 时,可从任一位置任一方向任一方式取得随机数。

临床实验中,疗效不仅受治疗因素影响,而且病人与研究者还受心理、经济、社会、环境等因素的影响。因此,临床实验的指标观测、数据搜集、结论判断,常在不知道分组的情况下进行,称为盲法设计。病人与研究者都了解分组情况称为不盲,病人不知道分组称为单盲,病人与研究者都不知道分组称为双盲。

例 1-6 用随机数表把 12 只小白鼠完全随机地等分为 A、B、C 三组。

解 把动物编号后,查统计用表 1,如从第 3 行第 6 个数向下取 12 个随机数,各数除以 3,余数相同的分一组,余数 0、1、2 分别表示分到 A、B、C 组,如表 1-5 所示。

表 1-5 完全随机设计的随机数表分配

动物号	1	2	3	4	5	6	7	8	9	10	11	12
随机数	56	96	38	49	57	16	78	99	44	84	82	50
余 数	2	0	2	1	0	1	0	0	2	0	1	2
组 别	C	A	C	B	A	B	A	A	C	A	B	C

由于要求等分,需从 A 组的 5 只中随机取 1 只到 B 组。如任取统计用表 1 的第 5 行第 16 个数为 6,除以 5 余 1,余数 1、2、3、4、0 分别表示 A 组第 1、2、3、4、5 只动物,A 组第 1 只为 2 号动物,归入 B 组。

例 1-7 用随机排列表把 12 只小白鼠分为 3 个配伍组、4 个处理组。

解 把 12 只小白鼠按体重相近分为 3 个配伍组:最轻的 4 只编号为 1~4,中间重量的 4 只编号为 5~8,最重的 4 只编号为 9~12 号。

查统计用表 2,如从第 4~6 行,每行只取随机数 1~4,其他的数都舍去。数字相同的分一组,1、2、3、4 分别表示分到 A、B、C、D 组,如表 1-6 所示。

表 1-6 配伍组设计的随机排列表分配

动物号	1	2	3	4	5	6	7	8	9	10	11	12
随机数	1	4	3	2	1	2	4	3	2	1	4	3
组 别	A	D	C	B	A	B	D	C	B	A	D	C

1.2.3 实验设计的样本容量估计

完全随机设计与配伍组设计,通常可根据事先确定的检验水准 α 和检验效能 $1-\beta$ 查表得到 Z 分布双侧界值 $Z_{\alpha/2}$ 和单侧界值 Z_{β},再根据误差 δ、总体标准差 σ 或总体率 p 等进行样本容量估计。在只有两组时,完全随机设计、配伍组设计分别称为成组设计、配对设计。

单组计量资料或配对设计、交叉设计时,样本容量的估计式为

$$n=\frac{(Z_{\alpha/2}+Z_{\beta})^2\sigma^2}{\delta^2}\qquad(\delta\ 为容许误差)\qquad\qquad(1\text{-}4)$$

成组设计时,通常设计两样本容量相等,每个样本容量的估计式为

$$n=\frac{2(Z_{\alpha/2}+Z_{\beta})^2\sigma^2}{\delta^2}\qquad(\delta\ 为总体均数差)\qquad\qquad(1\text{-}5)$$

单组分类资料时,样本容量估计式为

$$n=\frac{Z_{\alpha/2}^2\,p(1-p)}{\delta^2}\qquad(\delta\ 为容许误差)\qquad\qquad(1\text{-}6)$$

两组分类资料样本率为 p_1、p_2 时,通常设计两样本容量相等,每个样本容量的估计式为

$$n=\frac{2pq(Z_{\alpha/2}+Z_{\beta})^2}{(p_1-p_2)}\qquad\left(p=\frac{p_1+p_2}{2},q=1-p\right)\qquad(1\text{-}7)$$

例 1-8　在动物镇咳实验中,比较中药复方Ⅰ与复方Ⅱ使小白鼠推迟发生咳嗽的时间。复方Ⅰ平均推迟 31.67s,复方Ⅱ平均推迟 44.00s。设两组的标准差均为 25s,$\alpha=0.05$、$\beta=0.1$ 时 $Z_{\alpha/2}=1.96$,$Z_{\beta}=1.28$。要使两组的差别有统计学意义,正式实验需要多少只小白鼠?

解　这是成组设计,$\delta=44.00-31.67=12.33$,每组样本的容量为

$$n=\frac{2(Z_{\alpha/2}+Z_{\beta})^2\sigma^2}{\delta^2}=\frac{2\times(1.96+1.28)^2\times25^2}{12.33^2}=86.42(只)$$

故,要使两组的差别有统计学意义,正式实验需要小白鼠 $87\times2=174$ 只。

例 1-9　某医院用毛冬青和白果汁两种药治疗冠心病,初步得出毛冬青显效率 67%,白果汁显效率 39%。要使两组的差别在 $\alpha=0.05$、$\beta=0.10$ 有统计学意义,正式实验需多少病例?

解　这是两组分类资料,样本率分别为 $p_1=0.67$、$p_2=0.39$,而 $Z_{\alpha/2}=1.96$、$Z_{\beta}=1.28$,可得

$$p=(p_1+p_2)/2=(0.67+0.39)/2=0.53,\quad q=1-p=0.47$$

$$n=\frac{2pq(Z_{\alpha/2}+Z_{\beta})^2}{(p_1-p_2)^2}=\frac{2\times0.53\times0.47\times(1.96+1.28)^2}{(0.67-0.39)^2}=66.79(人)$$

故,要使两组的差别有统计学意义,正式实验需要病例 $67\times2=134$ 人。

小　结　1

本章介绍中医药统计学的基本思想与中医药统计学分析的全过程。

1.中医药统计学是用数理统计的原理和方法,结合中医药实际,研究医药科学中随机事件统计规律的学科,国标-行标为 36070,是申报中医药科研课题的学科依据。中医药实际问题需要统计,中医药科研需要统计。中医药院校的学生不懂统计,今后就不能在工作和社会竞争中胜人一筹。

2.学习中医药统计学不同于学习高等数学与线性代数,不重在定理和公式的推导,而是重在以概率表示可靠程度的统计推理。学习中医药统计学的重要途径是统计实验,配套的《中医药统计学习题集》是复习应考的好帮手。

3.概率是统计推断的依据,是用于描述一个随机事件发生的可能性大小的一个数值。在大量重复实验时,通常把概率理解为频率的稳定值。频率 $f_n(A)$ 反映样本的性质,概率 $P(A)$ 反映总体的性质。用频率认识概率,说明中医药统计学的基本思想是用样本认识总体。

4.中医药实际问题或科研课题的统计处理的全过程,可以分为统计设计、搜集资料、整理资料、分析资料、推广应用五个环节。统计设计分为调查设计与实验设计两种。实验设计必须遵循随机化、对照、重复三原则。常用的实验设计方法,有完全随机、配伍、正交设计等多种。实验设计时,可用随机数表与随机排列表实现分组,可根据公式计算不同实验设计方法所需的样本容量。

5.分析资料,一般可以分为统计描述、统计推断、变量关系等三种类型。不同类型的统计资料,采用的统计分析方法不会一样。统计资料的类型按观测方法和来源来划分,可以分为计量与分类,或称定量与定性两大类型。分类按分类属性有有无大小或先后之分,分为计数与等级,或称无序与有序资料。计量资料多来源于连续变量,分类资料多来源于离散变量。

6.临床实验的指标观测、数据搜集、结论判断,常在不知道分组的情况下进行,称为盲法设计。盲法设计有单盲、双盲两种情况。

习 题 1

题 1-1 我国四个地区一年的生育情况如表 1-7 所示,求生男孩的概率。

表 1-7　　　　　　　　　　　　　　四个地区生育情况

地区编号	生育总数	生男孩数	地区编号	生育总数	生男孩数
1	990993	513654	3	1022811	528072
2	994101	514765	4	964573	496986

题 1-2 什么是频率、概率、总体及样本?

题 1-3 按观测方法和来源划分统计资料一般可分为哪几种数据类型?

题 1-4 中医药统计学的分析过程分为哪几个环节?

题 1-5 实验设计应遵循的原则是什么?

题 1-6 设有 16 只小白鼠,使用随机数字表将他们完全随机划分为四组。

题 1-7 用随机排列表将 15 只小白鼠分为三个配伍组、5 个处理组。

题 1-8 若要研究菜农钩虫感染率是否高于粮农,估计其感染率分别约为 10% 和 20%,并指定 $\alpha = 0.05, \beta = 0.1$,问需要调查多少人?

2　总　体　分　布

本章介绍随机变量的概率分布及数字特征，并具体介绍正态、二项、泊松三种常用概率分布，为进一步学习后面各章奠定基础。

2.1　概率的运算

2.1.1　事件的运算与关系

1. 基本事件

以概率论为基础的数理统计原理和方法，能够帮助我们正确认识客观事物，阐明事物固有的规律，从而把感性认识提高到理性认识，用于指导中医药实践。

在某个研究范围中，不能再"分解"的随机事件，称为基本事件。由若干个基本事件组合而成的结果，称为一个复杂事件。如，在研究某药物的疗效问题中，"痊愈"、"显效"、"好转"、"无效"这四种随机结果，是四个基本事件 A、B、C、D。"痊愈"、"显效"、"好转"三个基本事件可以合起来，构成一个"药物有效"复杂事件。

随机事件可以视为一个集合，必然事件 Ω 可以视为全集，不可能事件 Φ 可以视为空集。集合的记号、运算、韦恩（Venn）图，均可以对事件使用。

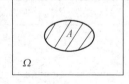

图 2-1　Venn 图

守株待兔是随机事件，可用集合的括号定义方式记为 $A=\{$守株待兔$\}$。类似地，$\{$黄连内含有小檗碱$\}$是必然事件 Ω，$\{$水中捞月$\}$是不可能事件 Φ。

在 Venn 图中，以矩形表示 Ω，部分区域表示事件。如图 2-1，阴影部分表示事件 A，非阴影部分组成另一个事件。

例 2-1　医生为 3 个病人治病。（1）不计病人次序，（2）要计病人次序，分析不同条件下的基本事件。

解　（1）不计病人次序。医生为 3 个病人治病的效果视为 1 次试验，全部可能结果为 4 个事件，$A_0=\{3$ 人全都不愈$\}$，$A_1=\{$治愈 1 人$\}$，$A_2=\{$治愈 2 人$\}$，$A_3=\{$治愈 3 人$\}$。在"为 3 个病人治病的效果"研究范围内，这 4 个事件都不能"分解"了，因此都是基本事件。

（2）要计病人次序。$\{3$ 人全都不愈$\}$及$\{$治愈 3 人$\}$不能"分解"，但$\{$治愈 1 人$\}$就不再是基本事件，还可以区分为$\{$只治愈第 1 人$\}$、$\{$只治愈第 2 人$\}$和$\{$只治愈第 3 人$\}$不同事件。类似地，$\{$治愈 2 人$\}$还可以区分为$\{$只治愈第 1、2 人$\}$、$\{$只治愈第 1、3 人$\}$和$\{$只治愈第 2、3 人$\}$不同事件。因此,在新的研究范围内,这 8 个事件都是基本事件。

2. 事件的运算

事件之间,可以定义包含、相等、并、交运算。

定义 2-1　若事件 A 发生必然导致事件 B 发生,则称事件 B 包含事件 A,记为

$$A \subset B \tag{2-1}$$

若 $A \subset B$ 且 $B \subset A$,则称事件 A 与事件 B 相等,记为

$$A = B \tag{2-2}$$

若事件 $C = \{A、B$ 至少一个出现$\}$,则称 C 为事件 A、B 的并(或和)事件,记为

$$C = A + B \tag{2-3}$$

若事件 $C = \{A、B$ 同时出现$\}$,则称 C 为事件 A、B 的交(或积)事件,记为

$$C = AB \tag{2-4}$$

类似地,可以定义 n 个事件 $A_1, A_2, \cdots, A_n$ 的并事件为

$$\sum A_k = A_1 + A_2 + \cdots + A_n \tag{2-5}$$

可以定义 n 个事件 $A_1, A_2, \cdots, A_n$ 的交事件为

$$\prod A_k = A_1 A_2 \cdots A_n \tag{2-6}$$

例 2-2　用 $A_k = \{$第 k 人血清有肝炎病毒$\}$,$B_k = \{$第 k 人血清无肝炎病毒$\}$($k = 1, 2, \cdots, n$)
表示事件$\{n$ 人混合血清有肝炎病毒$\}$及$\{n$ 人混合血清无肝炎病毒$\}$。

解　事件$\{n$ 人混合血清有肝炎病毒$\}$可以表示为和事件,即

$$\sum A_k = \{n \text{ 人混合血清无肝炎病毒}\}$$

事件$\{n$ 人混合血清无肝炎病毒$\}$可以表示为积事件,即

$$\prod A_k = \{n \text{ 人混合血清无肝炎病毒}\}$$

3. 事件的关系

事件之间,有互斥、对立等关系。

定义 2-2　若事件 A、B 不可能同时发生,则称 A、B 互斥(或互不相容),记为

$$AB = \Phi \tag{2-7}$$

若互斥事件 A、B 的并事件是必然事件,即

$$AB = \Phi \text{ 且 } A + B = \Omega \tag{2-8}$$

则称 A、B 为对立事件,且记 A 的对立事件为 $\overline{A}$。

类似地,可以定义 n 个事件 $A_1, \cdots, A_n$ 互斥为两两互斥,即

$$A_i A_j = \Phi (1 \leqslant i < j \leqslant n) \tag{2-9}$$

若 n 个事件 $A_1, \cdots, A_n$ 为互斥且并事件是必然事件,即

$$A_i A_j = \Phi (1 \leqslant i < j \leqslant n) \text{ 且 } \sum A_k = \Omega \tag{2-10}$$

则称 n 个事件 $A_1, \cdots, A_n$ 构成互斥完备组(或群)

例 2-3　检查产品质量时,从一批产品中任意抽取 5 件进行检查。不计抽取产品的次序,
用基本事件表示复杂事件:(1)$B = \{$发现 2 件或 3 件次品$\}$,(2)$C = \{$最多发现 2 件次品$\}$,
(3)$D = \{$至少发现 1 件次品$\}$。

解　设 $A_k = \{$发现 k 件次品$\}$($k = 0, 1, 2, \cdots, 5$),显然事件 $A_0, A_1, \cdots, A_5$ 构成互斥完备

组。不计抽取产品的次序，A_0，A_1，$\cdots$，A_5 都是基本事件。

(1)B＝{发现 2 件或 3 件次品}＝{发现 2 件次品}＋{发现 3 件次品}＝A_2＋A_3；

(2)C＝{发现 0 件次品}＋{发现 1 件次品}＋{发现 2 件次品}＝A_0＋A_1＋A_2；

(3)D＝{至少发现 1 件次品}＝A_1＋A_2＋A_3＋A_4＋A_5 或 D＝$\overline{\{发现 0 件次品\}}$＝$\overline{A_0}$。

2.1.2　加法与乘法定理

1. 概率的古典定义

有些事件的概率不必进行大量重复试验就能确定。例如掷一枚质量均匀的硬币，由于硬币是对称的几何体，所以出现正面与反面的可能性是相等的。再如掷一粒质量均匀的骰子，哪一面朝上的可能性都是相同的，1 至 6 点出现的可能性相同。这类问题是概率论发展史上首先被人们研究的，称之为古典概率模型，简称古典概型。一般地，在古典概型中，互斥完备群由有限个基本事件构成，且每个基本事件出现的可能性相同。

定义 2-3　在古典概型中，若互斥完备群由 n 个基本事件构成，事件 A 包含 m 个基本事件，则可以规定事件 A 的概率为

$$P(A)=\frac{m}{n} \tag{2-11}$$

这个规定，由拉普拉斯于 1812 年提出，称为概率的古典定义。在此定义下仍然有

$$0\leqslant P(A)\leqslant 1, \quad P(\Phi)=0, \quad P(\Omega)=1 \tag{2-12}$$

古典概型的特点是等可能性，且基本事件的个数为有限个。除掷币、掷骰外，抽签、摸奖等都属于古典概型。在实际问题中，常转化为摸球模型计算，并且可以使用计算器计算排列数及组合数，即

$$P_n^r=nPr=n(n-1)\cdots(n-r+1), \quad C_n^r=nCr=\frac{n!}{r!\,(n-r)!} \tag{2-13}$$

除概率的统计定义与古典定义，还有概率的几何定义，不论概率的哪种定义方式，都有各自的局限性。1933 年，由原苏联数学家柯尔莫戈洛夫提出概率论的公理化结构，明确定义了基本概念，使概率论成为严谨的数学分支。

例 2-4　瓶中装有 50 颗药丸，其中有 3 颗次品，求：①一次取一颗，取得次品的概率；②一次取 5 颗，其中有 2 颗是次品的概率。

解　这是古典概型，视为摸球模型计算。

(1)在 50 颗药丸中取一颗，每一颗药丸均可能被取到，且被取到的可能性相等，可能结果有 50 个基本事件，即 $n=50$。

设 A＝{取到次品}，则 A 包含 3 个基本事件(共 3 件次品)，即 $m_1=3$，由古典定义有

$$P(A)=\frac{m_1}{n}=\frac{3}{50}=0.06$$

(2)在 50 颗药丸中取 5 颗，其可能结果有 C_{50}^5 个基本事件，即 $n=C_{50}^5$。

设 B＝{取出的 5 颗有 2 颗次品}，则事件 B 包含的基本事件数 $m_2=C_3^2 C_{47}^3$，故

$$P(B)=\frac{m_2}{n}=\frac{C_3^2 \cdot C_{47}^3}{C_{50}^5}=0.0230$$

例 2-5 袋中有 2 个白球和 8 个黑球,不放回抽球,求第 $k(1 \leqslant k \leqslant 10)$ 次抽到的是白球的概率。

解 把 2 个白球看成一样,8 个黑球看成一样,抽出的球依次放在 10 个座位上。

2 个白球可放 10 个座位的任意处,白球放好后,8 个黑球放的位置就固定了。因而,白球的一种位置对应一种抽取方法,共有 C_{10}^2 种抽取方法,即基本事件总数 $n = C_{10}^2$。

事件 $A = \{$第 k 次抽到白球$\}$ 包含的基本事件数为 $m = C_{10-1}^{2-1} = C_9^1$,故

$$P(A) = \frac{m}{n} = \frac{C_9^1}{C_{10}^2} = \frac{2}{10}$$

第 k 次抽到白球的概率只与球数有关,而与次数 k 无关,这说明广泛用于生产和生活中的抽签方法是公平合理的,先抽取或后抽取都一样,抽到签的机会均等。

2. 加法定理

定理 2-1(互斥事件加法定理） 若 $AB = \Phi$,则

$$P(A+B) = P(A) + P(B) \tag{2-14}$$

证 在古典概型中,设互斥完备群由 n 个基本事件构成,若事件 A 包含 m_1 个基本事件,事件 B 包含 m_2 个基本事件。由于 $AB = \Phi$,因而 A、B 包含的基本事件完全不同。从而,并事件 $(A+B)$ 包含 $(m_1 + m_2)$ 个基本事件,得到

$$P(A+B) = \frac{m_1 + m_2}{n} = \frac{m_1}{n} + \frac{m_2}{n} = P(A) + P(B)$$

类似地,若 $A_i A_j = \Phi(1 \leqslant i < j \leqslant n)$,则

$$P(\sum A_k) = \sum P(A_k) \tag{2-15}$$

例 2-6 在 20 片外观一样的药片中,有黄连素 15 片、穿心莲 5 片。随机抽取 3 片,求其中至少有 2 片穿心莲的概率。

解 设 $A_k = \{3$ 片中有 k 片穿心莲$\}$、$B = \{3$ 片中至少有 2 片穿心莲$\}$,互斥完备群由 C_{20}^3 个基本事件构成,A_2、A_3 互斥,各含 $C_{15}^1 \cdot C_5^2$、$C_{15}^0 \cdot C_5^3$ 个基本事件,故

$$P(B) = P(A_2 + A_3) = P(A_2) + P(A_3) = \frac{C_{15}^1 \cdot C_5^2}{C_{20}^3} + \frac{C_{15}^0 \cdot C_5^3}{C_{20}^3} = 0.1404$$

定理 2-2(对立事件加法定理） 对立事件概率之和为 1,即

$$P(\overline{A}) = 1 - P(A) \tag{2-16}$$

证 由于 $\overline{A}A = \Phi$ 且 $A + \overline{A} = \Omega$,故 $P(A) + P(\overline{A}) = P(A + \overline{A}) = P(\Omega) = 1$。

类似地,若 A_1、$\cdots$、A_n 构成互斥完备群,则

$$P(\sum A_k) = 1 \tag{2-17}$$

例 2-7 在例 2-6 中,抽取 3 片,求其中至少有 1 片穿心莲的概率。

解 设 $A_k = \{3$ 片中有 k 片穿心莲$\}$、$C = \{3$ 片中至少有 1 片穿心莲$\}$,A_0 与 C 对立,故

$$P(C) = 1 - P(A_0) = 1 - \frac{C_{15}^3 C_5^0}{C_{20}^3} = 1 - 0.3991 = 0.6009$$

如果不是互斥事件而是任意事件,那么并事件的概率应当用一般加法定理计算。

定理 2-3(一般加法定理） 若 A、B 为任意事件,则

$$P(A+B) = P(A) + P(B) - P(AB) \tag{2-18}$$

3. 乘法定理

在实际问题中,有时还需要研究"在事件 B 已经发生"的条件下,事件 A 发生的概率。这

样的概率称为条件概率,记为 $P(A|B)$。相对地,$P(A)$可以称为无条件概率。在一般情况下,无条件概率 $P(A)$ 与条件概率 $P(A|B)$ 是不相等的。

定理 2-4(一般乘法定理)　对任意两事件 A、B,有

$$P(AB)=P(A)P(B|A)=P(B)P(A|B) \tag{2-19}$$

证　设试验的全部结果包含 n 个基本事件,事件 A、B、AB 分别包含其中的 m_1、m_2、m 个基本事件。按古典定义有

$$P(A)=\frac{m_1}{n},\quad P(B)=\frac{m_2}{n},\quad P(AB)=\frac{m}{n}$$

在事件 A 已经发生的前提下,B 包含的基本事件就是 AB 包含的 m 个基本事件,得到

$$P(B|A)=\frac{m}{m_1}=\frac{m/n}{m_1/n}=\frac{P(AB)}{P(A)},\quad 从而 P(AB)=P(A)P(B|A)。$$

同理可得　　　　　　　　　　$P(AB)=P(B)P(A|B)$

在某些情况下,无条件概率和条件概率相等,即

$$P(A)=P(A|B) \tag{2-20}$$

这时,事件 A 的概率与事件 B 的发生或不发生无关,称为事件 A 与 B 互相独立。

定理 2-5(独立事件乘法定理)　若事件 A、B 独立,则

$$P(AB)=P(A)P(B) \tag{2-21}$$

类似地,若 n 个事件 A_1、A_2、$\cdots$、A_n 互相独立,则

$$P(\prod A_k)=\prod P(A_k) \tag{2-22}$$

例 2-8　根据表 2-1 考察色盲与耳聋两种疾病之间是否有联系。

解　计算得到

$$P(A)=0.0050,\quad P(B)=0.0800,\quad P(AB)=0.0004$$

$$P(A)P(B)=0.0004=P(AB)$$

所以,可以认为耳聋与色盲是互相独立的两种疾病。

在实际应用中,事件的独立性常常不是根据定义而是根据实际意义来做出判断的。

例 2-9(De Mere 问题)　掷 24 次双骰,求至少出现一次双六点的概率。

表 2-1	耳聋与色盲的概率		
分类	是色盲(B)	非色盲($\overline{B}$)	合计
是耳聋(A)	0.0004	0.0046	0.0050
非耳聋($\overline{A}$)	0.0796	0.9154	0.9950
合计	0.0800	0.9200	1.0000

解　设 $A_i=\{$第 i 次未掷出双六点$\}$,$B=\{$掷 24 次至少出现一次双六点$\}$,掷双骰由 36 个基本事件构成互斥完备群,未掷出双六包含 35 个互相独立的基本事件,故

$$P(B)=1-P(\prod_{i=1}^{24}A_i)=1-\prod_{i=1}^{24}P(A_i)=1-\left(\frac{35}{36}\right)^{24}=1-0.5086=0.4914$$

2.1.3　全概率与贝叶斯公式

1. 全概率公式

复杂事件的概率常转化为互斥简单事件的并事件进行计算,其算式称全概率公式。

定理 2-6(全概率公式)　若事件 A_1、A_2、$\cdots$、A_n 构成互斥完备组,B 为任意事件,则有

$$P(B)=\sum P(A_k)P(B|A_k) \qquad (2\text{-}23)$$

证　因为事件 A_1、A_2、$\cdots$、A_n 构成互斥完备组,因而有

$$B=B\Omega=B(\sum A_k)=(\sum BA_k)$$

事件 BA_1、BA_2、$\cdots$、BA_n 互斥,得到

$$P(B)=P(\sum BA_k)=\sum P(BA_k)=\sum P(A_k)P(B|A_k)$$

事件 B 由互斥事件 BA_1、BA_2、$\cdots$、BA_n 构成,故称 $P(B)$ 为全概率。在事件 B 发生之前,一般能由经验得出概率 $P(A_k)$,故称 $P(A_k)$ 为先验概率。

2. 贝叶斯公式

在实际工作中,还会遇到与全概率问题相逆的问题。已知先验概率 $P(A_k)$ 及条件概率 $P(B|A_k)$,在事件 B 已经发生的情形下,计算条件概率 $P(A_k|B)$,称为贝叶斯(Bayes)公式。

定理 2-7(贝叶斯公式)　若事件 A_1、A_2、$\cdots$、A_n 构成互斥完备组,事件 B 已发生,则有

$$P(A_k|B)=\frac{PA_kP(B|A_k)}{\sum P(A_k)P(B|A_k)} \qquad (k=1,2,\cdots,n) \qquad (2\text{-}24)$$

证　由式 2-19 及式 2-23 得到

$$P(A_k|B)=\frac{P(A_k)P(B|A_k)}{P(B)}=\frac{P(A_k)P(B|A_k)}{\sum P(A_k)P(B|A_k)}$$

条件概率 $P(A_k|B)$,称为后验概率。计算得到的 n 个后验概率中,若某一个 $P(A_r|B)$ 相对较大,则意味着事件 A_r 对 B 的影响也大,可以推出 B 来自 A_r 的可能性也较大。

例 2-10　若某地成年人中,肥胖者(A_1)占 10%,中等者(A_2)占 82%,瘦小者(A_3)占 8%,且发高血压病的概率分别是 20%、10%、5%。(1)求该地成人患高血压病的概率;(2)若知某人患高血压病,他最可能属于哪种体型?

解　设 $B=\{$患高血压病$\}$。

(1)事件 A_1、A_2、A_3 构成互斥完备组,使用全概率公式,计算得到

$$P(B)=\sum P(A_k)P(B|A_k)=0.1\times0.2+0.82\times0.1+0.08\times0.05=0.106$$

(2)事件 B 已发生,使用 Bayes 公式,计算得到

$$P(A_1|B)=\frac{P(A_1)P(B|A_1)}{\sum P(A_k)P(B|A_k)}=\frac{0.1\times0.2}{0.106}=18.9\%$$

$$P(A_2|B)=\frac{0.82\times0.1}{0.106}=77.4\%,\ P(A_3|B)=\frac{0.08\times0.05}{0.106}=3.7\%$$

这说明:虽然肥胖者易患高血压病,但高血压病者却多数来自中等体型。

2.2　随机变量与概率分布

为了表达上的简洁和方便,用变量表示随机事件的所有可能的结果,称为随机变量。随机变量的取值与对应的概率值之间的对应关系称为概率分布。

2.2.1　离散变量

可取值能一个个列出来的变量称为离散变量,可取值能充满一个区间的变量称为连续变

量。10 名患者痊愈人数 $X \in \{0, 1, \cdots, 10\}$ 及掷币结果 $Z \in \{1, 0\}$ 是离散变量,正常人体温的测定值 $Y \in [36.5, 37.2]$ 是连续变量。

10 名患者,服用甲药痊愈人数 $X \in \{0, 1, \cdots, 10\}$,服用乙药痊愈人数也是 $Y \in \{0, 1, \cdots, 10\}$。可见,仅有随机变量的可取值无法全面反映药效,还必须考虑取每一个值的概率。

定义 2-4 设离散变量 $X \in \{x_1, x_2, \cdots, x_n, \cdots\}$,事件 $\{X = x_k\}$ 的概率称 X 的概率函数,即

$$p(x_k) = P(X = x_k) \quad (k = 1, 2, \cdots, n, \cdots) \tag{2-25}$$

概率函数的对应值表称概率函数表,图像称概率函数图。概率函数及函数表、图,都能反映离散变量与概率的对应关系,统称离散变量的概率分布,实际问题中简称为离散总体。

复杂事件 $\{x_i \leqslant X \leqslant x_j\}$ 是基本事件的并事件 $\{X = x_i\} + \cdots + \{X = x_j\}$,其概率 $P(x_i \leqslant X \leqslant x_j)$ 称为离散变量 X 的累积概率。

定理 2-8 若 $p(x_k)$ 为离散变量 X 的概率函数,则累积概率为概率函数之和,即

$$P(x_i \leqslant X \leqslant x_j) = p(x_i) + p(x_{i+1}) + \cdots + p(x_{j-1}) + p(x_j) \tag{2-26}$$

证 由互斥事件加法定理得

$$P(x_i \leqslant X \leqslant x_j) = P\left(\sum_{k=i}^{j} \{X = x_k\}\right) = \sum_{k=i}^{j} P(X = x_k) = \sum_{k=i}^{j} p(x_k)$$

定理 2-8 表示,在 x 为横轴、$p(x)$ 为纵轴的概率函数图中,累积概率 $P(x_i \leqslant X \leqslant x_j)$ 表示从 x_i 到 x_j 之间函数线的长度之和,如图 2-2 所示。

复杂事件 $\{X \geqslant x_1\}$ 就是必然事件,从而得到,离散变量的全部函数线长度之和为 1,即

$$p(x_1) + p(x_2) + \cdots = P(X \geqslant x_1) = P(\Omega) = 1 \tag{2-27}$$

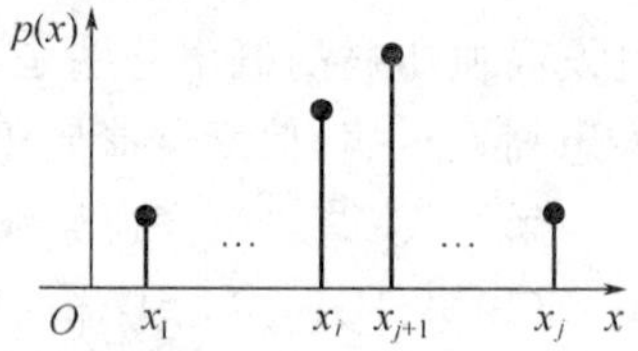

定义 2-5 事件 $\{X \leqslant x\}$ 的概率称为随机变量 X 的分布函数,即

$$F(x) = P(X \leqslant x) \quad (-\infty < x < +\infty) \tag{2-28}$$

由定理 2-8 可知,离散变量 X 的分布函数 $F(x_k)$ 是一种累积概率,等于 x_k 及其左边函数线长度之和,即

图 2-2 概率函数图

$$F(x_k) = P(X \leqslant x_k) = P(x_1 \leqslant X \leqslant x_k) = \sum_{i=1}^{k} p(x_i) \tag{2-29}$$

例 2-11 某药检所从送检的 10 件药品抽检 3 件,若送检的药品有 2 件失效,试列出检得失效药品件数 X 的概率分布,求出分布函数 $F(x)$。

解 检得失效药品件数 X 是离散变量,由古典概率计算得

$$P(X=0) = \frac{C_2^0 C_8^3}{C_{10}^3} = 0.4667, \quad P(X=1) = 0.4667, \quad P(X=2) = 0.0666$$

概率函数表如表 2-2 所示,概率函数图如图 2-3 所示。

$x < 0$ 时,$F(x) = P(X \leqslant x) = 0$

$0 \leqslant x < 1$ 时,$F(x) = P(X \leqslant x) = P(X=0) = 0.4667$

$1 \leqslant x < 2$ 时,$F(x) = P(X=0) + P(X=1) = 0.4667 + 0.4667 = 0.9334$

$x \geqslant 2$ 时,$F(x) = 1$

表 2-2 概率函数表

x_k	$p(x_k)$
0	0.4667
1	0.4667
2	0.0666

X 的分布函数 $F(x)$ 为

$$F(x)=\begin{cases}0 & x<0 \\ 0.4667 & 0\leqslant x<1 \\ 0.9334 & 1\leqslant x<2 \\ 1 & x\geqslant 2\end{cases}$$

分布函数 $F(x)$ 的图形如图 2-4 所示。

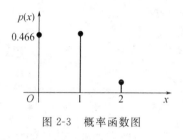

图 2-3　概率函数图

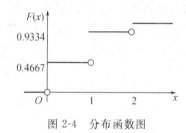

图 2-4　分布函数图

2.2.2　离散变量的概率分布

离散变量的概率分布,常用的有二项分布、泊松(Poisson)分布,其余的还有两点分布、几何分布、超几何分布等概率分布。

1. 二项分布

二项分布是基于贝努里(Bernoulli)试验的分布。贝努里试验是一种重要的概率模型,是历史上最早研究的概率论模型之一。有下面两个特点的试验称为贝努里试验,即

(1)对立性:每次试验的结果只可能是 A 或 $\overline{A}$;

(2)独立重复性:每次试验的结果互不影响,且

$$P(A)=p, \quad P(\overline{A})=1-p=q \tag{2-30}$$

掷币(掷正与掷反)、射击(击中与不中)、动物试验(存活与死亡)、药物疗效(有效与无效)、化验结果(阳性与阴性)等,都是在重复进行贝努里试验。

例 2-12　某药治某病的治愈率为 p,求治 5 例愈 3 例的概率。

解　设 $A=\{治愈\}$, $B=\{治 5 例愈 3 例\}$。由于 $P(A)=p$, $P(\overline{A})=1-p=q$,可以得到

$$\begin{aligned}P(B)&=P(\overline{A}\,\overline{A}AAA+\overline{A}A\overline{A}AA+\cdots+AAA\overline{A}\,\overline{A}) \\ &=P(\overline{A}\,\overline{A}AAA)+P(\overline{A}A\overline{A}AA)+\cdots+P(AAA\overline{A}\,\overline{A}) \\ &=C_5^3[P(A)]^3[P(\overline{A})]^2=C_5^3 p^3 q^2\end{aligned}$$

一般地,若贝努里概型中 $P(A)=p$,则事件 A 在 n 次试验出现 k 次的概率为 $C_n^k p^k q^{n-k}$。

定义 2-6　若 $0<p<1$, $q=1-p$,随机变量 X 的概率函数为

$$p(k)=P(X=k)=C_n^k p^k q^{n-k} \quad (k=0,1,\cdots,n) \tag{2-31}$$

则称 X 服从参数为 n、p 的二项分布,记为 $X\sim B(n,p)$ 或 $X\sim B(k;n,p)$。

实际问题中,常根据贝努里概率模型判定二项总体,若 $P(A)=p$,则事件 A 在 n 次试验的出现次数 $X\sim B(k;n,p)$,概率函数 $C_n^k p^k q^{n-k}$ 是 $(p+q)^n$ 二项展开式的第 $k+1$ 项。

在 $p=0.5$ 时，$p(k)=C_n^k\times0.5^k\times(1-0.5)^{n-k}=C_n^k\times0.5^n$，二项分布的概率函数图是对称的。在 $p\neq0.5$ 时，二项分布的概率函数图是偏向一侧的，随着 n 增大，概率函数图逐渐对称。

二项分布函数 $F(k)$ 在 $n\leqslant25$ 时直接查统计用表 3[二项分布函数 $F(k)$ 值表]，概率函数 $p(k)$ 化为 $F(k)$ 计算，即

$$p(k)=F(k)-F(k-1) \tag{2-32}$$

例 2-13　据报道，10%的人对某药有肠道反应。为考察此药质量，任选 5 人服用此药。

（1）若报道属实，求无肠道反应的人的概率；

（2）若试验结果有多于 2 人出现肠道反应，试说明此药质量。

解　设 $A=\{$有肠道反应$\}$。若报道属实，则 $P(A)=10\%=0.1$，5 人服药有肠道反应的人数 $X\sim B(k;5,0.1)$，查统计用表 3 得到

（1）$P(X=0)=F(0)=0.5905$

（2）$P(X>2)=1-F(2)=1-0.9914=0.0086$

概率 0.0086 很小，说明事件$\{X>2\}$出现的可能性很小。但现在事件$\{X>2\}$出现，则可以认为 10%的人有肠道反应的报道是值得怀疑的。

2. 泊松分布

若在大量的贝努里试验中，$P(A)=p$ 很小，则称这种概率模型为稀有事件概率模型。生三胞胎次数、患癌症人数、自然死亡人数、水中的大肠杆菌数、大气粉尘数、显微镜下微粒个数、放射粒子个数、大量产品中的次品数、摇奖中的一等奖等，都是稀有事件概率模型。

例 2-14　在 2608 段（每段 7.5s）时间内，观察到放射粒子数为 10094 个，求放射粒子数的分布规律。

解　平均每段时间内，观察到放射粒子数不多，是稀有事件概率模型。每段平均数为
$$10094/2608\approx3.87$$
对放射性物质的体积或对观察的时间进行分割（n 充分大等分），每一小块或每一小段时间内至多放射一个粒子，近似视为 n 次贝努里试验，放射粒子数 $X\sim B(k;n,p)$。

分布规律可用概率函数描述，计算概率函数，记 $\lambda=np$，令 $n\rightarrow\infty$ 得到

$$P(X=k)=\lim_{n\to\infty}C_n^kp^k(1-p)^{n-k}=\lim_{n\to\infty}\frac{n(n-1)\cdots(n-k+1)}{k!}\left(\frac{\lambda}{n}\right)^k\left(1-\frac{\lambda}{n}\right)^{n-k}$$

$$=\frac{\lambda^k}{k!}\lim_{n\to\infty}\left(1-\frac{1}{n}\right)\cdots\left(1-\frac{k-1}{n}\right)\left(1-\frac{\lambda}{n}\right)^{-\frac{n}{\lambda}(-\lambda)-k}=\frac{\lambda^k}{k!}e^{-\lambda}$$

对稀有事件概率模型，法国数学家泊松（Poisson）于 1837 年引入泊松分布。

定义 2-7　若随机变量 X 的概率函数为

$$p(k)=P(X=k)=\frac{\lambda^k}{k!}e^{-\lambda},\quad(\lambda>0,k=0,1,2,\cdots) \tag{2-33}$$

则称 X 服从参数为 λ 的泊松分布，记为 $X\sim P(\lambda)$ 或 $X\sim P(k,\lambda)$。

实际问题中，贝努里试验在 $n\geqslant50$、$p\leqslant0.1$ 时，可认为是泊松总体，事件 A 出现的次数$X\sim P(k,\lambda)$。在 n,p 已知时取 $\lambda=np$，在 n,p 不全知时取 $\lambda=$平均数/单元。

泊松分布的概率函数图在 λ 较小时是偏向一侧的，随着 λ 增大，概率函数图逐渐对称。

泊松分布函数 $F(k)$，在 $\lambda \leqslant 4.1$ 时可以查统计用表 4[泊松分布函数 $F(k)$ 值表]，概率函数 $p(k)$ 化为 $F(k)$ 计算。

例 2-15　某厂生产的针剂废品率为 1‰，200 支针剂中废品有 5 支以上的概率是多少？

解　由于 $n = 200$ 较大、$p = 0.01$ 较小，200 支针剂中的废品支数可以近似地看作服从泊松分布，$\lambda = 200 \times 0.01 = 2$，$X \sim P(k, 2)$，查统计用表 4 得

$$P(X \geqslant 6) = 1 - P(X \leqslant 5) = 1 - 0.9834 = 0.0166$$

3. 离散变量的其他分布

这里，介绍离散变量的二点分布、几何分布、超几何分布。

定义 2-8　设 $0 < p < 1$，$q = 1 - p$，离散变量 X 的概率函数为

$$P(X = k) = p^k q^{1-k} \quad (k = 0, 1) \tag{2-34}$$

则称 X 服从参数为 p 的二点分布。

设 $0 < p < 1$，$q = 1 - p$，离散变量 X 的概率函数为

$$P(X = k) = p q^{k-1} \quad (k = 1, 2, \cdots) \tag{2-35}$$

则称 X 服从参数为 p 的几何分布。

设 $n \leqslant N - M$，$l = \min(M, n)$，离散变量 X 的概率函数为

$$P(X = k) = \frac{C_M^k C_{N-M}^{n-k}}{C_N^n} \quad (k = 0, 1, 2, \cdots, l) \tag{2-36}$$

则称 X 服从超几何分布。

2.2.3　连续变量

连续变量 X 的可取值充满一个区间，可取值有无穷多点，视为互斥完备组由无穷多个基本事件构成。事件 $\{X = a\}$ 只含一个点，故 $P(X = a) = 0$，连续变量应考虑区间上的累积概率。

定义 2-9　设 X 为连续变量，若非负可积函数 $f(x)$ 使任意 a、b 均有

$$P(a < X < b) = \int_a^b f(x) \mathrm{d}x \tag{2-37}$$

则称 $f(x)$ 为 X 的概率密度函数或密度函数。

密度函数及 x 为横坐标，$f(x)$ 为纵坐标，绘制如图 2-5 所示的密度曲线，都能反映连续变量与概率的对应关系，统称连续变量的概率分布，在实际问题中简称连续总体。

无论端点是否考虑，连续变量的累积概率都是相等的，即

$$P(a \leqslant X \leqslant b) = P(a \leqslant X < b) = P(a < X \leqslant b) = P(a < X < b) \tag{2-38}$$

由定积分及广义积分的几何意义可知，累积概率 $P(a \leqslant x \leqslant b)$ 表示密度曲线下方从 a 到 b

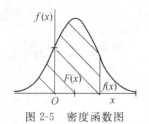

图 2-5　密度函数图

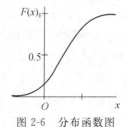

图 2-6　分布函数图

的面积。$P(X \leqslant x)$ 表示密度曲线下 x 左方的面积，称为连续变量 X 的分布函数 $F(x)$，即

$$F(x) = P(X \leqslant x) = \int_{-\infty}^{x} f(t)\,dt \tag{2-39}$$

以 x 为横坐标 $F(x)$ 为纵坐标绘制的分布函数曲线，是如图 2-6 所示的拉长 S 形。

定理 2-9　若 X 为连续变量，则整条密度函数曲线下方的面积为 1，即

$$P(-\infty < X < +\infty) = \int_{-\infty}^{+\infty} f(x)\,dx = 1 \tag{2-40}$$

证　由于 $\{-\infty < X < +\infty\}$ 是必然事件，故

$$\int_{-\infty}^{+\infty} f(x)\,dx = P(-\infty < X < +\infty) = P(\Omega) = 1$$

2.2.4　连续变量的概率分布

连续变量的概率分布，常用的有正态分布、标准正态分布，其余的还有均匀分布、对数正态分布、威布尔(Weibull)分布、Γ 分布等概率分布。

1. 正态分布

由许多微小独立因素综合作用产生误差的概率模型，称为随机误差概率模型。19 世纪德国的兰伯特(Lambert)得出结论，一切的生物学测量，身高、体重、血压、脉幅、心电周期、血红蛋白量、胆固醇含量等，都是随机误差概率模型。

例 2-16　某地 148 名正常人血糖数据（单位 mmol/L）如表 2-3 所示，分析其分布规律。

表 2-3　　　　　　　　某地 148 名正常人血糖数据（单位 mmol/L）

493	488	483	490	454	435	521	437	334	495	519	549	525	553	585	632	395	415	451	453
485	481	490	497	503	436	547	524	551	598	400	418	441	451	487	481	492	497	505	512
537	522	554	385	402	411	439	448	490	466	467	498	507	517	546	532	575	593	404	431
446	441	480	465	482	498	505	515	542	536	573	429	443	449	485	468	481	500	510	505
544	534	578	524	449	451	470	470	478	502	512	503	544	525	568	415	458	458	487	471
476	502	517	507	549	524	564	569	541	534	498	515	497	473	475	480	456	456	490	410
461	454	470	473	478	493	514	512	541	544	558	554	378	531	500	509	495	483	470	485
417	500	517	503	534	546	416	520												

解　这是连续型变量的资料。

(1)血糖数据最大值为 632，最小值为 334，区间 (332, 632] 包含所有数据；

(2)把包含血糖数据的区间等分为 8 至 15 个小区间，一般等分为 10 个小区间，每个小区间为左开右闭，至少有一个数据，如表 2-4 的①、②列所示；

(3)记录各小区间内血糖数据的频数，计算频率及频率密度填入表 2-4 的③、④、⑤列；

(4)以小区间长为底、相应频率密度为高作矩形，称为样本的直方图。在组数无限增大时，正常人血糖水平的直方图上缘形成一条如图 2-7 所示曲线。

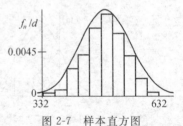

图 2-7　样本直方图

表 2-4　　　　　　　　　　　　　　　　血糖数据的频率及频率密度

组序①	组距 $d=30$②	频数 m③	频率 f_n④	频率密度 f_n/d⑤
1	～362	1	0.6757	0.0225
2	～392	2	1.3514	0.0450
3	～422	12	8.1081	0.2703
4	～452	16	10.8108	0.3604
5	～482	28	18.9189	0.6306
6	～512	39	26.3514	0.8784
7	～542	26	17.5676	0.5856
8	～572	17	11.4865	0.3829
9	～602	6	4.0541	0.1351
10	～632	1	0.6757	0.0225
合计		148	1	

这种曲线具有"中间大、两头小、两侧对称"的正常特点,故名正态分布。

定义 2-10　若 X 的密度函数为

$$f(x)=\frac{1}{\sigma\sqrt{2\pi}}\exp\left[\frac{-(x-\mu)^2}{2\sigma^2}\right]　　　(\sigma>0,\mu\ \text{为常数})　　　(2-41)$$

则称 X 服从 μ、σ 为参数的正态分布(normal distribution),记为 $X\sim N(\mu,\sigma^2)$,分布函数为

$$F(x)=P(X\leqslant x)=\frac{1}{\sigma\sqrt{2\pi}}\int_{-\infty}^{x}\exp\left(-\frac{(t-\mu)^2}{2\sigma^2}\right)\mathrm{d}t　　　(2-42)$$

实际问题中,按随机误差概率模型来判定正态总体。正态分布最早由德·莫弗(De Moiver)于 1733 年发现,后来又由高斯(Gauss)等独立导出,并且在随机误差的研究中建立了它的系统理论,故又名高斯误差定律。正态分布是概率论中最重要的一种分布,计算其密度函数的导数可以得知:正态分布的密度曲线为草帽形,峰点、拐点分别近似为

$$\left(\mu,\frac{0.4}{\sigma}\right),\left(\mu\pm\sigma,\frac{0.24}{\sigma}\right)　　　(2-43)$$

2. 标准正态分布

定义 2-11　$N(0,1)$ 称为标准正态分布,其密度函数、分布函数分别记为

$$\varphi(x)=\frac{1}{\sqrt{2\pi}}\exp\left(-\frac{x^2}{2}\right),\quad \Phi(x)=\frac{1}{\sqrt{2\pi}}\int_{-\infty}^{x}\left(-\frac{t^2}{2}\right)\mathrm{d}t　(2-44)$$

标准正态分布的密度曲线是关于纵轴对称的草帽形,$-x$ 左边与 x 右边曲线下面积相等,$\Phi(-x)+\Phi(x)=1$,峰点 $(0,0.4)$、拐点 $(\pm 1,0.24)$,如图 2-8 所示。

标准正态分布函数 $\Phi(x)$ 值,可在 $-2.99\leqslant x\leqslant 2.99$ 时查统计用

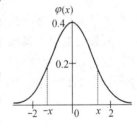

图 2-8　标准正态曲线

表 5[标准正态分布函数 $\Phi(x)$ 值表]。

在 $x \leqslant -3$ 时，x 左方密度曲线下面积近似为 0，$\Phi(x)=0$；

在 $x \geqslant 3$ 时，x 左方密度曲线下面积近似为 1，$\Phi(x)=1$。

定理 2-10   若 $X \sim N(\mu, \sigma^2)$，则

$$Z = \frac{X-\mu}{\sigma} \sim N(0,1) \tag{2-45}$$

从而，称式 2-45 为标准化变换式，称标准正态分布为 Z 分布。

证   由式 2-42 进行变量替换得到

$$F(x) = \int_{-\infty}^{x} \frac{1}{\sigma\sqrt{2\pi}} \exp\left(-\frac{(t-\mu)^2}{2\sigma^2}\right) \mathrm{d}t \xrightarrow{\frac{t-\mu}{\sigma}=\mu} \int_{-\infty}^{\frac{x-\mu}{\sigma}} \frac{1}{\sqrt{2\pi}} \exp\left(-\frac{1}{2}\mu^2\right) \mathrm{d}\mu = \Phi\left(\frac{x-\mu}{\sigma}\right)$$

由定理 2-10 可知，$X \sim N(\mu, \sigma^2)$ 时，累积概率可化为标准正态分布函数计算，即

$$P(a \leqslant X \leqslant b) = F(b) - F(a) = \Phi\left(\frac{b-\mu}{\sigma}\right) - \Phi\left(\frac{a-\mu}{\sigma}\right) \tag{2-46}$$

例 2-17 $X \sim N(1.4, 0.25)$，求 $F(4)$，$P(1 < X < 2)$。

解 $\mu = 1.4$、$\sigma = 0.5$，查统计用表 5 得到

$$F(4) = \Phi\left(\frac{4-1.4}{0.5}\right) = \Phi(5.2) = 1$$

$$P(1 < X < 2) = \Phi\left(\frac{2-1.4}{0.5}\right) - \Phi\left(\frac{1-1.4}{0.5}\right) = \Phi(1.2) - \Phi(-0.8)$$

$$= 0.8849 - 0.2119 = 0.6730$$

例 2-18 $X \sim N(\mu, \sigma^2)$，$P(\mu - m\sigma < X < \mu + m\sigma) = 0.95$，求 m 的值。

解   化为标准正态分布函数计算，利用对称性 $\Phi(-m) = 1 - \Phi(m)$ 得到

$$P(\mu - m\sigma < X < \mu + m\sigma) = \Phi\left(\frac{\mu + m\sigma - \mu}{\sigma}\right) - \Phi\left(\frac{\mu - m\sigma - \mu}{\sigma}\right)$$

$$= \Phi(m) - \Phi(-m) = 2\Phi(m) - 1 = 0.95$$

$\Phi(m) = 0.975$，反查统计用表 5，得 $m = 1.96$。若 $P(\mu - m\sigma < X < \mu + m\sigma) = 0.95$，则 $m = 2.58$。

关于 μ 的对称区间 $(\mu - 1.96\sigma, \mu + 1.96\sigma)$、$(\mu - 2.58\sigma, \mu + 2.58\sigma)$，分别称为正态变量 X 的 95%、99% 的正常值范围，通常记为

$$\mu \mp 1.96\sigma, \quad \mu \mp 2.58\sigma \tag{2-47}$$

某地区成年男子正常脉振幅 $X(\mathrm{mm}) \sim N(21, 2.3^2)$，$95\%$ 正常值范围为

$$21 \mp 1.96 \times 2.3 = (16.5, 25.5)(\mathrm{mm})$$

若某人的脉幅在这个范围之外，则可怀疑此人脉幅异常，判断失误的概率不超过 5%。

3. 连续变量的其他分布

这里，介绍连续变量的均匀分布、对数正态分布、威布尔分布、Γ-分布。

定义 2-12   若连续变量 X 的概率密度为

$$f(x) = \begin{cases} \dfrac{1}{b-a} & a \leqslant x \leqslant b \\ 0 & x < a \text{ 或 } x > b \end{cases} \tag{2-48}$$

则称 X 服从在区间 $[a,b]$ 上的均匀分布。

若连续变量 X 的概率密度为

$$f(x)=\begin{cases} \dfrac{\lg e}{\sqrt{2\pi}\,\sigma x}\exp\left[\dfrac{-(\lg x-\mu)^2}{2\sigma^2}\right] & x>0 \\[3mm] 0 & X\leqslant 0 \end{cases} \qquad (2\text{-}49)$$

则称 X 服从对数正态分布,即变量 X 的对数 $\lg X\sim N(\mu,\sigma^2)$。

若连续变量 X 的概率密度为

$$f(x)=\begin{cases} \dfrac{m}{\beta}(x-a)^{m-1}\exp\left[\dfrac{-(x-a)^m}{\beta}\right] & x\geqslant a \\[3mm] 0 & x<a \end{cases} \qquad (2\text{-}50)$$

则称 X 服从威布尔分布,$m>0$ 称形状参数,a 称位置参数,$\beta>0$ 称为尺度参数。

若连续变量 X 的概率密度为

$$f(x)=\begin{cases} \dfrac{1}{\beta^{n+1}\Gamma(a+1)}x^a\exp\left(\dfrac{-x}{\beta}\right) & x\geqslant 0 \\[3mm] 0 & x<0 \end{cases} \qquad (2\text{-}51)$$

其中 $a>-1$、$\beta>0$,则称 X 服从 Γ-分布。这里,$\Gamma(a)$ 是微积分中所熟知的 Γ-函数,即

$$\Gamma(a)=\int_0^\infty x^{a-1}\exp(-x)\mathrm{d}x \qquad (2\text{-}52)$$

2.3 总体数字特征

2.3.1 总体均数

实际问题中,随机变量的概率分布常体现为医学指标的分布,并且不一定需要掌握整体分布,只需要用一个或几个数字来概括全貌。如:一个药厂一年的日产量,只需要用平均日产量及最高、最低日产量三个数字概括。平均日产量反映生产的平均水平,最高、最低日产量反映生产的稳定程度。这种能代表随机变量基本性态的数字,称为数字特征。

例 2-19　用 10 支试管各取 1ml 水样检查大肠杆菌的数量,0 个的有 2 支、1 个的有 3 支、2 个的有 4 支、3 个的有 1 支,求平均每支试管的大肠杆菌数。

解　这 10 支试管的平均大肠杆菌数为

$$\frac{0\times 2+1\times 3+2\times 4+3\times 1}{10}=0\times\frac{2}{10}+1\times\frac{3}{10}+2\times\frac{4}{10}+3\times\frac{1}{10}=1.4(\text{个})$$

平均大肠杆菌数既可表示为样本值的总和除以样本容量,也可表示为样本值与相应频率乘积之和。这时,频率具有权衡样本值地位轻重的作用,称为以频率为权数的加权平均。

定义 2-13　设离散变量 X 的概率函数为 $p(x_k)(k=1,\cdots,n,\cdots)$,则 X 以相应概率函数为权数的加权平均称为 X 的均数(mean)或数学期望,记为 EX 或 MX,即

$$EX=\sum_{k=1}^{\infty}x_k p(x_k)\quad(\text{要求级数绝对收敛}) \qquad (2\text{-}53)$$

设连续变量 X 的密度函数为 $f(x)$,则 X 可取值以相应密度函数为权数的加权平均称为 X 的均数,即

$$EX = \int_{-\infty}^{+\infty} xf(x)\mathrm{d}x \quad （要求广义积分绝对收敛） \tag{2-54}$$

随机变量的均数描述随机变量的集中趋势,反映随机变量总体的平均水平,常称为总体均数。在 C 为常数,X、Y 为随机变量时,总体均数有下列常用性质:

$$E(C) = C \quad （常量的均数是本身） \tag{2-55}$$

$$E(CX) = CEX \quad （常数因子可提出去） \tag{2-56}$$

$$E(X \pm Y) = EX \pm EY \quad （代数和的均数等于均数的代数和） \tag{2-57}$$

$$E(XY) = EXEY \quad （X、Y \text{独立}） \tag{2-58}$$

例 2-20 甲、乙两名药工包装同一散剂,称量每次所包装的各包散剂的重量(g)分别用 X、Y 表示,得如表 2-5 所示的概率函数表。试问如何评定甲乙两药工的称量技术?

表 2-5　两药工称量的概率函数表

重量(g)	48	49	50	51	52
$P(X=k)$	0.1	0.1	0.6	0.1	0.1
$P(Y=k)$	0.2	0.2	0.2	0.2	0.2

解 甲药工称量的平均克数为

$$EX = 48 \times 0.1 + 49 \times 0.1 + 50 \times 0.6 + 51 \times 0.1 + 52 \times 0.1 = 50(\mathrm{g})$$

而乙药工称量的平均克数也为

$$EY = 48 \times 0.2 + 49 \times 0.2 + 50 \times 0.2 + 51 \times 0.2 + 52 \times 0.2 = 50(\mathrm{g})$$

由此可见,只有随机变量的均数不足以完全评价甲、乙两药工的称量技术的高低,还必须考虑随机变量的取值偏离均数的程度。

2.3.2　总体方差

若用离差 $X - EX$ 平均,则均数总是为 0,反映不出差别,即

$$E(X - EX) = EX - E(EX) = EX - EX = 0 \tag{2-59}$$

若用偏差 $|X - EX|$ 平均,则 $E|X - EX|$ 是非初等函数,计算不方便。

因此,考虑用离差的平方来平均,这样,既能反映出差别,又方便计算。

定义 2-14 随机变量 X 离差平方的均数称为 X 的方差(variance),记为 DX,即

$$DX = E(X - EX)^2 \tag{2-60}$$

方差 DX 的算术平方根称为 X 的标准差(standard deviation)。

随机变量的方差、标准差描述随机变量取值与均数的离散程度,反映随机变量的稳定程度,常称为总体方差、总体标准差。在 C 为常数,X、Y 为独立随机变量时,总体方差有下列性质:

$$D(C) = 0 \quad （常量的方差为零） \tag{2-61}$$

$$D(CX) = C^2 DX \quad （常数因子提出去） \tag{2-62}$$

$$D(X \pm Y) = DX + DY \quad （代数和的方差等于方差的和） \tag{2-63}$$

定理 2-11 总体方差的计算可以化为

$$DX = EX^2 - (EX)^2 \tag{2-64}$$

证　由总体方差的性质得

$$DX = E(X-EX)^2 = E[X^2 - 2X(EX) + (EX)^2]$$
$$= EX^2 - 2EX \times EX + (EX)^2 = EX^2 - (EX)^2$$

例 2-21　在例 2-20 中,求甲、乙两药工称量的方差。

解　用定理 2-11 结论计算,甲药工称量的方差为

$$DX = 48^2 \times 0.1 + 49^2 \times 0.1 + 50^2 \times 0.6 + 51^2 \times 0.1 + 52^2 \times 0.1 - 50^2 = 1(g^2)$$

乙药工称量的方差为

$$DY = 48^2 \times 0.2 + 49^2 \times 0.2 + 50^2 \times 0.2 + 51^2 \times 0.2 + 52^2 \times 0.2 - 50^2 = 2(g^2)$$

故,从平均水平及稳定性两方面综合来看,甲药工的技术稍好。

定理 2-12　二项分布的总体均数为参数 n、p 之积,总体方差为 n、p、q 之积,即

$$\text{若 } X \sim B(k;n,p), \text{则 } EX = np, DX = npq \tag{2-65}$$

证　$X \sim B(k;n,p)$,由定义计算得

$$EX = \sum_{k=0}^{n} k C_n^k p^k q^{n-k} \xlongequal{kC_n^k = nC_{n-1}^{k-1}} np \sum_{k=1}^{n} C_{n-1}^{k-1} p^{k-1} q^{n-k}$$

$$\xlongequal{k=t+1} np \sum_{t=0}^{n-1} C_{n-1}^t p^t q^{n-1-t} = np(p+q)^{n-1} = np$$

$$DX = \sum_{k=0}^{n} k^2 C_n^k p^k q^{n-k} - (EX)^2 \xlongequal{kC_n^k = nC_{n-1}^{k-1}} np \sum_{k=1}^{n} k C_{n-1}^{k-1} p^{k-1} q^{n-k} - (np)^2$$

$$\xlongequal{k=t+1} np \sum_{t=0}^{n-1} t C_{n-1}^t p^t q^{n-1-t} - (np)^2 = np \left[\sum_{k=0}^{n-1} k C_{n-1}^k p^k q^{n-1-k} + (p+q)^n - 1 \right] - (np)^2$$

$$= np[(n-1)p + 1] - (np)^2 = np(1-p) = npq$$

定理 2-13　泊松分布的总体均数、总体方差皆为参数 λ,即

$$\text{若 } X \sim P(k;\lambda), \text{则 } EX = DX = \lambda \tag{2-66}$$

证　$X \sim P(k;\lambda)$,由定义计算得

$$EX = \sum_{k=0}^{\infty} k \frac{\lambda^k}{k!} \exp(-\lambda) = \lambda \exp(-\lambda) \sum_{k=0}^{\infty} \frac{\lambda^{k-1}}{(k-1)!} = \lambda \exp(-\lambda) \exp\lambda = \lambda$$

$$DX = \sum_{k=0}^{\infty} k^2 \frac{\lambda^k}{k!} \exp(-\lambda) - (EX)^2 = \lambda \sum_{k=0}^{\infty} k \exp(-\lambda) \frac{\lambda^{k-1}}{(k-1)!} - \lambda^2$$

$$\xlongequal{k=t+1} \lambda \sum_{t=0}^{\infty} (t+1) \exp(-\lambda) \frac{\lambda^t}{t!} - \lambda^2 = \lambda(\lambda+1) - \lambda^2 = \lambda$$

定理 2-14　正态分布的总体均数、总体方差分别为参数 μ、σ^2,即

$$\text{若 } X \sim N(\mu, \sigma^2), \quad \text{则 } EX = \mu, \quad DX = \sigma^2 \tag{2-67}$$

证　$X \sim N(\mu, \sigma^2)$,由定义计算得

$$EX = \int_{-\infty}^{+\infty} \frac{x}{\sigma \sqrt{2\pi}} \exp\left(-\frac{(x-\mu)^2}{2\sigma^2}\right) dx \xlongequal{t=\frac{x-\mu}{\sigma}} \int_{-\infty}^{+\infty} \frac{\mu+\sigma t}{\sqrt{2\pi}} \exp\left(-\frac{t^2}{2}\right) dt$$

$$= \mu \int_{-\infty}^{+\infty} \frac{1}{\sqrt{2\pi}} \exp\left(1-\frac{t^2}{2}\right) dt + \frac{\sigma}{\sqrt{2\pi}} \int_{-\infty}^{+\infty} t \exp\left(-\frac{t^2}{2}\right) dt = \mu$$

$$DX = \int_{-\infty}^{+\infty} (x-\mu)^2 \frac{1}{\alpha \sqrt{2\pi}} \exp\left[-\frac{(x-\mu)^2}{2\sigma^2}\right] dx \xlongequal{t=\frac{x-\mu}{\sigma}} \frac{\sigma^2}{\sqrt{2\pi}} \int_{-\infty}^{+\infty} t^2 \exp\left(-\frac{t^2}{2}\right) dt$$

$$= -\frac{\sigma^2}{\sqrt{2\pi}} \int_{+\infty}^{+\infty} t d\left[\exp\left(-\frac{t^2}{2}\right)\right] = \frac{\sigma^2}{\sqrt{2\pi}}\left[-t\exp\left(-\frac{t^2}{2}\right)\Big|_{-\infty}^{+\infty} + \int_{-\infty}^{+\infty} \exp\left(-\frac{t^2}{2}\right) dt\right]$$

$$= \frac{\sigma^2}{\sqrt{2\pi}} \int_{-\infty}^{+\infty} \exp\left(-\frac{t^2}{2}\right) dt = \sigma^2$$

在比较两个随机变量取值的离散程度时,若两个变量的均数相差悬殊或取值单位不同,则无法用方差或标准差进行比较。这时,可用变异系数进行比较。

定义 2-15　随机变量 X 的标准差与均数之比称为 X 的变异系数,记为 CVX,即

$$CVX = \frac{\sqrt{DX}}{EX} \tag{2-68}$$

变异系数无单位,是一个百分数,在比较两个随机变量取值的离散程度时较方便。

例 2-22　某县 1959 年调查 10 岁男孩,身高 X 的均数为 125.62cm、标准差为 5.01cm,体重 Y 的均数为 23.93kg、标准差为 2.82kg,试比较身高波动程度与体重波动程度哪个大。

解　身高与体重的单位不同,计算身高 X、体重 Y 的变异系数得到

$$CVX = \frac{5.01}{125.62} = 3.99\%, \quad CVY = \frac{2.82}{23.92} = 11.79\%$$

由 $CVY > CVX$,可见体重 Y 的波动程度比身高 X 大。

2.3.3　二项分布与泊松分布的正态近似

定理 2-15(中心极限定理)　设 X_1、X_2、$\cdots$、X_n 为独立同分布的随机变量,均数为 μ、方差为 σ^2,则对任意 x 都有

$$\lim_{n\to\infty} P\left(\frac{\sum X_i/n - \mu}{\sigma/\sqrt{n}} \leqslant x\right) = \frac{1}{\sqrt{2\pi}} \int_{-\infty}^{x} \exp\left(-\frac{t^2}{2}\right) dt \tag{2-69}$$

定理 2-15 表示:n 充分大时,无论各随机变量具有什么分布,其和除以 n 构成的变量近似服从正态分布 $N(\mu, \sigma^2/n)$。由于正态分布具有这种特殊重要的地位,故又称为中心分布。

在 n 很大时,$X \sim B(k;n,p)$ 可用 $N(np, npq)$ 近似,分布函数 $F(k)$ 可用 $\Phi(x)$ 计算,即

$$F(k) = P(X \leqslant k) = \Phi\left(\frac{k + 0.5 - np}{\sqrt{npq}}\right) \tag{2-70}$$

在 λ 较大时,$X \sim P(k;\lambda)$ 可用 $N(\lambda, \lambda)$ 近似,分布函数 $F(k)$ 可用 $\Phi(x)$ 计算,即

$$F(k) = P(X \leqslant k) = \Phi\left(\frac{k + 0.5 - \lambda}{\sqrt{\lambda}}\right) \tag{2-71}$$

例 2-23　某药治某病的疗效为 80%,200 名患者服用后,求有 150～190 人治愈的概率。

解　200 名患者中的治愈人数 $X \sim B(k;200,0.8)$,无法查统计用表 3。

用 $N(200 \times 0.8, 200 \times 0.8 \times 0.2) = N(160, 32)$ 近似,查统计用表 5,计算得到

$$P(150 \leqslant X \leqslant 190) = P(X \leqslant 190) - P(X \leqslant 149)$$

$$= \Phi\left(\frac{190 + 0.5 - 160}{\sqrt{32}}\right) - \Phi\left(\frac{149 + 0.5 - 160}{\sqrt{32}}\right)$$

$$= \Phi(5.39) - \Phi(-1.86) = \Phi(1.86) = 0.9686$$

例 2-24　某险种保费为 10 元,出险后获赔 5000 元。若有 8000 人参保,出险率为0.0015,

则保险公司亏本的可能性为多大?

解　出险人数 $X \sim P(k; 8000 \times 0.0015) = P(k; 12)$，无法查统计用表 4。

用 $N(12, 12)$ 近似，查统计用表 5，计算得到

$$P(X > 10 \times 8000 / 5000) = P(X > 16) = 1 - P(X \leqslant 16)$$

$$= 1 - \Phi\left(\frac{16 + 0.5 - 12}{\sqrt{12}}\right) = 1 - \Phi(1.30)$$

$$= 1 - 0.9032 = 0.0968$$

小　结　2

本章介绍概率论的基础知识，它们是中医药统计学的理论依据。

1. 随机事件之间可以进行包含、相等、并、交运算。

2. 古典概型的特点是等可能性，且基本事件的个数为有限个。概率的运算，是将复杂事件的概率转化为若干个简单事件的概率进行计算。概率运算的常用结论有:

(1) 互斥事件加法定理: 若 $AB = \Phi$，则 $P(A+B) = P(A) + P(B)$

(2) 对立事件加法定理: $P(\bar{A}) = 1 - P(A)$

(3) 独立事件乘法定理: 若事件 A、B 独立，则 $P(AB) = P(A)P(B)$

(4) 全概率与贝叶斯公式: 若事件 A_1、A_2、$\cdots$、A_n 构成互斥完备组，B 为任意事件，则有

$$P(B) = \sum P(A_k)P(B|A_k) \quad \text{与} \quad P(A_k|B) = \frac{P(A_k)P(B|A_k)}{\sum P(A_k)P(B|A_k)} \quad (k = 1, 2, \cdots, n)$$

3. 随机变量是表征随机实验的所有可能结果的变量，分为离散变量和连续变量。在一个点处的概率值，离散变量不一定为零，连续变量一定为零。随机变量的概率分布，称为总体分布，累积概率 $F(x) = P(X \leqslant x)$ 称为分布函数。二项分布 $B(k; n, p)$、泊松分布 $P(k; \lambda)$ 是离散变量的常见分布，正态分布 $N(\mu, \sigma^2)$、标准正态分布 $N(0, 1)$ 是连续变量的常见分布。

4. 若 $X \sim N(\mu, \sigma^2)$，则 $Z = (X - \mu)/\sigma \sim N(0, 1)$，称为标准变换。

5. 总体均数 EX 反映随机变量的集中趋势或平均水平，总体方差 DX、总体标准差 $\sqrt{DX}$、总体变异系数 $\sqrt{DX}/EX$ 反映随机变量的离散程度、稳定程度或均匀程度。常用结论有:

(1) 若 $X \sim B(k; n, p)$，则 $EX = np, DX = npq$。

(2) 若 $X \sim P(k; \lambda)$，则 $EX = DX = \lambda$。

(3) 若 $X \sim N(\mu, \sigma^2)$，则 $EX = \mu, DX = \sigma^2$。

6. 由中心极限定理，在 n 很大时，$X \sim B(k; n, p)$ 可用 $N(np, npq)$ 近似; 在 λ 较大时，$X \sim P(k; \lambda)$ 可用 $N(\lambda, \lambda)$ 近似。

习　题　2

题 2-1　对三人做舌诊算一次试验。设 $A = \{3$ 人正常$\}$、$B = \{$至少 1 人不正常$\}$、$C = \{$只有

1人正常}、$D=${只有1人不正常}。分析这四个事件中的互斥事件、对立事件,描述事件$A+D$、BD各表示什么意思?

题 2-2　在40个药丸中有3丸失效,任取5丸,求其中有2丸失效的概率。

题 2-3　在100支针剂中有10支次品,任取5支,求全是次品的概率及有2支次品的概率。

题 2-4　药房有包装相同的六味地黄丸100盒,其中5盒为去年产品、95盒为今年产品。随机取出4盒,求有1盒或2盒陈药的概率,再求有陈药的概率。

题 2-5　某城市虚证患者中气虚型占30%,抽查20名患者,分别求有0名、5名气虚型患者的概率。

题 2-6　若一批出厂半年的人参营养丸的潮解率为8%,抽取20丸,分别求恰有一丸潮解的概率、不超过一丸潮解的概率、有1~5丸潮解的概率。

题 2-7　某种疾病治愈率为0.3,20个病人服用一种新药后,若有半数以上痊愈,试说明可以认为这种药有效。

题 2-8　若200ml当归浸液含某种颗粒300个,分别求1ml浸液含2个、超过2个颗粒的概率。

题 2-9　150颗花粉孢子随机落入大小相同的500个格子里,分别计算约有多少个格子中没有孢子、有2个孢子、有多于2个的孢子。

题 2-10　$X \sim N(0.5, 4)$,求$F(1.24)$、$F(-1.67)$、$P(-0.02 < X < 2.43)$。

题 2-11　某市12岁男孩身高$X(\text{cm}) \sim N(143.10, 5.67^2)$,求$X$的99%参考值范围并说明这范围的实际意义,再求身高在140~145cm之间男孩所占百分比。

题 2-12　某地101例30~39岁健康男子血清胆固醇(mg/100ml)测定结果如表2-6所示,试作样本直方图及样本分布函数曲线。

表 2-6　　　　　某地101例30~39岁健康男子血清胆固醇数据(mg/100ml)

184.0	130.0	237.0	152.5	137.4	163.2	166.3	181.7	219.7	176.0	189.2	168.8	208.0	243.1	201.0
278.8	214.0	151.7	201.0	199.9	222.6	184.9	197.8	200.6	197.0	181.4	183.1	155.4	169.0	188.6
241.2	205.5	173.6	178.8	139.4	171.6	125.1	155.7	225.5	157.9	129.2	157.5	185.1	201.8	191.7
135.2	199.1	196.7	226.3	185.2	206.2	163.8	166.9	184.0	171.1	188.5	214.3	117.5	175.7	129.2
188.0	160.9	225.7	122.2	176.4	168.9	166.3	176.7	220.2	252.9	183.6	177.9	245.6	172.6	131.2
150.9	104.2	177.5	157.9	230.0	211.5	199.2	207.8	150.9	177.9	172.6	140.6	167.5	199.9	237.1
160.8	117.9	159.2	251.4	181.1	164.0	153.4	246.4	196.6	170.0	175.7				

题 2-13　某项动物实验难度颇高,稍有疏忽便需换个动物重新做起。学生用1、2、3、4、5个动物才能完成这个实验的概率分别为0.25、0.40、0.20、0.10、0.05。完成该项实验,平均每个学生需要多少个动物?若有80名学生进行该项实验,约需准备多少个动物?

题 2-14　某市幼儿群体身高的均数为85cm、标准差为4cm,该市运动员群体身高的均数为185cm、标准差为4cm,比较两个群体身高的波动程度。

题 2-15　某地方病的发病率为 10%，在该病多发地区检查 500 人，分别求其中没有发现该病患者的概率、发现该病患者不超过 50 人的概率。

题 2-16　某地白血病发病率为 0.0001，该地 100 万人中，计算有 80～100 人患白血病的概率。

题 2-17　某压片机压出的药片，平均每片重 0.5g，方差为 $0.0009g^2$，随机抽取 1 片，求重量介于 0.47～0.56g 之间的概率。

题 2-18　某市 35000 名小学生参加平安保险，每人保费 1.5 元，出险获赔 1500 元。若出险概率为 0.0006，求保险公司赚到 15000 元以上的概率。

3　计量资料分析

正态总体的计量资料分析,包括统计描述和统计推断。统计描述,主要是用样本数字特征 $\overline{X}$、S^2 作总体数字特征 μ、σ^2 的点估计。统计推断,主要是用样本数字特征 $\overline{X}$、S^2 作总体数字特征 μ、σ^2 的区间估计或假设检验。

3.1　计量资料的区间估计

3.1.1　正态总体参数点估计

1.计量样本的数字特征

从总体 X 中抽取样本的过程称为抽样,随机抽取容量为 n 的样本,记为 X_1、X_2、$\cdots$、X_n。样本可看成是 n 个随机变量,样本测定值记为 x_1、x_2、$\cdots$、x_n,在不致混淆时也记为 X_1、X_2、$\cdots$、X_n。抽样的目的是通过对样本的考察和分析,从而根据该样本所提供的信息对总体的分布特性或某些特征做出估计和推断。因此,通常要求样本具有代表性(X_i 与总体 X 同分布)与独立性(X_1、X_2、$\cdots$、X_n 独立),并称这样的样本为简单随机样本。在抽取样本时,要求方法简单易行,并且对抽取的数据便于用统计方法进行处理和推断。抽样的方法很多,对于有限总体,一般采用有放回的抽样,在总体的研究对象数量相对于样本大得多时,可近似采用无放回的抽样。总体中的每一个研究对象以相等的概率被抽取,这种等概率抽样称为单纯随机抽样,常用抽签或查随机数表等方法实施。

若采用机械抽样(按一定的间隔抽取,如取 4 号、24 号、44 号、……),分层抽样(把研究对象分为互不重叠的层,在各层随机抽样),整群抽样(把研究对象分为互不重叠的群,随机抽取若干群的全体),则可以得到非简单随机样本。

定义 3-1　设 X_1、X_2、$\cdots$、X_n 是从总体 X 中抽取的容量为 n 的简单随机样本,则分别定义样本均数(mean)、样本方差(variance)为

$$\overline{X}=\frac{1}{n}\sum_{i=1}^{n}X_i,\quad S^2=\frac{1}{n-1}\sum_{i=1}^{n}(X_i-\overline{X})^2 \tag{3-1}$$

并称 S 为样本标准差(standard deviation,SD),称 $S/\overline{X}$ 为样本变异系数。

反映集中趋势的样本数字特征,除样本均数 $\overline{X}$ 外,还有几何均数 $G(\sqrt[n]{X\cdots X_n})$、中位数 Md(median 居中位置的值)、众数 Mo(mode 频率最大的值)等。皮尔逊(Pearson)研究发现,样本均数、中位数、众数存在经验关系:$Mo=3Md-2\overline{X}$。反映离散程度的样本数字特征,除样本方差 S^2、样本标准差 S、样本变异系数 $S/\overline{X}$ 外,还有样本标准误 $S/\sqrt{n}$(standard error,SE)、

极差(range,最大与最小值之差)、四分位数(25%及75%位置值)等。

样本均数与标准差、标准误常合写在一起,记为

$$\overline{X}(SD)或\overline{X}\mp SD\quad,\quad\overline{X}(SE)或\overline{X}\mp SE \tag{3-2}$$

2. 总体参数的点估计

总体为正态分布 $N(\mu,\sigma^2)$ 时,总体均数 μ 与总体标准差 σ 两个参数,统称为总体参数 θ。

用样本构成的不含总体任何未知参数的函数,称为一个统计量(statistic)。用来估计总体参数 θ 的统计量,记为 $\hat{\theta}$。无偏性、有效性、一致性、充分性,是评价估计量好坏的四条标准。

$$E(\hat{\theta})=\theta \tag{3-3}$$

估计量 $\hat{\theta}$,称为 θ 的无偏估计量。$\hat{\theta}$ 的一个具体值,称为总体参数 θ 的一个点估计。

正态资料的统计描述,主要是用样本数字特征 $\overline{X}$、S^2 的值作总体数字特征 μ、σ^2 的点估计。在总体非正态分布时,大样本($n\geq 50$)也可以用 $\overline{X}$、S^2 的值作 μ、σ^2 的点估计。

定理 3-1 设 $X_1,X_2,\cdots,X_n$ 为总体 X 的简单随机样本,则样本均数 $\overline{X}$、样本方差 S^2 分别是总体均数 μ、总体方差 σ^2 的无偏估计量,即

$$E(\overline{X})=\mu,E(S^2)=\sigma^2 \tag{3-4}$$

证 $X_1,X_2,\cdots,X_n$ 与总体 X 独立同分布,$EX_i=\mu,DX_i=\sigma^2$,

$$E(\overline{X})=E\left(\frac{1}{n}\sum_{i=1}^{n}X_i\right)=\frac{1}{n}E\left(\sum_{i=1}^{n}X_i\right)=\frac{1}{n}\sum_{i=1}^{n}E(X_i)=\frac{1}{n}\cdot nEX=EX=\mu$$

$$D(\overline{X})=D\left(\frac{1}{n}\sum_{i=1}^{n}X_i\right)=\frac{1}{n^2}D\left(\sum_{i=1}^{n}X_i\right)=\frac{1}{n^2}\sum_{i=1}^{n}D(X_i)=\frac{1}{n^2}\cdot nDX=\frac{DX}{n}=\frac{\sigma^2}{n} \tag{3-5}$$

$$ES^2=E\left[\frac{1}{n-1}\sum_{i=1}^{n}(X_i-\overline{X})^2\right]=\frac{1}{n-1}E\left\{\sum_{i=1}^{n}\left[(X_i-EX)-(\overline{X}-EX)\right]^2\right\}$$

$$=\frac{1}{n-1}E\left[\sum_{i=1}^{n}(X_i-EX)^2-2(\overline{X}-EX)\sum_{i=1}^{n}(X_i-EX)+n(\overline{X}-EX)^2\right]$$

$$=\frac{1}{n-1}\left[\sum_{i=1}^{n}E(X_i-EX)^2-2nE(\overline{X}-EX)^2+nE(\overline{X}-EX)^2\right]$$

$$=\frac{1}{n-1}\left(\sum_{i=1}^{n}DX_i-nD\overline{X}\right)-\frac{1}{n-1}\left(nDX-n\cdot\frac{DX}{n}\right)=DX=\sigma^2$$

由定理 3-1 证明中的式 3-5 可知,样本均数 $\overline{X}$ 的方差为 $D(\overline{X})=\sigma^2/n$。样本均数 $\overline{X}$ 的标准差称 $\sigma/\sqrt{n}$ 为样本标准误,反映抽样误差的大小,并可以用 $S/\sqrt{n}$ 作出估计。

类似地,用 $\sum X_i^m/n$ 作为总体 M 阶原点矩 $E(X^m)$ 的估计量,称为矩估计;用密度函数 f 构成似然函数 $\prod f(X_i)$ 求最大值确定总体参数的估计量,称为最大似然估计。若样本方差定义为 $S^2=\sum(X_i-\overline{X})^2/n$,则不是总体方差 DX 的无偏估计,而只是一个矩估计。

例 3-1 某药厂生产的开胸顺气丸,崩解时间 $X\sim N(\mu,\sigma^2)$。今随机抽取 5 丸测得崩解时间为:36、40、32、41、36(min),计算 μ 及 σ^2 的无偏点估计。

解 分别计算样本均数、样本方差,得到

$$\overline{X}=(36\times2+40+32+41)/5=37$$

$$S^2=[2\times(36-37)^2+(40-37)^2+(32-37)^2+(41-37)^2]/4=13$$

故 μ 及 σ^2 的点估计分别为 $\hat{\mu}=37,\hat{\sigma}=13$。

3.1.2　单组正态样本抽样分布

1. 正态样本均数的 Z 分布

定理 3-2　设总体分布为 $X \sim N(\mu, \sigma^2)$，则有

$$Z = \frac{\overline{X} - \mu}{\sigma/\sqrt{n}} \sim N(0, 1) \tag{3-6}$$

证　由式 3-4 和式 3-5 有 $E(\overline{X}) = \mu$，$D(\overline{X}) = \sigma^2/n$，从而 $\overline{X} \sim N(\mu, \sigma^2/n)$，由标准化式 2-45 得到

$$Z = \frac{\overline{X} - \mu}{\sigma/\sqrt{n}} \sim N(0, 1)$$

对样本函数 Z，分别称满足以下条件的数值 $Z_{\alpha/2}$、Z_α 为 Z 分布的双侧、单侧界值，即

$$P(|Z| \geqslant Z_{\alpha/2}) = \alpha, \quad P(|Z| \geqslant Z_\alpha) = \alpha \tag{3-7}$$

双侧界值，表示 $Z_{\alpha/2}$ 右边与 $-Z_{\alpha/2}$ 左边曲线下面积各为 $\alpha/2$，两边面积的和为 α，称为双侧或双尾概率，如图 3-1 所示。单侧界值，表示 Z_α 右边曲线下面积为 α，称为单侧或单尾概率。

Z 分布的双侧或单侧界值，可以查统计用表 7（t 界值表）最下面一行。由统计用表 7，可以查得常用的 Z 界值为

$$Z_{0.05} = 1.645, Z_{0.05/2} = 1.960, Z_{0.01} = 2.326, Z_{0.01/2} = 2.576$$

2. 单组正态样本的 χ^2 分布

定义 3-2　设 $Z_1, Z_2, \cdots, Z_n$ 为互相独立的标准正态变量，则称它们平方和构成的变量

$$\chi^2 = Z_1^2 + Z_2^2 + \cdots + Z_n^2 \tag{3-8}$$

图 3-1　Z 分布双侧界值

服从自由度（degree of free）$df = n$ 的 χ^2 分布，记为 $\chi^2 \sim \chi^2_{(n)}$。

χ^2 分布密度函数为

$$f(x) = \begin{cases} 2^{-\frac{n}{2}} \mathrm{epx}\left(\frac{-x}{2}\right) x^{\frac{n}{2}-1} / \Gamma\left(\frac{n}{2}\right) & x > 0 \\ 0 & x \leqslant 0 \end{cases} \tag{3-9}$$

χ^2 分布由海尔墨特（Helmert）和皮尔逊（Pearson）分别于 1875 年和 1900 年得到。χ^2 分布密度曲线偏向左侧，n 越小越偏。单侧界值表示 $\chi^2_{\alpha(df)}$ 右边曲线下面积为 α，双侧界值 $\chi^2_{\alpha/2(df)}$ 或 $\chi^2_{1-\alpha/2(df)}$ 分别表示 $\chi^2_{\alpha/2(df)}$ 右边或 $\chi^2_{\alpha/2(df)}$ 左边曲线下面积各为 $\alpha/2$，如图 3-2 所示。

χ^2 分布的单侧、双侧界值，可以查统计用表 6（χ^2 界值表）。

定理 3-3　设 $X_1, X_2, \cdots, X_n$ 为总体 $X \sim N(\mu, \sigma^2)$ 的简单随机样本，则

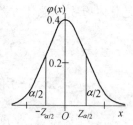

图 3-2　χ^2 分布界值

$$\chi^2 = \frac{n-1}{\sigma^2} S^2 \sim \chi^2_{(n-1)} \tag{3-10}$$

证　$X_1, X_2, \cdots, X_n$ 与总体 X 独立同分布，得

$$\chi^2 = \frac{n-1}{\sigma^2}S^2 = \sum_{i=1}^{n}\left(\frac{X_i-\overline{X}}{\sigma}\right)^2 = \sum_{i=1}^{n}\left(\frac{X_i-\mu+\mu-\overline{X}}{\sigma}\right)^2 = \sum_{i=1}^{n}\left(\frac{X_i-\mu}{\sigma}\right)^2 - \left(\frac{\overline{X}-\mu}{\sigma/\sqrt{n}}\right)^2$$

由于
$$\frac{X_i-\mu}{\sigma} \sim N(0,1)，\quad \frac{\overline{X}-\mu}{\sigma/\sqrt{n}} \sim N(0,1)$$

从而
$$\sum_{i=1}^{n}\left(\frac{X_i-\mu}{\sigma}\right)^2 \sim \chi^2_{(n)}，\quad \left(\frac{\overline{X}-\mu}{\sigma/\sqrt{n}}\right)^2 \sim \chi^2_{(1)}，\quad \chi^2 = \frac{n-1}{\sigma^2}S^2 \sim \chi^2_{(n-1)}$$

3. 单组正态样本的 t 分布

定义 3-3 若 $Z \sim N(0,1)$，$\chi^2 \sim \chi^2_{(n)}$ 且 Z、χ^2 独立，则称变量

$$t = \frac{Z}{\sqrt{\chi^2/n}} \tag{3-11}$$

服从自由度为 n 的 t 分布，记为 $t \sim t_{(n)}$。

t 分布密度函数为

$$f(x) = \frac{\Gamma\left(\frac{n}{2}+0.5\right)}{\Gamma\left(\frac{n}{2}\right)\sqrt{n\pi}}\left(1+\frac{x^2}{n}\right)^{-\frac{n+1}{2}} \quad (-\infty < x < +\infty) \tag{3-12}$$

t 分布由英国统计学家 Gosset 于 1908 年以 Student 笔名发表，故又名学生分布。t 分布密度曲线关于纵轴对称，$n \to \infty$ 时以标准正态曲线为极限。单侧界值表示 $t_{\alpha/2(df)}$ 右边的曲线下面积为 α，双侧界值表示 $t_{\alpha/2(df)}$ 右边与 $-t_{\alpha/2(df)}$ 左边曲线下面积各为 $\alpha/2$，如图 3-3 所示。t 分布的单、双侧界值，可以查统计用表 7（t 界值表）。

定理 3-4 设 $X_1, X_2, \cdots, X_n$ 为正态总体 $X \sim N(\mu, \sigma^2)$ 的简单随机样本，则

$$\frac{\overline{X}-\mu}{S/\sqrt{n}} \sim t_{(n-1)} \tag{3-13}$$

证 由 $\dfrac{\overline{X}-\mu}{\sigma/\sqrt{n}} \sim N(0,1)$ 与 $\dfrac{n-1}{\sigma^2}S^2 \sim \chi^2_{(n-1)}$ 可得

$$t = \frac{\dfrac{\overline{X}-\mu}{\sigma/\sqrt{n}}}{\sqrt{\dfrac{n-1}{\sigma^2}S^2/(n-1)}} \sim t_{(n-1)}$$

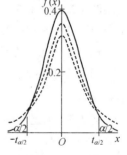

图 3-3 t 分布双侧界值

3.1.3 正态总体参数区间估计

1. 正态总体均数的估计

点估计只给出了总体参数的一个近似值，没有反映出近似的精确程度，而且不同的样本观察值所得出的估计值不尽相同。因此，在实际问题中，常常需要用区间形式估计总体参数所在的范围，不仅给出范围，还要给出这个范围包含总体参数值的可靠程度。

定义 3-4 设总体 X 含有未知参数 θ，若 $\forall \alpha \in (0,1)$，对样本确定的统计量 $\hat{\theta}_1$ 及 $\hat{\theta}_2$ 有

$$P(\hat{\theta}_1 < \theta < \hat{\theta}_2) = 1-\alpha \tag{3-14}$$

则称随机区间 $(\hat{\theta}_1, \hat{\theta}_2)$ 是 θ 的置信区间或可信区间（confidence interval），称 $1-\alpha$ 为置信度或可信度，α 称为显著水平（significance level），分别称 $\hat{\theta}_1$ 及 $\hat{\theta}_2$ 为置信下限及置信上限。

置信区间是总体参数的估计范围,判断置信区间包含总体参数,有把握的概率为置信度 $1-\alpha$,犯错误的概率为显著水平 α。统计中,显著水平常用 $\alpha=0.05$、$\alpha=0.01$,实际工作中也可用 $\alpha=0.1$ 等。当置信度为 $1-\alpha=0.95$ 时,从统计学意义看,表明在总体中独立地抽取 100 个样本,那么就会有 100 个常数区间 $(\hat{\theta}_1,\hat{\theta}_2)$,其中大约有 95 个区间包含待估计的参数 θ,可靠性为 95%。

定理 3-5 设 $X_1,X_2,\cdots,X_n$ 为正态总体 $X\sim N(\mu,\sigma^2)$ 的简单随机样本,则总体均数 μ 的置信度 $1-\alpha$ 的置信区间在 σ 已知或 σ 未知时分别为

$$\left(\overline{X}-Z_{\alpha/2}\frac{\sigma}{\sqrt{n}}\ ,\ \ \overline{X}+Z_{\alpha/2}\frac{\sigma}{\sqrt{n}}\right)或\left(\overline{X}-t_{\alpha/2(n-1)}\frac{S}{\sqrt{n}}\ ,\ \ \overline{X}+t_{\alpha/2(n-1)}\frac{S}{\sqrt{n}}\right) \tag{3-15}$$

证 只证 σ 已知。由 Z 界值定义 $P(|Z|<Z_{\alpha/2})=1-\alpha$,再由定理 3-2 得到

$$P\left(\left|\frac{\overline{X}-\mu}{\sigma/\sqrt{n}}\right|<Z_{\alpha/2}\right)=1-\alpha\ ,\quad P\left(\overline{X}-Z_{\alpha/2}\cdot\frac{\sigma}{\sqrt{n}}<\mu<\overline{X}+Z_{\alpha/2}\cdot\frac{\sigma}{\sqrt{n}}\right)=1-\alpha$$

故,在 α 已知时,μ 的置信度 $1-\alpha$ 的置信区间为

$$\left(\overline{X}-Z_{\alpha/2}\frac{\sigma}{\sqrt{n}},\overline{X}+Z_{\alpha/2}\frac{\sigma}{\sqrt{n}}\right)$$

由定理 3-5,在总体为正态分布且 σ 已知或 σ 未知时,μ 的区间估计常简称为 μ 的 Z 或 t 估计,其置信度 $1-\alpha$ 的置信区间通常简写为

$$\overline{X}\mp Z_{\alpha/2}\frac{\sigma}{\sqrt{n}}或\overline{X}\mp t_{\alpha/2(n-1)}\frac{S}{\sqrt{n}} \tag{3-16}$$

在总体非正态分布时,大样本($n\geqslant50$)也可以作 μ 的 Z 估计且 σ 可换为 S。

例 3-2 在《伤寒论》使用桂枝的 39 张处方中,桂枝的用量服从 σ 为 3g 的正态分布,根据样本均数 $\overline{X}=8.14$g、显著水平 $\alpha=0.05$,估计桂枝用量 μ 的置信区间。

解 总体为正态分布且 σ 已知,用 μ 的 Z 估计。查统计用表 7,$Z_{0.05/2}=1.96$,故 μ 的置信度 0.95 的置信区间为

$$8.14\mp1.96\times3/\sqrt{39}=(7.20,9.08)$$

例 3-3 逍遥丸崩解时间服从正态分布,在同一批号中随机抽取 5 丸,测得崩解时间(min)为:21、18、20、16、15。求该批药丸崩解时间总体均数置信度为 0.99 的置信区间。

解 总体为正态分布且 σ 未知,用 μ 的 t 估计。计算得 $n=5,\overline{X}=18,S=2.5495,df=4$,查统计用表 7,$t_{0.01/2(4)}=4.6041$,该批药丸崩解时间总体均数置信度 0.99 的置信区间为

$$18\mp4.6041\times2.5495/\sqrt{5}=(12.7506,23.2495)$$

置信区间的上限 23.2495 低于药典规定的 60min,可认为该批药丸崩解时间合格。

例 3-4 在某市参加计算机二级考生中随机抽取 100 人,笔试平均得分为 $\overline{X}=61.32$,标准差 $S=15.54$。求该市考生笔试得分总体均数置信度 0.95 的置信区间。

解 大样本,用 μ 的 Z 估计。该市考生笔试得分总体均数置信度 0.95 的置信区间为

$$61.32\mp1.96\times15.54/\sqrt{100}=(30.86,91,78)$$

2. 正态总体方差的估计

定理 3-6 设 $X_1,X_2,\cdots,X_n$ 为正态总体 $X\sim N(\mu,\sigma^2)$ 的简单随机样本,则总体方差 σ^2 置

信度 $1-\alpha$ 的置信区间为

$$\left(\frac{n-1}{\chi^2_{\alpha/2(n-1)}}S^2, \quad \frac{n-1}{\chi^2_{1-\alpha/2(n-1)}}S^2\right) \tag{3-17}$$

由定理 3-3 可以得证,这里从略。

例 3-5 某药含碳量服从正态分布,生产时允许方差在 0.048^2（mg^2）内。现任取 5 件,测得含碳量（mg）为:1.32、1.55、1.36、1.40、1.44,根据 $\alpha=0.05$ 判断该药生产是否稳定。

解 计算得 $n=5$,$\overline{X}=1.414$,$S=0.0882$,$df=n-1=4$,查统计用表 6 得

$$\chi^2_{0.05/2(4)}=\chi^2_{0.025(4)}=11.143, \quad \chi^2_{1-0.05/2(4)}=\chi^2_{0.975(4)}=0.4844$$

总体方差 σ^2 置信度 0.95 的置信区间为

$$\left(\frac{5-1}{11.143}\times0.0882^2, \quad \frac{5-1}{0.4844}\times0.0882^2\right)=(0.0028,0.0642)$$

置信区间的下限 $0.0028>0.048^2=0.0023$,可认为该药生产不稳定。

3.2 单组正态资料的假设检验

3.2.1 假设检验原理

例 3-6 太极集团生产的通宣理肺丸,其丸重服从正态分布,规定标准丸重为 38mg。一批通宣理肺丸标准差 $\sigma=2mg$,从中随机抽取 100 丸,样本均数 $\overline{X}=37.5mg$,怎样判断该批药丸是否合格。

前提是正态分布且 σ^2 已知。记 $\mu_0=38$,该批产品是否合格,要根据总体均数 $\mu=\mu_0$ 是否确定而判断。由样本信息,$\overline{X}\neq\mu_0$,猜想 $\mu\neq\mu_0$,称为备择假设（alternative hypothesis）或对立假设,记为 H_1。由于直接判断 H_1 很难,反设 $\mu=\mu_0$,称为零假设（null hypothesis）或原假设,记为 H_0。

在 H_0 成立的假定下,选择适当的统计量,判断是否会出现小概率事件。若小概率事件竟然发生了,则可以怀疑假设 H_0 不合理,从而做出拒绝 H_0,接受 H_1 的推断。若小概率事件没有发生,则没有理由拒绝假设 H_0。

一般地,对总体的分布类型或其中的某些未知参数作某种假设 H_0,然后从总体中抽取样本,根据样本提供的信息构造合适统计量进行推断,做出拒绝或接受 H_0 的决策,这类统计方法称为假设检验（hypotheses testing）。假设检验的理论依据是小概率原理:小概率事件在一次试验中几乎不会发生。在假设检验中,小概率常常用 α 表示,称为检验水准或显著水平（significant level）,通常取 0.05、0.01,实际问题中也可取 0.10、0.001 等。

在例 3-6 中,在 $H_0:\mu=\mu_0$ 成立的假定下,选择统计量计算得到

$$Z=(\overline{X}-\mu_0)/(\sigma/\sqrt{n})=(37.5-38)/(2/10)=-2.5$$

查统计用表 7,$Z_{0.01/2}=2.576$,由于 $|Z|<Z_{0.01/2}$,可知 $|Z|$ 右边曲线下面积大于 $Z_{0.01/2}$ 右边曲线下面积,即双侧概率 $P>0.01$。用 P 与检验水准 $\alpha=0.01$ 比较,$P>\alpha$,表示没有出现小概率事件,不能拒绝 H_0,统计结论"检验无统计学意义"。

　　再查统计用表 7，$Z_{0.05/2}=1.960$，由于$|Z|>Z_{0.01/2}$，可知$|Z|$右边曲线下面积小于$Z_{0.01/2}$右边曲线下面积，即双侧概率 $P<0.05$。用 P 与检验水准 $\alpha=0.05$ 比较，$P\leqslant\alpha$，表示出现小概率事件。故，可用水准 $\alpha=0.05$ 拒绝 H_0，接受 H_1，统计结论"检验有统计学意义"，差异不是抽样误差造成的。结论的专业意义，要结合研究目的及统计量的大小而定。

　　由于抽样的随机性，假设检验根据概率进行判断时，可能犯两类错误。第一类错误（type Ⅰ error）是 H_0 为真，而根据样本做出拒绝 H_0 的推断。这类错误称为弃真或假阳性错误，犯错误的概率为检验水准 α。第二类错误（type Ⅱ error）是 H_0 为假，而根据样本做出不拒绝 H_0 的推断。这类错误称为取伪或假阴性错误，犯错误的概率为 β，如表 3-1 所示。两类错误造成的后果常常是不同的，例如对癌症的检查，弃真错误是把正常人诊断为异常，造成误诊；而取伪错误是把异常者诊断为正常，造成漏诊。

表 3-1　假设检验的两类错误

	拒绝 H_0	不拒绝 H_0
H_0 为真	（弃真）	$1-\alpha$（正确）
H_0 为假	$1-\beta$（正确）	β（取伪）

　　由图 3-4 可以看出，当界值 $Z_{\alpha/2}$ 向右边移动时，H_0 分布界值右边曲线下面积 $\alpha/2$ 减小，H_1 分布界值左边曲线下面积 $\beta/2$ 增大。一般地，概率 β 不等于 $1-\alpha$，减小 α、β 中一个时，另一个会增大。最理想的是犯两类错误的概率都小，而要同时减小 α、β，只有增加样本容量。一般根据具体问题确定限制对象。如，检验药品的外观指标要 α 尽量小，限制犯第一类错误的概率；检验药品的质量指标要 β 尽量小，限制犯第二类错误的概率。又如，可以先限制检验水准 α，再适当确定样本容量使 β 尽量小。

　　例 3-6 的问题，也可以用置信区间解答。一般地，置信区间可以回答假设检验的问题。若置信区间不包含 μ_0，则按 α 水准拒绝 H_0，接受 H_1；若包含 μ_0，则不能拒绝 H_0。但是，置信区间只能在预先规定检验水准 α 时进行计算，不如假设检验能获得较为确切的概率 P 值。

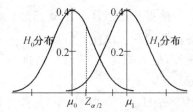

图 3-4　α 与 β 的关系示意图

　　在例 3-6 的解答中，可用检验水准 $\alpha=0.05$ 拒绝 H_0，检验水准 $\alpha=0.01$ 不能拒绝 H_0 就不用写出。若检验水准 $\alpha=0.01$、0.05 都能拒绝 H_0，由于 $\alpha=0.01$ 比 $\alpha=0.05$ 更有理由拒绝 H_0，则用 $\alpha=0.01$ 拒绝 H_0，$\alpha=0.05$ 不用写出。若检验水准 $\alpha=0.01$、0.05 都不能拒绝 H_0，由于 $\alpha=0.05$ 比 $\alpha=0.01$ 对应的 β 更小，则用 $\alpha=0.05$ 不能拒绝 H_0，$\alpha=0.01$ 不用写出。

　　综上所述，假设检验的步骤可以归纳为

　　（1）根据实际问题提出零假设 H_0 和备择假设 H_1；

　　（2）寻找检验 H_0 的合适统计量，并根据样本值求出该统计量的值；

　　（3）查统计用表中 0.01、0.05 对应的界值与统计量比较，确定概率 P；

　　（4）将 P 值与检验水准 α 进行比较，作出拒绝或接受 H_0 的结论。

3.2.2　正态总体均数的假设检验

　　例 3-6 中，由样本信息 $\overline{X}=37.5<38$，也可以猜想 $H_1:\mu<38$。

一般地,若由样本信息 $\overline{X}<\mu_0$,猜想 $H_1:\mu<\mu_0$,则以统计量值的相反数与单侧界值比较确定单侧 P 值,称为左侧检验。若由样本信息 $\overline{X}>\mu_0$,猜想 $H_1:\mu>\mu_0$,则以统计量值与单侧界值比较确定单侧 P 值,称为右侧检验。左、右侧检验,统称单侧检验。H_1 为 $\mu\neq\mu_0$ 的检验,称为双侧检验。

选择单侧检验还是双侧检验,需要根据研究目的和专业知识来确定。若问题研究总体参数比常数高或低,则通常考虑为单侧检验。由界值 $Z_{0.05}=1.645$、$Z_{0.05/2}=1.960$、$Z_{0.01}=2.326$、$Z_{0.01/2}=2.576$ 可以看出,能以水准 $\alpha=0.01$ 拒绝 H_0 就能以水准 $\alpha=0.05$ 拒绝 H_0,能以双侧检验拒绝假设 H_0 就能以同样水准的单侧检验拒绝 H_0。若问题只研究总体参数与常数是否不同,则 Z、t 对称分布通常考虑为双侧检验,χ^2、F 非对称分布通常考虑为单侧检验。

单侧检验和单尾概率,是两个不同的概念。若问题只研究总体参数与常数是否不同,则 Z、t 对称分布则通过双尾概率表示双侧检验,χ^2、F 非对称分布则通过单尾概率表示单侧检验。

对正态总体均数 μ 进行假设检验,在 σ 已知或 σ 未知时分别选用 Z 或 t 统计量,称为 μ 的 Z 或 t 检验,见表 3-2。

表 3-2 　　　　　　　　　　　正态总体均数 μ 的 Z 或 t 检验

前提	信息	H_1	H_0	统计量	拒绝域	拒绝 H_0
正态分布 σ^2 已知	$\overline{X}\neq\mu_0$	$\mu\neq\mu_0$		$Z=\dfrac{\overline{X}-\mu_0}{\sigma/\sqrt{n}}$	$\lvert Z\rvert\geqslant Z_{\alpha/2}$	$P\leqslant\alpha$
	$\overline{X}>\mu_0$	$\mu>\mu_0$	$\mu=\mu_0$		$Z\geqslant Z_\alpha$	
	$\overline{X}<\mu_0$	$\mu<\mu_0$			$-Z\geqslant Z_\alpha$	
正态分布 σ^2 已知	$\overline{X}\neq\mu_0$	$\mu\neq\mu_0$		$t=\dfrac{\overline{X}-\mu_0}{S/\sqrt{n}}$ $df=n-1$	$\lvert t\rvert\geqslant t_{\alpha/2}$	$P\leqslant\alpha$
	$\overline{X}>\mu_0$	$\mu>\mu_0$	$\mu=\mu_0$		$t\geqslant t_\alpha$	
	$\overline{X}<\mu_0$	$\mu<\mu_0$			$-t\geqslant t_\alpha$	

在总体非正态分布时,大样本($n\geqslant50$)也可以作 μ 的 Z 检验且 σ 可换为 S。

例 3-7 某药厂生产的安眠药睡眠时间服从正态分布,标准差为 1.5h。10 人服用同一批号安眠药后,平均睡眠时间为 21.15h。试问,该批号安眠药睡眠时间的总体均数是否高于 20h?

解 研究总体均数高于 20h,σ 已知,选用单侧 Z 检验。$H_0:\mu=20$,$H_1:\mu>20$。

$$Z=\frac{\overline{X}-\mu_0}{\sigma/\sqrt{n}}=\frac{21.15-20}{1.5/\sqrt{10}}=2.4244$$

查统计用表 7,$Z_{0.01}=2.3263$,$Z>Z_{0.01}$,单侧概率 $P<0.01$。以 $\alpha=0.01$ 水准的单侧检验拒绝 H_0,接受 H_1。检验有统计学意义,可以认为该批安眠药睡眠时间的总体均数高于 20h。

例 3-8 某药厂生产的某中药丸有效期服从正态分布,标准差为 90 天,要求有效期不得低于 1000 天。某批药丸随机抽取 28 个,有效期平均为 950 天,判断该批药丸是否合格。

解 研究该批药丸是否合格,σ 已知,选用双侧 Z 检验。$H_0: \mu = 1000$, $H_1: \mu \neq 1000$。

$$Z = \frac{\overline{X} - \mu_0}{\sigma/\sqrt{n}} = \frac{950 - 1000}{90/\sqrt{28}} = -2.9397$$

查统计用表 7,$Z_{0.01/2} = 2.5758$,$|Z| > Z_{0.01/2}$,双侧概率 $P < 0.01$。以 $\alpha = 0.01$ 水准的双侧检验拒绝 H_0,接受 H_1。检验有统计学意义,由 $\overline{X} = 950 < 1000$,可以认为该批药丸有效期的总体均数低于 1000 天,不合格。

例 3-9 人体注射麻疹疫苗后的抗体强度服从正态分布,从某厂产品随机抽取疫苗为 16 人注射,测得抗体强度为

1.2 2.5 1.9 1.5 2.7 1.7 2.2 2.2 3.0 2.4 1.8 2.6 3.1 2.3 2.4 2.1

根据样本能否证实该厂产品的平均抗体强度高于 1.9?

解 研究总体均数高于 1.9,σ 未知,选用单侧 t 检验。$H_0: \mu = 1.9$, $H_1: \mu > 1.9$。

计算得到 $n = 16$,$\overline{X} = 2.2250$,$S = 0.5183$,从而

$$t = \frac{\overline{X} - \mu_0}{S/\sqrt{n}} = \frac{2.225 - 1.9}{0.5183/\sqrt{16}} = 2.5082$$

查统计用表 7,$t_{0.05(15)} = 1.7531$,$t > t_{0.05(15)}$,单侧概率 $P < 0.05$。以 $\alpha = 0.05$ 水准单侧检验拒绝 H_0,接受 H_1。检验有统计学意义,由 $\overline{X} > 1.9$,可以认为该厂产品平均抗体强度高于 1.9。

例 3-10 甘草流浸膏中甘草酸含量(g/100g)服从正态分布,要求甘草酸含量不得低于 8.32(g/100g)。从某厂产品随机抽取 4 个样品,测得样本均数 $\overline{X} = 8.30$(g/100g)、样本标准差 $S = 0.03$(g/100g),判断该厂产品的甘草酸含量是否低于标准。

解 研究总体均数低于 8.32,σ 未知,选用单侧 t 检验。$H_0: \mu = 8.32$, $H_1: \mu < 8.32$。

$$t = \frac{\overline{X} - \mu_0}{S/\sqrt{n}} = \frac{8.30 - 8.32}{0.03/\sqrt{4}} = -1.3333$$

查统计用表 7,$t_{0.05(3)} = 2.3534$,$-t < t_{0.05(3)}$,单侧概率 $P > 0.05$。不能以 $\alpha = 0.05$ 水准的单侧检验拒绝 H_0,还不能认为该厂产品甘草酸含量低于标准。

例 3-11 某产品的某项指标服从均数为 70 的正态分布,技术革新后,从产品随机抽取 81 件,测得样本均数 $\overline{X} = 75$,样本标准差 $S = 14$。问能否认为技术革新提高了产品的该项指标?

解 研究总体均数高于 70,σ 未知但 $n > 50$,用单侧 Z 检验。$H_0: \mu = 70$, $H_1: \mu > 70$。

$$Z = \frac{\overline{X} - \mu_0}{S/\sqrt{n}} = \frac{75 - 70}{14/\sqrt{81}} = 3.2143$$

查统计用表 7,$Z_{0.01} = 2.3263$,$Z > Z_{0.01}$,单侧概率 $P < 0.01$。以 $\alpha = 0.01$ 水准的单侧检验拒绝 H_0,接受 H_1。检验有统计学意义,可以认为技术革新提高了产品的该项指标。

3.2.3 正态总体方差的假设检验

正态总体方差 σ^2 的 χ^2 检验,如表 3-3 所示,通常使用单侧检验。

前提	信息	H_1	H_0	统计量	拒绝域	拒绝 H_0
	表 3-3			正态总体方差 σ^2 的 χ^2 检验		
	$S^2 \neq \sigma_0^2$	$\sigma^2 \neq \sigma_0^2$		$\chi^2 = \dfrac{n-1}{\sigma^2}S^2$	$\chi_2 \leqslant \chi_{1-\alpha/2}^2$ 或 $\chi^2 \geqslant \chi_{\alpha/2}^2$	
正态分布	$S^2 > \sigma_0^2$	$\sigma^2 > \sigma_0^2$	$\sigma^2 = \sigma_0^2$		$\chi^2 \geqslant \chi^2$	$P \leqslant \alpha$
	$S^2 < \sigma_0^2$	$\sigma^2 < \sigma_0^2$		$df = n-1$	$\chi^2 \leqslant \chi_{1-\alpha}^2$	

例 3-12 对例 3-5 数据,用假设检验判断这批产品的方差是否正常。

解 根据实际问题,选用单侧检验。$H_0 : \sigma^2 = 0.048^2$,$H_1 : \sigma^2 > 0.048^2$。

$$n = 5 \text{、} \overline{X} = 1.4140 \text{、} S = 0.0882, \quad \chi^2 = \frac{n-1}{\sigma^2}S^2 = \frac{4 \times 0.0882^2}{0.048^2} = 13.5056$$

查统计用表 6,$\chi_{0.01(4)}^2 = 13.277$,$\chi^2 > \chi_{0.01(4)}^2$,单侧概率 $P < 0.01$。故以 $\alpha = 0.01$ 水准的单侧检验拒绝 H_0。检验有统计学意义,可以认为该批产品的方差高于 0.048^2,不正常。

3.3 两组正态资料的假设检验

3.3.1 配对 t 检验

配对设计的两样本比较,称为配对比较或两相关样本比较。

配对比较主要有四种情况:①同一对象处理前后的数据;②同一对象两个部位的数据;③同一对象分别接受两种不同处理;④两个同质的对象分别接受两种处理后的数据。

配对比较的基本原理是假设两种处理方法的效果相同,$\mu_1 = \mu_2$,即 $\mu_1 - \mu_2 = 0$。计算出两组资料各对的差值 d,这时,检验两个总体均值是否相等,转化为检验差值总体 d 的均值是否为零,即检验假设 $H_0 : \mu_d = 0$。由单个正态总体均数的 t 检验,得到统计量为

$$t = \frac{\overline{d} - 0}{S_d / \sqrt{n}}, \quad df = n-1 \tag{3-18}$$

其中 $\overline{d}$ 为差值 d 的样本均数,S_d 为差值 d 的样本标准差,n 为对子的个数。

小样本资料的正态性检验,常用 Shapiro-Wilk 检验,通常用统计软件完成。$P > 0.05$ 说明数据差 d 来自正态总体,简述为数据差 d 满足正态性。

例 3-13 对例 1-1 数据,判断银楂丹桃合剂治疗高血压是否有效。

解 统计软件作正态性检验,得到 Shapiro-Wilk 检验统计量 $= 0.9781$,$P = 0.9533 > 0.05$,数据差满足正态性。$\overline{d} = 1.6125$,$S_d = 1.3902$,$df = n-1 = 7$。

根据实际问题,选用双侧检验。$H_0 : \mu_d = 0$,$H_1 : \mu_d \neq 0$。计算得到

$$t = \frac{\overline{d}}{S_d / \sqrt{n}} = \frac{1.6125}{1.3902 / \sqrt{8}} = 3.2807$$

查统计用表 7,$t_{0.05/2(7)} = 2.3646$,$t > t_{0.05/2(7)}$,双侧概率 $P < 0.05$。故以 $\alpha = 0.05$ 水准的双侧检验拒绝 H_0,接受 H_1。检验有统计学意义,治疗前后的舒张压不同。由差的均值1.6125>0,

可以认为治疗前的舒张压高于治疗后,银楂丹桃合剂治疗高血压有效。

3.3.2 方差齐性检验

配对比较虽然有利于减小误差,暴露本质,但某些实际问题不便配对或很难配对。这时,只能把全部研究对象随机分配到实验组和对照组作完全随机设计的两样本比较,称为成组比较或两独立样本比较。两组计量资料的正态性,可分别对两组数据作 Shapiro-Wilk 检验。

在成组比较中,两总体方差相等称为方差齐性,两总体方差不等称为方差不齐。方差是否相齐,所采用的成组比较统计量是不同的。

定义 3-5 设 $\chi_1^2 \sim \chi_{n_1}^2$,$\chi_2^2 \sim \chi_{n_2}^2$,且 χ_1^2、χ_2^2 互相独立,则称它们构成的变量

$$F = \frac{\chi_1^2/n_1}{\chi_2^2/n_2} \tag{3-19}$$

服从第 1 自由度 $df_1 = n_1$、第 2 自由度 $df_2 = n_2$ 的 F 分布,记为 $F \sim F_{(n_1, n_2)}$,密度函数为

$$f(x) = \begin{cases} \dfrac{\Gamma\left(\dfrac{n_1+n_2}{2}\right)}{\Gamma\left(\dfrac{n_1}{2}\right)\Gamma\left(\dfrac{n_2}{2}\right)} \left(\dfrac{n_1}{n_2}\right)^{\frac{n_1}{2}} x^{\frac{n_1}{2}-1} \left(1+\dfrac{n_1}{n_2}x\right)^{\frac{n_1+n_2}{2}} & x>0 \\ 0 & x \leqslant 0 \end{cases} \tag{3-20}$$

F 分布由费歇尔(Fisher)于 1924 年发现,并由斯奈迪格(Snedecor)于 1934 年完善。F 分布密度曲线偏向左侧,随着 n_1、n_2 同时增大,均数趋近于 1。

F 分布的单侧界值表示 $F_{\alpha(df_1, df_2)}$ 右边的曲线下面积为 α,双侧界值表示 $F_{\alpha/2(df_1, df_2)}$ 右边或 $F_{1-\alpha/2(df_1, df_2)}$ 左边的曲线下面积各为 $\alpha/2$,如图 3-5 所示。

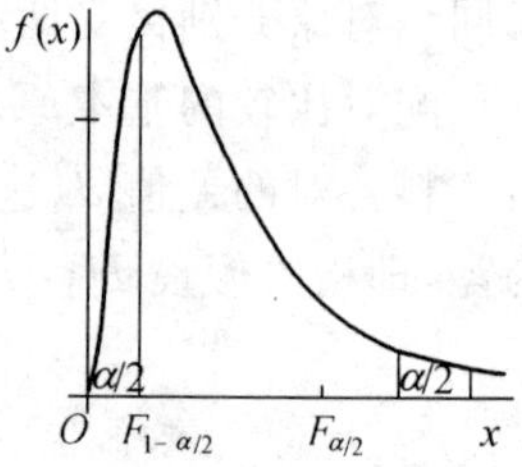

F 分布的单侧、双侧界值,可以查统计用表 8(F 界值表)。使用统计用表 8 查 F 分布的界值时,可以利用下面性质查表

$$F_{1-\alpha(df_1, df_2)} = \frac{1}{F_{\alpha(df_2, df_1)}} \tag{3-21}$$

定理 3-7 设总体 $X \sim N(\mu_1, \sigma_1^2)$ 的样本容量、均数、方差为 n_1、$\overline{X}$、S_1^2,总体 $Y \sim N(\mu_2, \sigma_2^2)$ 的样本容量、均数、方差为 n_2、$\overline{Y}$、S_2^2,则两样本方差可以构成 F 分布变量,即

图 3-5　F 分布的界值

$$F = \frac{S_1^2/\sigma_1^2}{S_2^2/\sigma_2^2} \sim F_{(n_1-1, n_2-1)} \tag{3-22}$$

证 由式 3-10 及式 3-19,得到

$$\chi_1^2 = \frac{n_1-1}{\sigma_1^2}S_1^2 \sim \chi_{(n_1-1)}^2, \quad \chi_1^2 = \frac{n_2-1}{\sigma_2^2}S_2^2 \sim \chi_{(n_2-1)}^2, \quad F = \frac{S_1^2/\sigma_1^2}{S_2^2/\sigma_2^2} = \frac{\dfrac{n_1-1}{\sigma_1^2}S_1^2/(n_1-1)}{\dfrac{n_2-1}{\sigma_2^2}S_2^2/(n_2-1)} \sim F_{(n_1-1, n_2-1)}$$

在 $H_0: \sigma_1^2 = \sigma_1^2$ 假设下,一般取样本方差中较大者为分子,较小者为分母,即

$$F = \frac{S_{大}^2}{S_{小}^2}, \quad df_1 = n_{分子} - 1, \quad df_2 = n_{分母} - 1 \tag{3-23}$$

检验总体方差是否相等,称为方差齐性检验,并且常用单侧检验。

例 3-14 研究功能性子宫出血症实热组与虚寒组的免疫功能,测定淋巴细胞转化值如表 3-4 所示。设两组的淋巴细胞转化值都服从正态分布,判断两组的总体方差是否不等。

表 3-4 功能性子宫出血症实热组与虚寒组的淋巴细胞转化值

分 组	淋 巴 细 胞 转 化 值									
实热组	0.709	0.755	0.655	0.705	0.723					
虚寒组	0.617	0.608	0.623	0.635	0.593	0.684	0.695	0.718	0.606	0.618

解 分别对两组数据作 Shapiro-Wilk 检验,均有 $P > 0.05$,满足正态性。计算得到 $n_1 = 5$、$\overline{X} = 0.7094$、$S_1 = 0.0362$,$n_2 = 10$、$\overline{Y} = 0.6397$、$S_2 = 0.0432$,$S_2 > S_1$,$H_0 : \sigma_1^2 = \sigma_2^2$,$H_1 : \sigma_1^2 < \sigma_2^2$。

$$F = \frac{0.0432^2}{0.0362^2} = 1.4241, \quad df_1 = 10 - 1 = 9, \quad df_2 = 5 - 1 = 4$$

查统计用表 8,$F_{0.05(9,4)} = 5.9988$,$F < F_{0.05(9,4)}$,单侧概率 $P > 0.05$。不能以 $\alpha = 0.05$ 水准单侧检验拒绝 H_0。检验无统计学意义,不能认为两组的总体方差不齐。

3.3.3 成组 t 检验

成组检验比较两总体的均数是否相同,$H_0 : \mu_1 = \mu_2$,要根据方差齐性检验的结论来选择统计量和自由度。

定理 3-8 设总体 $X \sim N(\mu_1, \sigma_1^2)$ 的样本容量、均数、方差为 n_1、$\overline{X}$、S_1^2,总体 $Y \sim N(\mu_2, \sigma_2^2)$ 的样本容量、均数、方差为 n_2、$\overline{Y}$、S_2^2,成组检验有下面结论:

(1)$\sigma_1^2 = \sigma_2^2 = \sigma^2$,可用 t 检验,称为成组 t 检验,即

$$t = \frac{(\overline{X} - \overline{Y}) - (\mu_1 - \mu_2)}{\sqrt{\frac{(n_1 - 1)S_1^2 + (n_2 - 1)S_2^2}{n_1 + n_2 - 2} \left(\frac{1}{n_1} + \frac{1}{n_2} \right)}}, \quad df = n_1 + n_2 - 2 \tag{3-24}$$

(2)在 σ_1^2、σ_2^2 未知但 $\sigma_1^2 \neq \sigma_2^2$ 时,可用 Satterthwaite 近似 t 检验,称为成组 t' 检验,即

$$t' = \frac{\overline{X} - \overline{Y}}{\sqrt{\frac{S_1^2}{n_1} + \frac{S_2^2}{n_2}}}, \quad df = \frac{\left(\frac{S_1^2}{n_1} + \frac{S_2^2}{n_2} \right)^2}{\frac{1}{n_1 - 1} \left(\frac{S_1^2}{n_1} \right)^2 + \frac{1}{n_2 - 1} \left(\frac{S_2^2}{n_2} \right)^2} \tag{3-25}$$

证 只证(1)。由式 3-6,可以得到

$$\overline{X} \sim N\left(\mu_1, \frac{\sigma}{\sqrt{n_1}} \right), \quad \overline{Y} \sim N\left(\mu_2, \frac{\sigma}{\sqrt{n_2}} \right), \quad \overline{X} - \overline{Y} \sim N\left(\mu_1 - \mu_2, \sqrt{\frac{\sigma_1^2}{n_1} + \frac{\sigma_2^2}{n_2}} \right)$$

$$Z = \frac{(\overline{X} - \overline{Y}) - (\mu_1 - \mu_2)}{\sqrt{\sigma_1^2/n_1 + \sigma_2^2/n_1}} = \frac{(\overline{X} - \overline{Y}) - (\mu_1 - \mu_2)}{\sigma \sqrt{1/n_1 + 1/n_2}} \sim N(0, 1)$$

由式 3-10 及式 3-11,可以得到

$$\frac{n_1 - 1}{\sigma^2} S_1^2 \sim \chi_{(n_1 - 1)}^2, \quad \frac{n_2 - 1}{\sigma^2} S_2^2 \sim \chi_{(\chi_2 - 1)}^2, \quad \chi^2 = \frac{n_1 - 1}{\sigma^2} S_1^2 + \frac{n_2 - 1}{\sigma^2} S_2^2 \sim \chi_{(n_1 + n_2 - 2)}^2$$

记 $S_\omega^2 = \dfrac{(n_1-1)S_1^2 + (n_2-1)S_2^2}{n_1+n_2-2}$ 得到 $t = \dfrac{(\overline{X}-\overline{Y})-(\mu_1-\mu_2)}{S_\omega\sqrt{1/n_1+1/n_2}} = \dfrac{Z}{\sqrt{\chi^2/(n_1+n_2-2)}} \sim t_{(n_1+n_2-2)}$

大样本（$n_1,n_2 \geqslant 50$）时，无论总体是否正态分布，都可以先作 F 检验，再根据方差齐性检验结论作 Z 检验。

定理 3-9　设两组资料的样本容量、均数、方差为 n_1、$\overline{X}$、S_1^2 和 n_2、$\overline{Y}$、S_2^2，在 $n_1 \geqslant 50$、$n_2 \geqslant 50$ 时，成组检验可用 Z 检验近似代替，$\sigma_1^2 = \sigma_2^2$ 或 $\sigma_1^2 \neq \sigma_2^2$ 时统计量分别为

$$Z = \frac{(\overline{X}-\overline{Y})-(\mu_1-\mu_2)}{\sqrt{\dfrac{S_1^2}{n_2}+\dfrac{S_2^2}{n_1}}} \text{ 或 } Z = \frac{(\overline{X}-\overline{Y})-(\mu_1-\mu_2)}{\sqrt{\dfrac{S_1^2}{n_1}+\dfrac{S_2^2}{n_2}}} \tag{3-26}$$

证　$n_1,n_2 \geqslant 50$，得到

$$Z = \frac{(\overline{X}-\overline{Y})-(\mu_1-\mu_2)}{\sqrt{\sigma^2/n_1+\sigma^2/n_2}} \sim N(0,1)$$

$\sigma_1^2 = \sigma_2^2 = \sigma^2$ 时，用 S_1^2、S_2^2 合并推算 σ^2，得到

$$\sigma^2 = \frac{n_1 S_1^2 + n_2 S_2^2}{n_1+n_2}, \quad Z = \frac{(\overline{X}-\overline{Y})-(\mu_1-\mu_2)}{\sqrt{\dfrac{n_1 S_1^2 + n_2 S_2^2}{n_1+n_2}\left(\dfrac{1}{n_1}+\dfrac{1}{n_2}\right)}} = \frac{(\overline{X}-\overline{Y})-(\mu_1-\mu_2)}{\sqrt{\dfrac{S_1^2}{n_2}+\dfrac{S_2^2}{n_1}}} \sim N(0,1)$$

$\sigma_1^2 \neq \sigma_2^2$ 时，总体方差不等，不能合并计算，但可以分别用样本方差代替总体方差，得到

$$Z = \frac{(\overline{X}-\overline{Y})-(\mu_1-\mu_1)}{\sqrt{S_1^2/n_1+S_2^2/n_2}} \sim N(0,1)$$

例 3-15　在例 3-14 中，判断两组的总体均数是否不等。

解　由例 3-14 结论，可以认为 $\sigma_1^2 = \sigma_2^2$，选用成组 t 检验。

根据实际问题，选用双侧检验。$H_0:\mu_1=\mu_2$，$H_1:\mu_1 \neq \mu_2$。

$$S_\omega\sqrt{1/n_1+1/n_2} = 0.0226, \quad df = 5+10-2 = 13$$

$$t = \frac{0.7094-0.6397}{0.0226} = 3.0909$$

查统计用表 7，$t_{0.01/2(13)} = 3.0123$，$t > t_{0.01/2(13)}$，双侧概率 $P < 0.01$。以 $\alpha = 0.01$ 水准的双侧检验拒绝 H_0。检验有统计学意义，可以认为实热组的淋巴细胞转化值高于虚寒组。

例 3-16　干燥芜菁叶含钙量服从正态分布，用两种方法各 10 次测定含钙量（g/100g），测定值均数分别为 $\overline{X} = 2.2150$（g/100g）、$\overline{Y} = 2.2651$（g/100g），标准差分别为 $S_1 = 0.1284$（g/100g）、$S_2 = 0.0611$（g/100g）。第 1 种方法测定的含钙量是否低于第 2 种方法？

解　（1）先进行方差齐性检验，$S_1 > S_2$，$H_0:\sigma_1^2=\sigma_2^2$，$H_1:\sigma_1^2>\sigma_2^2$。

$$F = \frac{0.1284^2}{0.0611^2} = 4.4162, \quad df_1 = 9, \quad df_2 = 9$$

查统计用表 8，$F_{0.05(9,9)} = 4.4162$，$F > F_{0.05(9,9)}$，单侧概率 $P < 0.05$。以 $\alpha = 0.05$ 水准的单侧检验拒绝 H_0，接受 H_1。检验有统计学意义，可以认为两组的总体方差不齐。

（2）再进行成组 t' 检验，根据实际问题，选用单侧检验。

$H_0:\mu_1=\mu_2$，$H_1:\mu_1<\mu_2$。$n_1 = n_2 = 10$，由 Satterthwaite 法，计算得到

$$t' = \frac{2.2150-2.2651}{\sqrt{0.1284^2/10+0.0611^2/10}} = -1.1142$$

$$df=\frac{(10-1)\times(0.1284^2+0.0611^2)^2}{0.1284^4+0.0611^4}=12.8771$$

查统计用表 7，$t_{0.05(12)}=3.0123$，$t_{0.05(13)}=3.3725$，由内插法计算得到

$$t_{0.05(12.8771)}=3.0123+\frac{3.375-3.0123}{13-12}\times(12.8771-12)=3.3282$$

$|t|<t_{0.05(12.8771)}$，单侧概率 $P>0.05$。不能以 $\alpha=0.05$ 水准的单侧检验拒绝 H_0。还不能认为第 1 种方法测定的含钙量低于第 2 种方法。

例 3-17　某地检查正常成年人的血液红细胞数，样本容量、均数、标准差分别为：男子组 156 名、465.13 万/mm³、54.80 万/mm³，女子组 74 名、422.16 万/mm³、49.20 万/mm³。若该地正常成年男女血液红细胞数均服从正态分布，判断其红细胞平均数是否与性别有关。

解　(1) 先进行方差齐性检验，$S_1>S_2$，$H_0:\sigma_1^2=\sigma_2^2$，$H_1:\sigma_1^2>\sigma_2^2$。

$$F=\frac{54.80^2}{49.20^2}=1.2406,\quad df_1=155,\quad df_2=73$$

查统计用表 8，$F_{0.05(100,50)}=1.5249$，$F_{0.05(200,50)}=1.4835$，$F_{0.05(100,100)}=1.3917$，$F_{0.05(200,100)}=1.3416$，$F<1.3416<F_{0.05(155,73)}$，单侧概率 $P>0.05$，不能以 $\alpha=0.05$ 水准的单侧检验拒绝 H_0。检验无统计学意义，不能认为两组的总体方差不齐。

(2) $n_1\geqslant50$、$n_2\geqslant50$，用双侧 Z 检验。$H_0:\mu_1=\mu_2$，$H_1:\mu_1\neq\mu_2$。

$$Z=\frac{4.65.13-422.16}{\sqrt{\dfrac{54.80^2}{74}+\dfrac{49.20^2}{156}}}=5.7371$$

查统计用表 7，$Z_{0.01/2}=2.5758$，双侧概率 $P<0.01$，以 $\alpha=0.01$ 水准的双侧检验拒绝 H_0。检验有统计学意义，该地正常成年人的红细胞平均数与性别有关。由 $\overline{X}>\overline{Y}$，可以认为该地正常成年男子的红细胞平均数高于正常成年女子。

小　结　3

本章介绍计量资料的统计分析，包括统计描述和统计推断两部分。

1. 计量资料的统计描述包括集中量和离散量两类，反映集中趋势的集中量有算术均数、几何均数、中位数、众数，反映离散趋势的离散量有方差、标准差、变异系数、标准误、极差、四分位间距等。样本均数 $\overline{X}$、样本标准差 S 是统计量，分别是总体均数 μ、总体方差 σ^2 的无偏点估计。标准误 $\sigma/\sqrt{n}$ 反映抽样误差的大小，并可以用 $S/\sqrt{n}$ 作出估计。

2. 样本构成函数服从的分布，称为抽样分布，常用结论有：

$$Z=\frac{\overline{X}-\mu}{\sigma/\sqrt{n}}\sim N(0,1),\quad \chi^2=\frac{n-1}{\sigma^2}S^2\sim\chi_{(n-1)}^2,\quad t=\frac{\overline{X}-\mu}{S/\sqrt{n}}\sim t_{(n-1)},\quad F=\frac{S_1^2/\sigma_1^2}{S_2^2/\sigma_2^2}\sim F_{(n_1-1,n_2-1)}$$

3. 计量资料的统计推断包括区间估计、假设检验和方差分析。区间估计考虑了抽样误差，以一定的精度和把握度估计总体参数所在的范围，并可以回答假设检验的问题。常用 μ 的 t 估计 $\overline{X}\pm t_{a/2}S/\sqrt{n}$，在大样本或标准差已知时可以换为 Z 估计。正常值 $\mu\pm t_{a/2}\sigma$ 换为 $\overline{X}\pm t_{a_2}S$

后，称为参考值，表示大多数正常个体所在的范围。

4. 假设检验的基本思想，是小概率原理和概率反证法。在 $P\leqslant\alpha$ 时以 α 水准拒绝 H_0，犯第 I 类错误的概率为 α。在 $P>\alpha$ 时不能以 α 水准拒绝 H_0，犯第 II 类错误的概率为 β。减小 α、β 中的一个时，另一个往往增大。要同时减小 α、β，则必须增大样本容量。比较高低考虑单侧检验，其他情形，χ^2、F 非对称分布考虑单侧检验，Z、t 对称分布考虑双侧检验。水准 0.01 比 0.05 更有理由拒绝 H_0，但犯第 II 类错误的概率增大。大样本或标准差已知时，可以使用 Z 检验。

5. 单组正态小样本资料，用 t 检验，$H_0:\mu=\mu_0$，统计量为

$$t=\frac{\overline{X}-\mu_0}{S/\sqrt{n}}, \quad df=n-1$$

6. 两组相关计量资料称为配对比较，数据差满足正态性的小样本用单组 t 检验，$H_0:\mu_d=0$。

7. 两组独立计量资料称为成组比较，各组满足正态性的小样本，先方差齐性检验，再成组检验。

(1)方差齐性检验，$H_0:\sigma_1^2=\sigma_2^2$，$P>0.05$ 时方差齐，$P\leqslant0.05$ 时方差不齐，统计量为

$$F=\frac{S_{大}^2}{S_{小}^2}, \quad df_1=n_{分子}-1, \quad df_2=n_{分母}-1$$

(2)成组检验，$H_0:\mu=\mu_0$，按方差齐性检验的结论选用统计量，即

方差齐用成组 t 检验 $\quad t=\dfrac{(\overline{X}-\overline{Y})-(\mu_1-\mu_2)}{\sqrt{\dfrac{(n_1-1)S_1^2+(n_2-1)S_2^2}{n_1+n_2-2}\left(\dfrac{1}{n_1}+\dfrac{1}{n_2}\right)}}, \quad df=n_1+n_2-2$

方差不齐用成组 t' 检验 $\quad t'=\dfrac{\overline{X}-\overline{Y}}{\sqrt{\dfrac{S_1^2}{n_1}+\dfrac{S_2^2}{n_2}}}, \quad df=\dfrac{\left(\dfrac{S_1^2}{n_1}+\dfrac{S_2^2}{n_2}\right)^2}{\dfrac{1}{n_1-1}\left(\dfrac{S_1^2}{n_1}\right)^2+\dfrac{1}{n_2-1}\left(\dfrac{S_2^2}{n_2}\right)^2}$

习　题　3

题 3-1　从同一批号的阿司匹林片随机抽取 5 片，测得溶解 50% 的时间(min)为：5.3、6.6、5.2、3.7、4.9，计算样本标准差及变异系数，求总体均数和总体方差的无偏点估计。

题 3-2　某药的某种成分含量服从正态分布，方差 $\alpha^2=0.108^2$。现测定 9 个样品，含量的均数 $\overline{X}=4.484$，根据 $\alpha=0.05$ 求含量总体均数的置信区间。

题 3-3　从一批药丸随机抽取 35 丸，测得平均丸重为 1.5g，标准差为 0.08g，求该批药丸平均丸重总体均数置信度为 95% 的置信区间。

题 3-4　检查某市 12 岁健康女学生 144 人的血红蛋白含量，样本均数 119.62g/L，样本标准差 9.98g/L，求该市 12 岁健康女生血红蛋白含量总体均数与总体方差置信度为 95% 的置信区间。

题 3-5　某批大黄流浸膏 5 个样品中的固体含量(g/100g)测定为：32.5、32.7、32.4、32.6、32.4。若测定值服从正态分布，以 32.5 为检查标准，问这批大黄流浸膏能否判为合格品。

题 3-6 某药品的有效期为 3 年(1095 天),改进配方后,任取 5 件留样观察,测得有效期(天)为:1050、1100、1150、1250、1280。判断改进配方后有效期是否提高。

题 3-7 某药厂生产复方维生素,要求每 50g 维生素含铁 2400mg。从该厂某批产品随机抽取 5 个样品,测得含铁量(mg/50g)为:2372、2409、2395、2399、2411,判断该批产品含铁量是否合格。

题 3-8 某电工器材厂生产一种保险丝,规定熔化时间的方差不得超过 400ms^2。从该厂某批产品随机抽取 25 个样品,测得熔化时间的方差为 388.579ms^2,判断该批产品是否合格。

题 3-9 某医院试验中药青蓝在改变兔脑血流图方面的作用,对 5 只兔测得用药前后的数据如表 3-5 所示,判断该中药是否有改变兔脑血流图的作用。

表 3-5　青蓝用药前后的兔脑血流图数据

治疗前	2.0	5.0	4.0	5.0	6.0
治疗后	3.0	6.0	4.5	5.5	8.0

题 3-10 用两种方法测定中药磁朱丸中朱砂(HgS)的含量,每次取 25mg,各测 4 次,计算得样本数字特征(mg)为 $\overline{X}=3.2850$,$S_1=0.005771$,$\overline{Y}=3.2575$,$S_2=0.008576$。设朱砂的含量为正态分布,判断两种方法测定的总体均数是否相同。

题 3-11 为研究某山区成年男子与城市成年男子的脉搏均数是否相同,各随机抽查 100 人,计算得样本数字特征(次/min)为 $\overline{X}=74.2$,$S_1=6.0$,$\overline{Y}=72.1$,$S_2=5.8$。设两地成年男子脉搏数的总体都为正态分布,能否认为山区男子的脉搏均数高于城市男子?

题 3-12 为探索胃脘痛寒、热证实质,测胃脘痛热证患者与健康人胃脘温度(℃)并算得热症病组 $n_1=27$、$\overline{X}=37.68$、$S_1=0.66$,健康人组 $n_2=36$、$\overline{Y}=37.19$、$S_2=0.33$。设两组的胃脘温度为正态分布,判断两组均数是否相同。

题 3-13 高效液相色谱法测定炙甘草中甘草酸的含量,数据如表 3-6 所示。试判断甘草与炙甘草中甘草酸的含量是否不同(《现代中药研究与实践》2004 年 4 月版)。

表 3-6　甘草与炙甘草中甘草酸的含量(g/100g)

甘草	3.3	2.2	2.2	4.4	2.9
炙甘草	2.6	1.7	1.8	3.5	2.4

表 3-7　肠息肉患者的不同饮食排除时间(h)

甲	76	75	44	55	51	66	69	68	52	60	66
乙	79	83	95	68	98	95	74	97	52	64	57

题 3-14 卫生统计教学探讨(《广东药学院学报》2004 年 4 期),把 22 例肠息肉患者随机分成两组,分别给予两种饮食观察饮食排除时间(h),见表 3-7。分析两组的排除时间有无不同。

题 3-15 用脑安胶囊抗血栓治疗大鼠血栓,30mg/kg 组 $n_1=10$、$\overline{X}=33.1$、$S_1=7.6$,300mg/kg 组 $n_2=11$、$\overline{Y}=14.5$、$S_2=5.4$。设两组均为正态分布,判断两组疗效是否不同。

4　方　差　分　析

　　两组正态资料的均数比较可以用 t 检验或 Z 检验,但多组正态资料的均数比较,要使用方差分析。本章介绍单因素方差分析和多重比较,简单介绍多因素方差分析的思想。

4.1　单因素方差分析

4.1.1　方差分析原理

　　在生产和科学试验中,引起试验结果变化的原因有随机因素与人为控制因素两类。随机因素的影响在试验中常常不能控制,因而是不可避免的。人为控制因素对试验结果的影响显著时,会明显改变试验结果并与随机因素的影响一起出现;在影响不显著时,试验结果的变化基本上归结于随机因素的影响。方差分析(analysis of variance,简称 ANOVA),通过对试验结果数据变动的分析,把随机变动与非随机变动从混杂状态分离开,找出起主导作用的来源,因而是分析试验结果数据的主要工具。

　　影响一个事物的因素往往是很多的,有时可以把多个因素安排在固定不变的状态,只就某一个因素进行试验。这种只考虑一个因素的试验,称为单因素试验。在试验中,把考察因素的变化分为 k 个等级,称为 k 个水平。每一个水平,视为一个独立、正态、等方差的总体。第 i 个水平进行 $n(i)$ 次试验,得到的观测值记为 $X_{i1}, X_{i2}, \cdots, X_{in(i)}$,试验结果如表 4-1 所示。全部试验结果的总样本均数用 $\overline{X}$ 表

表 4-1　　单因素试验结果示意

水平	观测值				均数
1	X_{11}	X_{12}	$\cdots$	$X_{1n(1)}$	$\overline{X}_1$
2	X_{21}	X_{22}	$\cdots$	$X_{2n(2)}$	$\overline{X}_2$
$\cdots$	$\cdots$	$\cdots$	$\cdots$	$\cdots$	$\cdots$
k	X_{k1}	X_{k2}	$\cdots$	$X_{kn(k)}$	$\overline{X}_k$

示,则全部试验结果存在的差异可以用总离差平方和表示为

$$
\begin{aligned}
SS &= \sum_{i=1}^{k} \sum_{j=1}^{n(i)} (X_{ij}-\overline{X})^2 = \sum_{i=1}^{k} \sum_{j=1}^{n_i} \left[(X_{ij}-\overline{X}_i)^2 + (\overline{X}_i-\overline{X})^2 \right] \\
&= \sum_{i=1}^{k} \sum_{j=1}^{n(i)} (X_{ij}-\overline{X}_i)^2 + 2 \sum_{i=1}^{k} (\overline{X}_i-\overline{X}) \sum_{j=1}^{n(i)} (X_{ij}-\overline{X}_i) + \sum_{i=1}^{k} \sum_{j=1}^{n(i)} (\overline{X}_i-\overline{X})^2 \\
&= \sum_{i=1}^{k} \sum_{j=1}^{n(i)} (X_{ij}-\overline{X}_i)^2 + \sum_{i=1}^{k} n(i)(\overline{X}_i-\overline{X})^2 = SS_e + SS_A
\end{aligned} \tag{4-1}
$$

$SS_e = \sum (X_{ij}-\overline{X}_i)^2$ 称为组内离差平方和,表示各水平内部的样本值差异,反映各总体内样本数据的随机误差。记各水平总体方差为 σ^2、试验总次数为 $N=\sum n(i)$,则

$$\frac{SS_e}{\sigma^2}=\sum_{i=1}^{k}\left[\frac{n(i)-1}{\sigma^2}\cdot\frac{1}{n(i)-1}\sum_{j=1}^{n(i)}(X_{ij}-\overline{X}_i)^2\right]\sim\chi^2_{\sum(n(i)-1)}=\chi^2_{(N-k)} \qquad (4\text{-}2)$$

由此,SS_e 的自由度为 $df_e=N-k$,　$S_e^2=SS_e/(N-k)$ 称为组内方差。

$SS_A=\sum n(i)(\overline{X}_i-\overline{X})^2$ 称为组间离差平方和,表示各水平之间的样本值差异,反映各总体之间的样本数据的差异。假设 $H_0:\mu_1=\mu_2=\cdots=\mu_k$ 下,全部试验结果视为一个样本,则

$$\frac{SS}{\sigma^2}=\frac{N}{\sigma^2}\cdot\frac{1}{N}\sum_{i=1}^{k}\sum_{j=1}^{n(i)}(X_{ij}-\overline{X})^2\sim\chi^2_{(N-1)},\quad SS_A/\sigma^2\sim\chi^2_{((N-1)-(N-k))}=\chi^2_{(k-1)} \qquad (4\text{-}3)$$

由此,SS_A 的自由度为 $df_A=k-1$,$S_A^2=SS_A/(k-1)$ 称为组间方差。

k 个独立、同方差正态总体,在 $H_0:\mu_1=\mu_2=\cdots=\mu_k$ 的假定下,用 F 统计量

$$F=\frac{\dfrac{SS_A}{\sigma^2}/(k-1)}{\dfrac{SS_e}{\sigma^2}/(k-k)}=\frac{\dfrac{SS_A}{k-1}}{\dfrac{SS_e}{k-k}},\quad df_A=k-1,\quad df_e=N-k \qquad (4\text{-}4)$$

进行 F 检验,判断 k 个总体均数是否相等,称为单因素方差分析。

单因素方差分析的基本思想,是用组间差异与随机误差比较,若组间差异明显大于随机误差,则不能认为组间差异只反映随机误差,也就是认为该因素不同水平的作用不全同。

4.1.2　方差分析计算

为便于计算,把组间与组内离差平方和化为用试验结果直接表示的形式,即

$$SS_A=\sum_{i=1}^{k}n(i)(\overline{X}_i^2-2\overline{X}_i\overline{X}+\overline{X}^2)=\sum_{i=1}^{k}\frac{1}{n(i)}\left(\sum_{j=1}^{n_i}X_{ij}\right)^2-\frac{1}{N}\left(\sum_{i=1}^{k}\sum_{j=1}^{n(i)}X_{ij}\right)^2$$
$$=b-\frac{a^2}{N} \qquad (4\text{-}5)$$

$$SS_e=\sum_{i=1}^{k}\sum_{j=1}^{n_i}(X_{ij}^2-2X_{ij}\overline{X}_i+\overline{X}_i^2)=\sum_{i=1}^{k}\sum_{j=1}^{n_i}X_{ij}^2-\sum_{i=1}^{k}\frac{1}{n(i)}\left(\sum_{j=1}^{n(i)}X_{ij}\right)^2$$
$$=c-b \qquad (4\text{-}6)$$

其中,$a=\sum X$,　$b=(\sum X)^2/n(i)$,　$c=\sum X^2$。

多个方差的齐性检验,常用 Bartlett 的卡方检验方法,即

$$\chi^2=\frac{(N-k)\ln\dfrac{\sum(n_i-1)S_i^2}{N-k}-\sum(n_i-1)\ln S_i^2}{1+\dfrac{1}{3(k-1)}\left(\sum\dfrac{1}{n_i-1}-\dfrac{1}{N-k}\right)},\quad df=k-1 \qquad (4\text{-}7)$$

在正态、等方差条件不满足时,可对数据选择平方根、对数、倒数等变换,满足条件时再进行方差分析。若数据变换后还不满足正态、等方差条件,则可选用非参数检验方法。

在方差齐性时,若各水平数据按行排列,则可按下列步骤进行单因素方差分析计算:

(1)分别对各行横算 $\overline{X}$、$\sum X$、$(\sum X)^2/n(i)$、$\sum X^2$;

(2)对 $\sum X$、$(\sum X)^2/n(i)$、$\sum X^2$ 各列竖加得到 a、b、c;

(3)计算 $SS_A=b-a^2/N$,$SS_e=c-b$,F 检验过程写为表格形式,称为方差分析表。

例 4-1　为研究乙醇浓度对提取浸膏量的影响,某中药厂取乙醇 50%、60%、70%、90%、

95％ 5 种浓度,所得浸膏观测值如表 4-2 所示。判断 5 种浓度所得浸膏量是否不同。

表 4-2 　　　　　　　　　　　　　单因素方差分析计算表

水平	观测值				$\overline{X}$	$\sum X$	$(\sum X)^2/n(i)$	$\sum X^2$
50％	67	67	55	42	57.75	231	13340.25	13767
60％	60	69	50	35	53.50	214	11449.00	12086
70％	79	64	81	70	73.50	294	21609.00	21798
90％	90	70	79	88	81.75	327	26732.25	26985
95％	98	96	91	66	87.75	351	30800.25	31457
$k=5$	$N=4\times5=20$					$a=1417$	$b=103930.75$	$c=106093$

解　5 个组分别作 Shapiro-Wilk 检验,均有 $P>0.05$,满足正态性。作 Bartlett 卡方检验, Chi$=1.5165$、$P=0.8237>0.05$,方差齐。$H_0:\mu_1=\mu_2=\cdots=\mu_5$,$H_1:\mu_1$、$\mu_2$、$\cdots$、$\mu_5$ 不全同。

分别对各行横算,再竖加得到 $a=1417$、$b=103930.75$、$c=106093$,从而

$$SS_A=103930.75-1417^2/20=3536.3, df_A=5-1=4, S_A^2=3536.3/4=884.08$$
$$SS_e=106093-103930.75=2162.25, df_e=20-5=15, S_e^2=2162.25/15=144.15$$
$$F=884.08/144.15=6.13$$

查 F 界值表,$F_{0.01(4,10)}=5.9943$,$F_{0.01(4,20)}=4.4307$,$F=6.13>5.9943=F_{0.01(4,10)}>F_{0.01(4,15)}$,$P<0.01$,以 $\alpha=0.01$ 水准单侧检验拒绝 H_0。检验有统计学意义,可以认为乙醇的 5 种浓度所得浸膏量不同。

F 检验过程通常可写为方差分析表,如表 4-3 所示。若对数据进行线性变换 $X'_{ij}=X_{ij}-66$,则方差分析计算表,见表 4-4。

表 4-3　单因素方差分析表

来源	SS	df	S^2	F	P
A	3536.30	4	884.08	6.13	<0.01
e	2162.25	15	144.15		

表 4-4 　　　　　　　　　　　　　线性变换后的方差分析计算表

水平	变换值				$\overline{X}$	$\sum X$	$(\sum X)^2/n(i)$	$\sum X^2$
50％	1	1	-11	-24	-8.25	-33	272.25	699
60％	-6	3	-16	-31	-12.5	-50	625	1262
70％	13	-2	15	4	7.5	30	225	414
90％	24	4	13	22	15.75	63	992.25	1245
95％	32	30	25	0	21.75	87	1892.25	2549
$k=5$	$N=4\times5=20$					$a=97$	$b=4006.75$	$c=6169$

由线性变换后的方差分析计算表可以得到

$$SS_A = 4006.75 - 97^2/20 = 3536.3, SS_e = 6169 - 4006.75 = 2162.25$$

所得的 SS_A、SS_e 都与线性变换前一致,从而,F 统计量的值也与变换前一致。

4.1.3　多重比较

方差分析的结论提供各总体均数不同的总信息,但没有提供各总体均数两两之间的不同是否有统计学意义。若 5 个水平两两之间进行 t 检验,需做 C_5^2 次,检验水准 $\alpha = 0.05$,则正确接受全部 10 次假设的概率仅为 $0.95^{10} = 0.5987$,犯第一类错误的概率即总的检验水准变为 $1 - 0.5987 = 0.4013$。因此,不宜再用 t 检验进行两两比较,必须进行多重比较。

多重比较的检验方法很多,常用 LSD、Dunnett-t 和 SNK 检验法。

LSD 法由 Fisher 提出,称为最小显著性差异法,是事前多重比较检验法。是在 $H_0: \mu_i = \mu_j$ 假设下,用下面 t 统计量检验 μ_i 与 μ_j 是否相同的多重比较。

$$t = \frac{\overline{X}_i - \overline{X}_j}{\sqrt{S_e^2(1/n_i + 1/n_j)}} \qquad (df = df_e) \tag{4-8}$$

Dunnett-t 法(1964 年)是用多个试验组与一个对照组比较,在 $H_0: \mu_i = \mu_0$ 假设下,用下面的 t 统计量与 Dunnett-t 界值进行比较。Dunnett-t 界值,可查统计用表 9。

$$t = \frac{\overline{X}_i - \overline{X}_0}{\sqrt{S_e^2(1/n_i + 1/n_0)}} \qquad (df = df_e) \tag{4-9}$$

SNK 法是 Student 及 Newma、Keuls 姓氏缩写,是事后多重比较检验法。是在 $H_0: \mu_i = \mu_j$ 假设下,用下面 q 统计量检验 μ_i 与 μ_j 是否相同的多重比较,故也称为 q 检验法。q 界值可查统计用表 10,第一自由度 m 为样本均数按大小排列后 $\overline{X}_i$ 到 $\overline{X}_j$ 的样本均数个数。

$$q = \frac{\overline{X}_i - \overline{X}_j}{\sqrt{\dfrac{S_e^2}{2}\left(\dfrac{1}{n_i} + \dfrac{1}{n_j}\right)}} \qquad (df_1 = m, df_2 = df_e) \tag{4-10}$$

例 4-2　对例 4-1 数据进行多重比较。(1)用 LSD 法;(2)用 SNK 法。

解　(1)LSD 法不必知道方差分析结论,用双侧检验,$H_0: \mu_1 = \mu_2$,$H_1: \mu_1 \neq \mu_2$。

$$t_{12} = \frac{57.75 - 53.50}{\sqrt{144.15(1/4 + 1/4)}} = 0.5006, \quad df_e = 15$$

查统计用表 7,$t_{0.05/2(15)} = 2.1314$,$t < t_{0.05/2(15)}$,双侧概率 $P > 0.05$。不能以 $\alpha = 0.05$ 水准双侧检验拒绝 H_0,第 1、2 组差异无统计学意义。不能认为 50% 与 60% 浓度所得浸膏量不同。

其他情形可以类似计算,得到如表 4-5 所示的结果。可以看出,$t_{25} = 4.0343$、$t_{15} = 3.5337$、$t_{24} = 3.3276$,双侧 $P < 0.01$(标 ＊),$t_{14} = 2.8270$、$t_{23} = 2.3558$,双侧 $P < 0.05$(标 ＊),第 5、4 组与 1、2 组,3 组与 2 组差异均有统计学意义。可以认为乙醇浓度高于 90% 时,流浸膏量均优于 60% 以下。

(2)用 SNK 法,通常在方差分析后进行,用双侧检验,$H_0: \mu_1 = \mu_2$,$H_1: \mu_1 \neq \mu_2$。

由 $\overline{X}_5 > \overline{X}_4 > \overline{X}_3 > \overline{X}_2 > \overline{X}_1$,$df_1 = m = 2$,计算得到

$$q = \frac{57.75 - 53.50}{\sqrt{144.15(1/4 + 1/4)/2}} = 0.7080, \quad df_e = 15$$

查统计用表 10，$q_{0.05/2(2,15)}=3.5212$，$q<q_{0.05/2(2,15)}$，双侧概率 $P>0.05$，不能以 $\alpha=0.05$ 水准双侧检验拒绝 H_0，第 1、2 组差异无统计学意义。不能认为 50% 与 60% 浓度所得浸膏量不同。

其他情形可以类似计算，得到如表 4-6 所示的结果。可以看出，第 1 组与 4、5 组，2 组与 3、4、5 组差异均有统计学意义。可以认为乙醇浓度高于 90% 时，流浸膏量均优于 60% 以下。

表 4-5	LSD 法多重比较 t 值			
对比组	2 组	3 组	4 组	5 组
1 组	0.5006	1.8552	2.8270*	3.5337**
2 组		2.3558*	3.3276**	4.0343**
3 组			0.9718	1.6785
4 组				0.7067

表 4-6	SNK 法多重比较 q 值			
对比组	2 组	3 组	4 组	5 组
1 组	0.7080	2.6236	3.9979	4.9974*
2 组		3.3316	4.7059*	5.7054*
3 组			1.3743	2.3738
4 组				0.9995

4.2 多因素方差分析

4.2.1 两因素方差分析

双方向完全随机设计无重复试验资料及配伍设计资料的多样本均数比较，都使用两因素方差分析。通常，两因素方差分析不用检验正态性及方差齐性。

在两因素试验中，因素 A 分为 r 个水平 A_1、A_2、$\cdots$、A_r，因素 B 分为 s 个水平 B_1、B_2、$\cdots$、B_s，A 的 i 水平、B 的 j 水平得到的观测值记为 X_{ij}，A 的 i 水平（第 i 行）、B 的 j 水平（第 j 列）的样本均数分别记为 $\overline{X}_{i\cdot}$、$\overline{X}_{\cdot j}$，试验结果如表 4-7 所示。

全部试验结果的样本均数用 $\overline{X}$ 表示，总离差平方和可以表示为 3 部分之和，即

表 4-7　两因素试验结果示意

因素	B_1	B_2	$\cdots$	B_s	均数
A_1	X_{11}	X_{12}	$\cdots$	X_{1s}	$\overline{X}_{1\cdot}$
A_2	X_{21}	X_{22}	$\cdots$	X_{2s}	$\overline{X}_{2\cdot}$
$\cdots$					
A_r	X_{r1}	X_{r2}	$\cdots$	X_{rs}	$\overline{X}_{r\cdot}$
均数	$\overline{X}_{\cdot 1}$	$\overline{X}_{\cdot 2}$		$\overline{X}_{\cdot s}$	$\overline{X}$

$$SS = \sum_{i=1}^{r} \sum_{j=1}^{s} (X_{ij}-\overline{X})^2$$
$$= \sum_{i=1}^{r} \sum_{j=1}^{s} (X_{ij}-\overline{X}_{i\cdot}-\overline{X}_{\cdot j}+\overline{X})^2 + \sum_{i=1}^{r} \sum_{j=1}^{s} (\overline{X}_{i\cdot}-\overline{X})^2 + \sum_{i=1}^{r} \sum_{j=1}^{s} (\overline{X}_{\cdot j}+\overline{X})^2$$
$$= SS_e + SS_A + SS_B \tag{4-11}$$

其中，SS_e、SS_A、SS_B 分别称为误差及因素 A、B 平方和，SS 的自由度分解为 3 部分，即

$$df = N-1 = (r-1)(s-1)+(r-1)+(s-1) = df_e + df_A + df_B \tag{4-12}$$

在 $H_{0A}:\mu_{1\cdot}=\mu_{2\cdot}=\cdots=\mu_{r\cdot}$ 与 $H_{0B}:\mu_{\cdot 1}=\mu_{\cdot 2}=\cdots=\mu_{\cdot s}$ 假定下，用统计量

$$F_A = (s-1)SS_A/SS_e, \quad df_A = r-1, \quad df_e = (r-1)(s-1)$$
$$F_B = (r-1)SS_B/SS_e, \quad df_B = s-1, \quad df_e = (r-1)(s-1) \tag{4-13}$$

分别进行 F 检验,判断总体均数是否相等,称为 2 因素方差分析。

为便于计算,把 SS_e、SS_A、SS_B 化为用试验结果直接表示形式,即

$$SS_A = s\sum_{i=1}^{r}(\overline{X}_i. - \overline{X})^2 = \sum_{i=1}^{r}\frac{1}{s}(\sum_{j=1}^{s}X_{ij})^2 - \frac{1}{N}(\sum_{i=1}^{r}\sum_{j=1}^{s}X_{ij})^2 = b_A - \frac{a^2}{N}$$

$$SS_B = r\sum_{j=1}^{s}(\overline{X}._j - \overline{X})^2 = \sum_{j=1}^{s}\frac{1}{r}(\sum_{i=1}^{r}X_{ij})^2 - \frac{1}{N}(\sum_{i=1}^{r}\sum_{j=1}^{s}X_{ij})^2 = b_B - \frac{a^2}{N}$$

$$SS_e = SS - SS_A - SS_B = \sum_{j=1}^{s}\sum_{i=1}^{r}X_{ij}^2 - \frac{1}{N}(\sum_{i=1}^{r}\sum_{j=1}^{s}X_{ij})^2 - SS_A - AA_B$$

$$= c - \frac{a^2}{N} - SS_A - SS_B \tag{4-14}$$

先对各行横算 $\overline{X}$、$\sum X$、$(\sum X)^2/s$、$\sum X^2$,竖加;再对各列竖算 $\overline{X}$、$(\sum X)^2/r$,横加;最后计算 SS_A、SS_B、SS_e,写出方差分析表。

例 4-3　8 窝小白鼠,每窝各取同体重的 3 只,分别喂甲、乙、丙 3 种不同的营养素,3 周后体重增量结果(g)见表 4-8。试判断 3 种不同营养素的体重增量是否不同。

表 4-8　配伍设计的方差分析计算

分组	1窝	2窝	3窝	4窝	5窝	6窝	7窝	8窝	$\overline{X}$	$\sum X$	$(\sum X)^2/s$	$\sum X^2$
甲素	50.10	47.80	53.10	63.50	71.20	41.40	61.90	42.20	53.90	431.2	23241.68	24042.56
乙素	58.20	48.50	53.80	64.20	68.40	45.70	53.00	39.80	53.95	431.6	23284.82	23915.66
丙素	64.50	62.40	58.60	72.50	79.30	38.40	51.20	46.20	59.14	473.1	27977.95	29263.15
$\overline{X}$	57.60	52.90	55.17	66.73	72.97	41.83	55.37	42.73	$b_B=$	$a=$	$b_A=$	$c=$
$(\sum x)^2/r$	9953.3	8395.2	9130.1	13360	15972.4	5250.1	9196.4	5478.4	76736	1335.9	74504	77221

解　行、列分别为处理 A、配伍 B。$H_{0A}: \mu_1. = \mu_2. = \mu_3.$，$H_{0B}: \mu._1 = \mu._2 = \cdots = \mu._8$。

对各行横算 $\overline{X}$、$\sum X$、$(\sum X)^2/s$、$\sum X^2$ 并竖加,对各列竖算 $(\sum x)^2/r$ 并横加。

$$SS_A = 74504 - 1335.9^2/24 = 144.47, \quad df_A = 3 - 1 = 2$$

$$SS_B = 76736 - 1335.9^2/24 = 2376.47, \quad df_B = 8 - 1 = 7$$

$$SS_e = 77221 - 1335.9^2/24 - 144.47 - 2376.47 = 340.53, \quad df_e = 2 \times 7 = 14$$

F 检验,写为如表 4-9 所示的方差分析表。由 $F_B = 13.960, P_B < 0.01$,B 检验有统计学意义,配伍设计有意义。由 $F_A = 2.970, P_A > 0.05$,A 检验无统计学意义,不能认为三种营养素的体重增量不同。

表 4-9　配伍设计的方差分析表

来源	SS	df	S^2	F	P
A	144.47	2	72.24	2.970	>0.05
B	2376.47	7	339.50	13.960	<0.01
e	340.53	14	24.32		

例 4-4　据推测,原料的粒度和水分可能影响某片剂的贮存期。现考察粗粒、细粒 2 种规格及含 5%、3%、1% 3 种水分的原料,抽样测定恒温加热 1 小时后的剩余含量,见表 4-10。试判断这 2 个因素是否确实重要。

表 4-10　　　　　　　　　　双向完全随机分组的方差分析计算

分类	5%	3%	1%	$\overline{X}$	$\sum X$	$(\sum X)^2/s$	$\sum X^2$
粗粒	86.88	89.86	89.91	88.8833	266.6500	23700.7408	23706.7621
细粒	84.83	85.86	84.83	85.1733	255.5200	21763.4901	21764.1974
$\overline{X}$	85.8550	87.8600	87.3700	$b_B=$	$a=$	$b_A=$	$c=$
$(\sum X)^2/r$	14742.1621	15438.7592	15267.0338	45447.9551	522.1700	45464.2309	45470.9595

解　粒度和水分为因素 A、B。$H_{0A}:\mu_1.=\mu_2.$，$H_{0B}:\mu._1=\mu._2=\mu._3$。计算得到

$$SS_A=45464.2309-522.1700^2/6=20.6461,\quad df_A=2-1=1$$
$$SS_B=45447.9551-522.1700^2/6=4.3703,\quad df_B=3-1=2$$
$$SS_e=45470.9595-522.1700^2/6-20.6461-4.3703=2.3583,\quad df_e=1\times2=2$$

F 检验，写为如表 4-11 所示的方差分析表。由 $F_A=17.5101$，$P_A>0.05$，$F_B=1.8532$，$P_B>0.05$，两个检验均无统计学意义，不能认为粒度和水分影响片剂的贮存期。

4.2.2　医学设计资料方差分析

1. 拉丁方设计资料方差分析

拉丁方设计是三因素、等水平的实验设计。将 r 个拉丁字母排成 r 行 r 列的方阵，使每行每列中的每个字母均只出现一次，称为 r 阶拉丁方。

表 4-11　双向完全随机分组的方差分析表

来源	SS	df	S^2	F	P
A	20.6461	1	20.6461	17.5101	>0.05
B	4.3703	2	2.1851	1.8532	>0.05
e	2.3583	2	1.1791		

例 4-5　研究 A、B、C、D 四种食品，以及甲、乙、丙、丁四种加工方法对白鼠增加体重的影响。用四窝大鼠，每窝四只，每只鼠随机喂养一种食品、随机采用一种加工方法；8 周后观察大鼠增加体重的情况。实验数据如表 4-12 所示。问：食品种类是否影响大鼠体重增加？食品加工方法是否影响大鼠体重增加？不同窝别的大鼠体重增加是否相同？

解　这是拉丁方设计，用三因素方差分析。

$H_{种类0}:\mu_A=\mu_B=\mu_C=\mu_D$，$H_{加工0}:\mu_甲=\mu_乙=\mu_丙=\mu_丁$，$H_{窝0}:\mu_1=\mu_2=\mu_3=\mu_4$。

表 4-12　拉丁方设计大鼠体重增量(g)

分类	1窝	2窝	3窝	4窝
甲	D 80	A 47	B 48	C 46
乙	B 70	C 75	D 80	A 81
丙	C 51	D 78	A 47	B 49
丁	A 48	B 45	C 52	D 77

统计软件计算得到，区组 $F=0.5635$，$P=0.6587>0.05$，不能拒绝 H_0，无统计学意义，不能认为不同窝别可以影响大鼠体重增加。可以按两因素分析提高精度。

加工方法 $F=7.4422$，$P=0.0191<0.05$，按 $\alpha=0.05$ 水准拒绝 H_0，有统计学意义，可以认为不同食品加工方法可以影响大鼠体重增加。食品种类 $F=9.8502$，$P=0.0098<0.01$，按 $\alpha=0.01$ 水准拒绝 H_0，有统计学意义，可以认为不同食品种类能够影响大鼠体重增加。

由 LSD 多重比较，加工方法乙的大鼠体重增加与其他三种不同，食品 D 的大鼠体重增加与其他三种不同。可以认为，食品 D 用加工方法乙的大鼠体重增加高于其余三组。

2. 交叉设计资料方差分析

交叉设计是在处理因素、阶段因素、处理顺序三者之间没有交互效应条件下,将每个观察对象随机地在两个或多个不同研究阶段分别接受指定的处理。最简单的交叉设计是对每个受试者安排二个研究阶段,分别接受两种药物处理,第一阶段接受何种处理是随机确定的,第二阶段必须接受与第一阶段不同的另一种处理。

例 4-6 使用 A、B 两种闪烁液测定血浆中 ^{3}H-cGMP,10 名受试者交叉试验的结果见表 4-13。第 I 阶段 1、3、4、7、9 号用 A 测定,2、5、6、8、10 号用 B 测定;第 II 阶段 1、3、4、7、9 号用 B 测定,2、5、6、8、10 号用 A 测定。试对交叉试验结果进行方差分析。

表 4-13　　　　　　两种闪烁液测定血浆中 ^{3}H-cGMP 的交叉试验

阶段 I	A 760	B 860	A 568	A 780	B 960	B 940	A 635	B 440	A 528	B 800
阶段 II	B 770	A 855	B 602	B 800	A 958	A 952	B 650	A 450	B 530	A 803

解 这是两阶段交叉设计资料,用三因素方差分析。

$H_{处理0}: \mu_A = \mu_B$,$H_{受试者0}: \mu_1 = \mu_2 = \cdots = \mu_{10}$,$H_{阶段0}: \mu_I = \mu_{II}$。

由统计软件,区组编号 $F=1240.1945$,$P=0.0001<0.01$,按 $\alpha=0.01$ 水准拒绝 H_0,有统计学意义,可以认为不同患者可以影响测定数据。

测定方法 $F=4.0192$,$P=0.0799>0.05$,不拒绝 H_0,无统计学意义,不能认为不同方法测定数据不同。阶段 $F=9.9251$,$P=0.0136<0.05$,按 $\alpha=0.05$ 水准拒绝 H_0,有统计学意义,可以认为不同阶段的测定数据不同。

3. 析因设计资料方差分析

析因设计是一种将多因素多水平全部交叉组合,进行全面试验的设计方法。

例 4-7 观察 A、B 两种镇痛药物联合运用在产妇分娩时的镇痛效果。A 药取 3 个剂量:1mg,2.5mg,5.0mg;B 药取 3 个剂量:5μg,15μg,30μg。将 27 名产妇随机等分为 9 组,记录每名产妇分娩时的镇痛时间,见表 4-14。试分析 A、B 两药及其交互运用的镇痛效果。

表 4-14　　　　　　两药联合运用的镇痛时间(min)

剂 量	B 药 5μg			B 药 15μg			B 药 30μg		
A 药 1.0mg	105	80	65	115	105	80	75	95	85
A 药 2.5mg	75	115	80	125	130	90	135	120	150
A 药 5.0mg	85	120	125	65	120	100	180	190	160

解 这是 3×3 析因设计资料,用两因素方差分析,有三个假设。

$H_{A0}: \mu_{1.0} = \mu_{2.5} = \mu_{5.0}$,$H_{B0}: \mu_5 = \mu_{15} = \mu_{30}$,$H_{A \times B,0}$:A、B 两因素间无交互效应。

由统计软件,A 药 $F=8.4702$,$P=0.0026<0.01$,B 药 $F=9.0501$,$P=0.0019<0.01$,均按 $\alpha=0.01$ 水准拒绝 H_0,有统计学意义,可以认为 A 药、B 药不同剂量的镇痛效果不同。

A 药×B 药 $F=5.0728$,$P=0.0065<0.01$,按 $\alpha=0.01$ 水准拒绝 H_0,差异有统计学意义,可以认为 A、B 两药有交互作用。

　　由 A 的多重比较，A 药 2.5mg、5.0mg 差异无统计学意义，且均与 1mg 差异有统计学意义，1mg 剂量组镇痛时间最短。由 B 的多重比较，B 药 $5\mu g$、$15\mu g$ 差异无统计学意义，且均与 $30\mu g$ 差异有统计学意义，$30\mu g$ 剂量组镇痛时间最长。

　　由 A×B 的多重比较，a、b 均为 3 水平时平均值 176.6667 为最大。故服用 A 药 5.0mg 剂量和 B 药 $30\mu g$ 剂量时，镇痛时间持续最长。

4.2.3　重复测量资料方差分析

　　重复测量资料，是同一受试对象的同一观察指标，在不同时间点或身体上的对称部位，进行多次测量所得的资料。它与配伍设计资料的区别为：重复测量资料的受试对象看成配伍组时，数据高度相关，各时间点或身体对称部位往往固定而不能随机分配。

　　例 4-8　为比较 A 药和 B 药在 6 个月疗程中持续减肥的疗效，将 10 个身高 160cm 志愿参加研究的女性肥胖者随机分成 2 组，每组各 5 人，服药前、服药 3 个月和 6 个月的体重测量值（kg）见表 4-15。进行方差分析。

表 4-15　　　　　　　　10 名高 160cm 肥胖女性服用 2 种减肥药的体重(kg)

时　间	A 药					B 药				
服药前	52	51	50	51	49	51	49	50	49	52
服药 3 个月	49	50	49	49	47	54	47	47	48	50
服药 6 个月	42	46	41	44	40	53	46	44	41	48

　　解　这是重复测量资料，有三个检验：①H_0：服药前两组平均体重相同；②H_0：服药 3 个月时两组平均体重相同；③H_0：服药 6 个月时两组平均体重相同。

　　由统计软件，Mauchly 球形性检验卡方 $=3.9209$、$P=0.1408>0.05$，满足球形检验条件，不需要校正。由重复测量方差分析表，药物的 $F=0.8626$，$P=0.3802$，不能认为两种药减肥的疗效不同。重复测量的 $F=34.2462$，$P=0.0001<0.01$，有统计学意义，可以认为不同时间的减肥疗效不同。药物×时间的 $F=4.4805$，$P=0.0285<0.05$，有统计学意义，可以认为药物与时间交互效应对减肥疗效有影响。

小　结　4

　　本章介绍方差分析及多重比较，这是对变异来源及大小进行分析的一种重要统计方法。

　　1.单因素方差分析的基本思想，是用组间差异与随机误差比较，若组间差异明显大于随机误差，则不能认为组间差异只反映随机误差，也就是认为该因素不同水平的作用不全同。

　　2.单因素方差分析的前提条件：独立性、正态性、方差齐性。单因素方差分析用于多组正态资料的均数比较，H_0：各总体均数全同，H_1：各总体均数不全同，统计量为

$$F=\frac{MS_A}{MS_e}, df_A=k-1, df_e=N-k$$

3.各总体均数不全同时,用 t 检验进行两两比较会使第Ⅰ类错误概率增大,必须进行多重比较。多重比较常用 LSD、SNK 或 Dunnett-t 检验,进行各组两两之间事前、事后或与固定组的比较。

4.双方向完全随机设计无重复试验资料及配伍设计资料,都可以进行两因素方差分析,不用检验正态性及方差齐性。两因素方差分析的基本思想,是把总平方和分解为 3 部分之和,即:$SS = SS_e + SS_A + SS_B$,作两次方差分析。配伍因素方差分析无统计学意义时,可以按单因素方差分析。处理因素方差分析有统计学意义时,可以进行 LSD 或 SNK 多重比较。

5.在医学实验设计中,拉丁方设计、交叉设计、交叉设计资料,以及重复测量资料,都可以用统计软件进行方差分析。

习 题 4

题 4-1　配伍及煎煮方法对麻黄汤中桂皮醛含量的影响。A 为麻黄汤全方合煎剂,B 为麻黄汤分煎合并样品液,C 为桂枝样品液,样品含量测定结果(mg/剂)见表 4-16。判断三种样品的桂皮醛含量是否不同。[《中药材》2003,26(9):664]

表 4-16　　桂皮醛含量测定结果(mg/剂)

A	12.11	12.74	13.14	12.96	11.71
B	39.5	37.38	36.26	38.51	37.71
C	38.13	37.51	36.8	37.47	37.45

表 4-17　　3 种疗法治愈某病所需时间(天)

疗法	<20 岁	20 岁~	30 岁~	40 岁~	≥50 岁
中西医	7	8	9	10	11
中医组	8	9	10	9	12
西医组	10	10	12	12	14

题 4-2　为控制年龄因素对治愈某病所需时间的影响,采用配伍设计,选定 5 个年龄组,每组 3 个病人,随机分配到 3 个治疗组,治愈天数见表 4-17,分析三种疗法治愈时间是否相等。

5 分类资料分析

离散总体随机抽取的样本,通常是分类资料。分类资料的统计描述是用相对数概括和描述原始资料,统计推断是用样本推断总体的数字特征,包括大样本总体参数的估计与检验,列联表不同情形的假设检验等内容。

5.1 分类资料的统计描述和统计推断

5.1.1 分类资料统计描述

1. 相对数

在离散总体中随机抽取个体,取到具有某种特性的个体,是随机事件 A。事件 A 出现的概率称为总体率,记为 p。总体率 p 通常是未知的,只能从总体中随机抽样估计它。

在分类资料中,可以获得若干"绝对"数。例如,调查某地 3004 名小学生中 HBsAg 携带者 23 人,这些绝对数反映事物的实际水平,不能表示事件出现的强度。若计算出

$$\frac{23}{3004} \times 1000‰ = 7.6565‰$$

则既能表示事件出现的强度,又便于互相比较。

这种用两个分类数据之比来表示相对大小的数,称为相对数(relative number)。常用的相对数有率、构成比、相对比、动态列、相对危险度、比数比。

率 $\hat{p}$(rate)或称样本率,是指容量为 n 的样本中事件 A 出现的频率或强度,公式为

$$\hat{p} = \frac{\text{事件 } A \text{ 出现的频数}}{\text{事件 } A \text{ 可能出现的总数}} \qquad (5\text{-}1)$$

式中,K 为使计算结果至少保留 1 位整数的比例基数,可以取为百分、千分、十万分率。

构成比(constituent ratio),是指事物内部各组成部分所占的比重,公式为

$$\text{构成比} = \frac{\text{事件内某一构成部分的个体数}}{\text{事件各构成部分个体数的总和}} \times 100\% \qquad (5\text{-}2)$$

相对比(relative ratio)或简称比,是指两个有关的同类指标的比,公式为

$$\text{相对比} = \frac{\text{甲指标}}{\text{乙指标}} \times 100\% \qquad (5\text{-}3)$$

动态数列(dynamic series)或称时间数列,是一系列按时间顺序排列的统计指标(包括绝对数、相对数、平均数等),用以说明同一事物在不同时期数量的动态变化。

相对危险度 RR(relative risk),是指暴露组疾病发生的可能性为未暴露组疾病发生的可

能性的倍数或百分数，$RR>1$ 表示研究因素与疾病发生的危险有关联，公式为

$$RR=\frac{暴露组发病例数/暴露组总例数}{未暴露组发病例数/未暴露组总例数} \tag{5-4}$$

比数比 OR（odds ratio），是指暴露组疾病发不发生的相对比为未暴露组发不发生的相对比的倍数或百分数，$OR=1$ 表示研究因素与疾病无关，公式为

$$OR=\frac{暴露组发病例数/暴露组未发病例数}{未暴露组发病例数/未暴露组未发病例数} \tag{5-5}$$

例 5-1　为探索某类皮炎与桑毛虫的关系，以住宅旁有桑毛虫寄生树的人为观察组、无桑毛虫寄生树的人为对照组，结果如表 5-1 所示，判断该皮炎与桑毛虫有无关系。

解　作统计描述，计算相对危险度与比数比，得到

$$RR=\frac{105/144}{66/139}=1.5357$$

$$OR=\frac{105/39}{66/73}=2.9779$$

表 5-1　某类皮炎与桑毛虫的关系

组别	患病人数	未病人数	合计
观察组	105	39	144
对照组	66	73	139

$RR>1$ 表示研究因素与疾病发生的危险有关联，$OR=2.9779$ 表示暴露于桑毛虫者患病的危险为未暴露者的 2.9779 倍，RR 及 OR 均为样本指标，要进一步检验才能作最后判断。

2. 率的标准化

样本率比较的假设检验，是在对比组内部构成基本一致的基础上进行的。若各自内部构成不同而缺乏可比性，就可能影响结论的正确性。

例 5-2　对例 1-2 资料，比较两种疗法的疗效。

病情重、中、轻三项，均为甲疗法治愈率低于乙疗法，但合计项中却反而乙疗法低于甲疗法。如不考虑内部构成直接用"甲疗法 210 例中治愈 164 例，乙疗法 180 例中治愈 127 例"，进行两样本率比较，就会产生错误结论。甲、乙两疗法重、中、轻病人的分配上相差较大，说明实验设计不妥。在这种情况下，可以分别比较重、中、轻三病情构成的两法治愈率。如果需要比较合计率，可用标准化法消除比较组内部构成不同的影响。

标准化法是先选定一个"标准"，将被比较的各组按"标准"分别计算出标准化指标。标准化指标的计算有直接法、间接法与反推法，这里介绍最为常用的标准化率直接计算法。

直接计算法，通常以两疗法各构成合并的数据作标准，计算两疗法各构成的理论治愈数及标准化治愈率。记 N_i 为第 i 种构成的标准组观察人数，p_i 为第 i 种构成的原治愈率，N 为标准组总人数，则第 i 构成的理论治愈数 E_i 及标准化率 p' 分别为

$$E_i=N_ip_i,\quad p'=\frac{1}{N}\sum E_i \tag{5-6}$$

解　用表 1-2 数据列出标准化率直接计算表，如表 5-2 所示。用甲、乙两疗法合并的数据作标准，填入第②列。计算各疗法理论治愈数，填入表第④、⑥列。合计得到 $N=390$，甲、乙两疗法理论治愈数之和分别为 267、315，两疗法标准化治愈率分别为

$$267/390=0.685,315/390=0.808$$

甲疗法标准化治愈率低于乙疗法，与各组治愈率比较的结论一致。

表 5-2　　　　　　　　　两种疗法效果计算标准化率

病　情	标　准	甲治愈率	甲理论数	乙治愈率	乙理论数
重	120	0.50	60	0.60	72
中	90	0.60	54	0.80	72
轻	180	0.85	153	0.95	171
合计	390		267		315

5.1.2　离散总体参数估计

在总体中重复抽取 n 个个体,相当于进行 n 次贝努里试验,事件 A 出现次数 X 是服从二项分布的离散型变量,即 $X \sim B(k;n,p)$。总体均数 $EX=np$,总体方差 $DX=npq,q=1-p$。

定理 5-1　若 $X \sim B(k;n,p),\hat{p}=X/n$,则

$$E(\hat{p})=p, \quad D(\hat{p})=\frac{pq}{n} \tag{5-7}$$

证　由 $EX=np$,总体方差 $DX=npq$,可以得到

$$E(\hat{p})=E\left(\frac{X}{n}\right)=\frac{1}{n}E(X)=\frac{1}{n}\cdot np=p$$

$$D(\hat{p})=D\left(\frac{X}{n}\right)=\frac{1}{n^2}D(X)=\frac{1}{n^2}\cdot npq=\frac{pq}{n}$$

由定理 5-1 可知,样本率 $\hat{p}$ 是总体率 p 的无偏点估计,并且,在 n 足够大时,近似地有

$$\hat{p} \sim N\left(p,\frac{pq}{n}\right), \quad \frac{\hat{p}-p}{\sqrt{pq/n}} \sim N(0,1) \tag{5-8}$$

记 $\hat{q}=1-\hat{p}$,在样本容量 $n \geq 50$ 时,用 $\sqrt{\hat{p}\hat{q}/n}$ 近似代替样本率的标准误 $\sqrt{pq/n}$,得到

$$\frac{\hat{p}-p}{\sqrt{\hat{p}\hat{q}/n}} \sim N(0,1) \tag{5-9}$$

故总体率 p 的 $1-\alpha$ 置信区间为

$$\hat{p} \mp \mu_{\frac{\alpha}{2}}\sqrt{\frac{\hat{p}\hat{q}}{n}} \quad (\hat{q}=1-\hat{p}) \tag{5-10}$$

在小样本时,可查统计用表 11(总体率 p 置信区间),直接得到 p 的置信区间 (p_1,p_2)。

若 A 是大量贝努里试验的稀有事件,则 A 出现次数 X 服从泊松分布,$X \sim P(k;\lambda)$。总体均数 $EX=\lambda$,总体方差 $DX=\lambda$。在 n 单元的样本计数 $c<33$ 时查统计用表 12(总体均数 λ 置信区间),得 $n\lambda$ 置信区间 $(n\lambda_1,n\lambda_2)$,上、下限分别除以 n 得 λ 的置信区间。大样本时,$n\lambda$ 的 $1-\alpha$ 置信区间为

$$c \mp u_{\frac{\alpha}{2}}\sqrt{c} \tag{5-11}$$

例 5-3　用某种中医疗法治疗青少年近视 15 例,其中 10 人近期有效,求该法近期有效率

的 95% 置信区间。

解　15 例中的近期有效人数服从二项分布。由 $m=10, n-m=5$，$1-\alpha=0.95$，查统计
用表 11，得 $p_1=0.384, p_2=0.882$，故近期有效总体率 p 的 95% 置信区间为 $(0.384, 0.882)$。

例 5-4　某医院用复方当归注射液静脉滴注治疗脑动脉硬化症 188 例，其中显效 83 例，求
复方当归注射液显效率的 95% 置信区间。

解　188 例患者中显效人数服从二项分布。由 $n=188>50, m=83$，得到

$$\hat{p}=83/188=0.4415, \quad \hat{q}=1-0.4415=0.5585$$

故复方当归注射液显效率 p 的 95% 置信区间为

$$0.4415 \mp 1.960 \times \frac{0.4415 \times 0.5585}{188}=(0.3705, 0.5125)$$

5.1.3　离散总体参数检验

由式 5-8，二项总体在样本容量 $n \geqslant 50$ 时，对 $H_0: p=p_0$，可用 Z 统计量

$$Z=\frac{\hat{p}-p_0}{\sqrt{p_0 q_0/n}} \tag{5-12}$$

检验单样本时总体率 p 与常量 p_0 的差异是否有统计学意义，如表 5-3 所示。

表 5-3　　　　　　　　　　　　　　　　　单样本时总体率 p 的 Z 检验

前提	信息	H_1	H_0	统计量	拒绝域	拒绝 H_0
二项分布 $n \geqslant 50$	$\hat{p} \neq p_0$	$p \neq p_0$			$\lvert Z \rvert \geqslant Z_{\alpha/2}$	
	$\hat{p} > p_0$	$p > p_0$	$p=p_0$	$Z=\dfrac{\hat{p}-p_0}{\sqrt{p_0 q_0/n}}$	$Z \geqslant Z_\alpha$	$p \leqslant \alpha$
	$\hat{p} < p_0$	$p < p_0$			$-Z \geqslant Z_\alpha$	

定理 5-2　设两个二项总体的总体率分别为 p_1、p_2，分别抽取容量为 $n_1 \geqslant 50$、$n_2 \geqslant 50$ 的样
本，样本率分别为 $\hat{p}_1=m_1/n_1$、$\hat{p}_2=m_2/n_2$，则近似地有

$$\frac{(\hat{p}_1-\hat{p}_2)-(p_1-p_2)}{\sqrt{\dfrac{p_1 q_1}{n_1}+\dfrac{p_2 q_2}{n_2}}} \sim N(0,1) \tag{5-13}$$

证　由定理 5-1 可知，n_1、n_2 足够大时，近似地有

$$\hat{p}_1 \sim N\left(p_1, \frac{p_1 q_1}{n_1}\right), \hat{p}_2 \sim N\left(p_2, \frac{p_2 q_2}{n_2}\right)$$

$$\hat{p}_1-\hat{p}_2 \sim N\left(p_1-p_2, \frac{p_1 q_1}{n_1}+\frac{p_2 q_2}{n_2}\right)$$

故得

$$\frac{(\hat{p}_1-\hat{p}_2)-(p_1-p_2)}{\sqrt{\dfrac{p_1 q_1}{n_1}+\dfrac{p_2 q_2}{n_2}}} \sim N(0,1)$$

由定理 5-2 可知，在 $H_0: p_1=p_2$ 的假定下，全部数据视为一个总体的样本，用联合样本率
作为总体率的估计值，即

$$Z = \frac{\hat{p}_1 - \hat{p}_2}{\sqrt{\hat{p}\hat{q}\left(\frac{1}{n_1} + \frac{1}{n_2}\right)}} \sim N(0,1), \quad \hat{p} = \frac{m_1 + m_2}{n_1 + n_2}, \hat{p} = 1 - \hat{p} \tag{5-14}$$

故得两组大样本分类资料时,两个总体率的 Z 检验如表 5-4 所示。

表 5-4 两样本时总体率的 Z 检验

前提	信息	H_1	H_0	统计量	拒绝域	拒绝 H_0
二项分布	$\hat{p}_1 \neq \hat{p}_2$	$p_1 \neq p_2$			$\lvert Z \rvert \geqslant Z_{\alpha/2}$	
$n_1 \geqslant 50$	$\hat{p}_1 > \hat{p}_2$	$p_1 > p_2$	$p_1 = p_2$	$Z = \dfrac{\hat{p}_1 - \hat{p}_2}{\sqrt{\hat{p}\hat{q}\left(\frac{1}{n_1} + \frac{1}{n_2}\right)}}$	$Z \geqslant Z_\alpha$	$p \leqslant \alpha$
$n_2 \geqslant 50$	$\hat{p}_1 < \hat{p}_2$	$p_1 < p_2$			$-Z \geqslant Z_\alpha$	

类似地,泊松总体的总体均数为 λ,在 n 个单元的样本计数 $c \geqslant 50$ 时,对 $H_0: \lambda = \lambda_0$,可用 Z 检验。两个泊松总体的总体均数分别为 λ_1、λ_2,分别在 n_1、n_2 个单元的样本计数 $c_1 \geqslant 50$、$c_2 \geqslant 50$ 时,对 $H_0: \lambda_1 = \lambda_2$,可用 Z 检验。即

$$Z = \frac{c - n\lambda_0}{\sqrt{c}}, \quad Z = \frac{\frac{c_1}{n_1} - \frac{c_2}{n_2}}{\sqrt{\frac{c_1}{n_1^2} + \frac{c_2}{n_2^2}}} \tag{5-15}$$

例 5-5 根据以往经验,胃溃疡患者 20% 发生胃出血症状。某医院观察 65 岁以上胃溃疡患者 304 例,有 96 例发生胃出血症状。试问不同年龄的胃溃疡患者胃出血症状是否不同?

解 304 例患者中胃出血人数服从二项分布,由 $n = 304 > 50$,$m = 96$,得到

$$\hat{p} = 96/304 = 0.3158$$

根据实际问题,选用双侧检验。$H_0: p = 0.20$,$H_1: p \neq 0.20$。计算得到

$$Z = \frac{0.3158 - 0.20}{\sqrt{0.20 \times 0.80/304}} = 5.0471$$

双侧概率 $P < 0.01$,以 $\alpha = 0.01$ 水准双侧检验拒绝 H_0。检验有统计学意义,由 $\hat{p} > 0.20$,可以认为 65 岁以上胃溃疡患者比较容易胃出血。

例 5-6 抽查库房保存的两批首乌注射液,第一批随机抽 240 支,发现 15 支变质;第二批随机抽 180 支,发现 14 支变质。试问第一批首乌注射液的变质率是否低于第二批?

解 第一批 240 支、第二批 180 支注射液中的变质支数均服从二项分布。

由 $n_1 = 240 > 50$、$m_1 = 15$、$n_2 = 180 > 50$、$m_2 = 14$,得到

$$\hat{p}_1 = \frac{15}{240} = 0.0625, \hat{p}_2 = \frac{14}{180} = 0.0778, \hat{p} = \frac{15 + 14}{240 + 180} = 0.0690$$

根据实际问题,选用单侧检验。$H_0: p_1 = p_2$,$H_1: p_1 < p_2$。计算得到

$$\hat{q} = 1 - 0.0690 = 0.9310$$

$$Z = \frac{0.0625 - 0.0778}{0.0690 \times 0.9310 \times \left(\frac{1}{240} + \frac{1}{180}\right)} = -0.6111$$

单侧概率 $P > 0.05$，不能按 $\alpha = 0.05$ 水准拒绝 H_0，还不能认为第一批首乌注射液的变质率低于第二批。

5.2 列联表资料分析

5.2.1 双向无序表独立性检验

分类资料常用的方法是把数据按两个或更多属性分类编成列联表，再选择相应检验。

例 5-7 某医院收得乙型脑炎重症病人 204 例，随机分为两组，用某中药方剂治疗，其中一组加一定量的人工牛黄。每个病人根据治疗方法和治疗效果进行无重复、无遗漏的完全分类，可得出如表 5-5 所示的分类数据。

这种把全部数据按两个分类原则进行完全分类构成的频数表，称为列联表。分类频数排成 R 行 C 列的列联表称为 $R \times C$ 列联表，2×2 列联表也称为四格表。

表 5-5 根据疗法和疗效完全分类

分类	治愈	未愈	合计
不加牛黄	32	46	78
加牛黄	76	50	126
合计	108	96	204

使用列联表进行分类资料的检验，称为列联表分析。列联表分析的方法很多，必须根据 $R \times C$ 列联表的双向无序、单向有序、双向有序且属性不同、双向有序且属性相同等四种类型，选择相应的检验方法。

双向无序列联表，是指两个分类变量分类标志无数值大小与先后顺序之分，检验目的是考察两个变量是否独立。在例 5-7 中，由双向无序表 5-5，计算得到不加牛黄、加牛黄两组的治愈样本率分别为

$$\hat{p}_1 = 32/78 = 0.4103 \quad , \quad \hat{p}_2 = 76/126 = 0.6032$$

根据样本率存在差异推断两组的治愈总体率 p_1、p_2 是否不同，需检验假设 $H_0 : p_1 = p_2$。H_0 可以改写为"疗法"对"疗效"无影响，通常改写为"疗法"与"疗效"独立。因此，双向无序表的分析，也称为列联表独立性检验。

在 H_0："疗法"与"疗效"独立的假设下，全部数据视为一个总体的样本。计算治愈联合样本率作为治愈总体率的估计值，称为治愈理论率，即

$$\hat{p} = 108/204 = 0.5294$$

用治愈理论率推算样本各实际频数 O_{ij} 的估计值，称为理论频数或经验频数，记为 E_{ij}。不加牛黄组的治愈理论频数、未愈理论频数分别为

$$E_{11} = 78 \times \frac{108}{204} = \frac{78 \times 108}{204} = 41.2941$$

$$E_{12} = 78 - \frac{78 \times 108}{204} = \frac{78 \times 96}{204} = 36.7059$$

类似可得加牛黄组的治愈理论频数、未愈理论频数分别为

$$E_{21} = \frac{126 \times 108}{204} = 66.7059, \quad E_{22} = \frac{126 \times 96}{204} = 59.2941$$

一般地，$R \times C$ 列联表如表 5-6 所示。分类变量 X 的分类标志为 X_1、X_2、$\cdots$、X_R，分类变量

Y 的分类标志为 Y_1、Y_2、$\cdots$、Y_C，实际频数的行合计记为 $O_1.$、$O_2.$、$\cdots$、$O_R.$，实际频数的列合计记为 $O._1$、$O._2$、$\cdots$、$O._C$，总频数记为 N。

双向无序列联表的理论频数 E_{ij} 等于所在行、列的合计数 $O_i.$、$O._j$ 之积除以总频数 N，即

$$E_{ij}=\frac{O_i. \, O._j}{N} \tag{5-16}$$

在 $H_0: X$ 与 Y 独立假设下，实际频数 O_{ij} 与理论频数 E_{ij} 的差异是随机误差，Pearson 用卡方统计量反映实际频数 O_{ij} 与理论频数 E_{ij} 的吻合程度，称为 Pearson 卡方检验，即

$$\chi^2=\sum_{i,j=1}^{R,C}\frac{(O_{ij}-E_{ij})^2}{E_{ij}}$$
$$df=(R-1)(C-1) \tag{5-17}$$

表 5-6　　　　$R \times C$ 列联表

分类	Y_1	Y_2	$\cdots$	Y_C	合计
X_1	O_{11}	O_{12}	$\cdots$	O_{1C}	$O_1.$
$\cdots$					
X_R	O_{R1}	O_{R2}	$\cdots$	O_{RC}	$O_R.$
合计	$O._1$	$O._2$	$\cdots$	$O._C$	N

定理 5-3　双向无序列联表 5-6 中，Pearson 卡方统计量可以只用实际频数表示为

$$\chi^2=N\Big(\sum_{i,j=1}^{R,C}\frac{O_{ij}^2}{O_i. \, O._j}-1\Big),\quad df=(R-1)(C-1) \tag{5-18}$$

证　由于 $\sum O_{ij}=\sum E_{ij}=N$，利用式 5-16、式 5-17 得到

$$\chi^2=\sum_{i,j=1}^{R,C}\frac{(O_{ij}-E_{ij})^2}{E_{ij}}=\sum_{i,j=1}^{R,C}\frac{O_{ij}^2}{E_{ij}}-2\sum_{i,j=1}^{R,C}O_{ij}+\sum_{i,j=1}^{R,C}E_{ij}$$

$$=\sum_{i,j=1}^{R,C}\frac{O_{ij}^2}{O_i. \, O._j/N}-2N+N=N\Big(\sum_{i,j=1}^{R,C}\frac{O_{ij}^2}{O_i. \, O._j}-1\Big)$$

在 $df\neq1$ 时，双向无序列联表用定理 5-3 计算 Pearson 卡方统计量，常用单侧检验。

在双向无序 $R \times C$ 表中，若理论频数出现 <1，或理论频数 <5 的格数与总格数 $R \times C$ 之比超过 $1/5$ 时，则 Pearson 卡方检验失效。这时，必须增大样本例数使理论频数变大，或把理论频数太小的行、列与性质相近的邻行、列合并使理论频数变大，或删去理论频数太小的行、列。最小理论频数计算式为

$$\text{最小理论频数}=\text{最小行合计频数}\times\text{最小列合计频数}/\text{总频数} \tag{5-19}$$

例 5-8　齐齐哈尔市中医医院 2001～2005 年治疗单纯疱疹性角膜炎，见表 5-7。试判断两组的发病类型构成比有无不同。[《云南中医中药杂志》2006 年第 2 期]

表 5-7　两组单纯疱疹性角膜炎的发病类型构成

分类	点状	树枝状	地图状	盘状	合计
中西医结合	33	19	9	4	65
单纯西药	30	17	8	4	59

解　这是双向无序 2×4 表，最小理论频数 $E_{24}=65\times8/124=3.8065<5$，需继续计算 $E_{14}=4.1935$，$E_{23}=8.0887$。理论频数 <5 的格数与总格数 $R \times C$ 之比为 $2/8>1/5$，Pearson 卡方检验失效。把性质相近的地图状、盘状两列合并，得到双向无序 2×3 表。

$H_0:$ 分组与发病类型独立，$H_1:$ 分组与发病类型不独立。

$$\chi^2=124\times\Big(\frac{33^2}{65\times63}+\frac{19^2}{65\times36}+\frac{13^2}{65\times25}+\frac{30^2}{59\times63}+\frac{17^2}{59\times36}+\frac{12^2}{59\times25}\Big)=0.0037$$

$df=(2-1)\times(3-1)=2$，查统计用表 6，$\chi^2_{0.05(2)}=5.9915$，$\chi^2<\chi^2_{0.05(2)}$，$P>0.05$，不能以 $\alpha=0.05$ 水准的单侧检验拒绝 H_0。检验无统计学意义，不能认为两组的发病类型构成比不同。

5.2.2　一般四格表独立性检验

两个分类变量无相关属性的四格表，称为一般四格表。一般四格表按双向无序表进行分析，Pearson 卡方统计量的计算可以得到简化。

定理 5-4　在一般四格表分析中，Pearson 卡方统计量可简化为

$$\chi^2=\frac{N(O_{11}O_{22}-O_{12}O_{21})^2}{O_{1.}O_{2.}O_{.1}O_{.2}}，\quad df=1 \tag{5-20}$$

证　计算得到

$$O_{11}-E_{11}=O_{11}-\frac{O_{1.}O_{.1}}{N}=\frac{1}{N}\left[O_{11}(O_{12}+O_{21}+O_{22})-(O_{11}+O_{12})(O_{11}+O_{21})\right]$$

$$=\frac{O_{11}O_{22}-O_{12}O_{21}}{N}$$

同理

$$O_{12}-E_{12}=O_{21}-E_{21}=O_{22}-E_{22}=\frac{O_{11}O_{22}-O_{12}O_{21}}{N}$$

$$\chi^2=\sum_{i,j=1}^{2,2}\frac{(O_{ij}-E_{ij})^2}{E_{ij}}=\frac{(O_{11}O_{22}-O_{12}O_{21})^2}{N^2}\left(\frac{1}{E_{11}}+\frac{1}{E_{12}}+\frac{1}{E_{21}}+\frac{1}{E_{22}}\right)$$

$$=\frac{(O_{11}O_{22}-O_{12}O_{21})^2}{N^2}\left(\frac{N}{O_{1.}O_{.1}}+\frac{N}{O_{1.}O_{.2}}+\frac{N}{O_{2.}O_{.1}}+\frac{N}{O_{2.}O_{.2}}\right)$$

$$=\frac{(O_{11}O_{22}-O_{12}O_{21})^2}{NO_{1.}O_{2.}O_{.1}O_{.2}}(O_{1.}+O_{2.})(O_{.1}+O_{.2})=\frac{N(O_{11}O_{22}-O_{12}O_{21})^2}{O_{1.}O_{2.}O_{.1}O_{.2}}$$

一般四格表，在 $N\geqslant40$ 且所有理论频数 $\geqslant5$ 时，使用定理 5-4 计算 Pearson 卡方统计量，可以不写出理论频数。若所得 $P\approx\alpha$，改用 Fisher 精确检验。

若 $N\geqslant40$ 的一般四格表中，理论频数 <5 但 >1，则使用校正的卡方统计量，即

$$\chi^2=\sum_{i,j=1}^{2,2}\frac{(|O_{ij}-E_{ij}|-0.5)^2}{E_{ij}}$$

$$=\frac{N(|O_{11}O_{22}-O_{12}O_{21}|-0.5N)^2}{O_{1.}O_{2.}O_{.1}O_{.2}}，\quad df=1 \tag{5-21}$$

一般四格表，$N<40$ 或理论频数 <1，则不能使用卡方检验，应使用 Fisher 精确检验，称为四格表确切概率法。四格表确切概率法由 Fisher 于 1934 年提出，基本思想是：在周边合计不变条件下，四格表的概率为

$$P=\frac{O_{1.}!\,O_{2.}!\,O_{.1}!\,O_{.2}!}{O_{11}!\,O_{12}!\,O_{21}!\,O_{22}!\,N!}，\quad(N!=1\times2\times\cdots\times N) \tag{5-22}$$

通常先确定周边合计最小值 r，则可能的四格表组合数为 $r+1$，计算所有组合的样本率及差，并计算相应的概率。再根据已知样本率差，选取样本率差值更大者，把相应的概率累加得单侧概率；取样本率差的绝对值，相应概率累加得双侧概率。

例 5-9　对例 5-7 数据，判断不加牛黄、加牛黄两组的疗效是否不同。

解　一般四格表，$N=204>40$，最小理论频数 $E_{12}=78\times96/204=36.7059>5$，用 Pearson 卡方检验。$H_0$：疗法与疗效独立，$H_1$：疗法与疗效不独立。

$$\chi^2 = \frac{204 \times (32 \times 50 - 46 \times 76)^2}{78 \times 126 \times 108 \times 96} = 7.1969, \quad df = 1$$

查统计用表 6，$\chi^2_{0.01(1)} = 6.6349$，$\chi^2 > \chi^2_{0.01(1)}$，单侧概率 $P < 0.01$，以 $\alpha = 0.01$ 水准单侧检验拒绝 H_0。疗法与疗效不独立，$\hat{p}_1 < \hat{p}_2$，可认为不加牛黄组的疗效低于加牛黄组。

例 5-10 小儿双清颗粒治疗反复呼吸道感染的临床观察，数据见表5-8。判断双清颗粒治疗反复呼吸道感染的疗效。[《成都中医药大学学报》2004 年第 3 期]

表 5-8 小儿双清颗粒疗效观察

分类	有效	无效	合计
治疗组	44	3	47
对照组	5	10	15
合计	49	13	62

解 一般四格表，总频数 $N = 62 > 40$，最小理论频数 $E_{22} = 15 \times 13/62 = 3.1452 < 5$ 但 > 1，用校正卡方检验。H_0：疗法与疗效独立。

$$\chi^2 = \frac{62 \times (|44 \times 10 - 3 \times 5| - 0.5 \times 62)^2}{47 \times 15 \times 49 \times 13} = 21.4316, \quad df = 1$$

查统计用表 4，$\chi^2_{0.01(1)} = 6.6349$，$\chi^2 > \chi^2_{0.01(1)}$，$P < 0.01$，以 $\alpha = 0.01$ 水准单侧检验拒绝 H_0。双清颗粒治疗的疗效高于对照组。

例 5-11 甲乙两种疗法对某病的治疗效果见表 5-9，两法的疗效有无差别？

表 5-9 甲乙两种方法治疗效果比较表

分类	有效	无效	合计
甲法	14	1	15
乙法	7	3	10
合计	21	4	25

解 一般四格表，$N = 25 < 40$，用四格表确切概率法。H_0："方法"与"疗效"独立。

两法有效样本率及四格表概率分别为

$$\hat{p}_1 = \frac{14}{15} = 0.9333, \hat{p}_2 = \frac{7}{10} = 0.7000, P = \frac{15! \times 10! \times 21! \times 41}{14! \times 1! \times 7! \times 3! \times 25!} = 0.1423$$

合计最小值 $r = 4$，可能的四格表有 5 种，见表 5-10 的第 2 列。计算所有可能四格表的样本率、差及相应概率，填入表的第 3、4、5、6 列。

表 5-10 两种方法疗效比较确切概率法计算表

序号	四格表		$\hat{p}_1$	$\hat{p}_2$	$\hat{p}_1 - \hat{p}_2$	P
1	11	4	0.7333	1.0000	−0.2667	0.1079
	10	0				
2	12	3	0.8000	0.9000	−0.1000	—
	9	1				
3	13	2	0.8667	0.8000	0.0667	—
	8	2				
4	14	1	0.9333	0.7000	0.2333	0.1423
	7	3				
5	15	0	1.0000	0.6000	0.4000	0.0166
	6	4				

若以 $\hat{p}_1-\hat{p}_2>0.1$ 为标准,则序号为 4、5 的 P 值之和得到单侧概率
$$P=0.1423+0.0166=0.1589>0.05$$

不能以 $\alpha=0.05$ 水准单侧检验拒绝 H_0,只能认为方法与疗效独立。不能认为两法疗效不同。

类似地,以 $|\hat{p}_1-\hat{p}_2|>0.1$ 为标准,序号为 1、4、5 的 P 值之和可得到双侧概率
$$P=0.1079+0.1423+0.0166=0.2668$$

5.2.3 双向有序表的检验

1. 双向有序且属性相同表的检验

例 5-12   尿路清敏感性与四环素敏感性数据见表 5-11,判断两药敏感性是否不同。(《中药新药与临床药理》2006 年第 17 卷)

表 5-11   两种药敏感性的关系

分类	四环素耐药	四环素敏感	合计
尿路清耐药	1	4	5
尿路清敏感	30	28	58
合计	31	32	63

两个分类变量的标志都是"耐药"、"敏感"且排列顺序相同,是相关样本数据构成,称为配对四格表。

两药敏感样本率分别为
$$\hat{p}_1=\frac{30+28}{63},\quad \hat{p}_2=\frac{4+28}{63}$$

由于分母及第二个分子相同,分数值的差异可用实际频数 $O_{12}=4$、$O_{21}=30$ 反映。

H_0:两药敏感率相同可以改写为 H_0:两药敏感率吻合。在 H_0 假设下,理论频数
$$E_{12}=E_{21}=\frac{O_{12}+O_{21}}{2} \tag{5-23}$$

在 $O_{12}+O_{21}\geqslant40$ 时用吻合卡方统计量,$O_{12}+O_{21}<40$ 时用吻合校正卡方统计量,称为吻合性检验或 McNemar 检验。$O_{12}+O_{21}\geqslant40$ 或 $O_{12}+O_{21}<40$ 的吻合统计量公式为
$$\chi^2=\frac{(O_{12}-O_{21})^2}{O_{12}+O_{21}}\text{或}\chi^2=\frac{(|O_{12}-O_{21}|-1)^2}{O_{12}+O_{21}}\quad(df=1) \tag{5-24}$$

一般地,两个分类变量的标志完全一样且有序排列相同,是相关样本数据构成的列联表,称为双向有序且属性相同列联表。以列联表左上到右下的主对角线为轴线,检验对称元素的差异,称为吻合性检验或 McNemar 检验。这种表还可以计算 Kappa 值,称为一致性检验。0.4 或 0.75 在 Kappa 置信区间内,可以判断两组有一致性或高度一致。Kappa 计算公式为
$$K=\frac{P_A-P_e}{1-P_e} \tag{5-25}$$

其中,$P_A=\sum A/N$ 为观察一致率,$\sum A$ 为两种分类结果一致的观察频数,N 为总频数,$P_e=\sum E/N$ 为理论一致率,$\sum E$ 为两种分类不一致假定下的第二种分类的理论频数。

在例 5-11 中,$O_{12}+O_{21}=4+30=34<40$,使用吻合校正卡方检验。

H_0:两药的敏感性吻合,H_1:两药的敏感性不吻合。
$$\chi^2=\frac{(|4-30|-1)^2}{4+30}=18.3824$$

$df = 1$,查统计用表 6,$\chi^2_{0.01(1)} = 6.6349$,$\chi^2 > \chi^2_{0.01(1)}$,单侧概率 $P < 0.01$,以 $\alpha = 0.01$ 水准的单侧检验拒绝 H_0。两药敏感性不吻合,$\hat{p}_1 > \hat{p}_2$,可以认为尿路清的敏感性高于四环素。

由计算得到,0.75 在 Kappa 的 95% 置信区间 $(-0.2293, 0.0413)$ 外,也可认为两种药敏感性不一致。

例 5-13   用对比法与核素法分别检查冠心病患者的室壁收缩运动情况,检查结果如表 5-12 所示,判断两种方法测定结果是否不同。

表 5-12   两种方法检查心脏室壁收缩

分类	核素正常	核素减弱	核素异常
对比正常	58	2	3
对比减弱	1	42	7
对比异常	8	9	17

解   这是双向有序且属性相同的列联表,用 McNemar 检验,H_0:两种方法测定结果吻合。

McNemar 检验卡方值 Chi $= 2.8561$,$P = 0.4144 > 0.05$,不能以 $\alpha = 0.05$ 水准的单侧检验拒绝 H_0。两种方法测定结果吻合。

若用一致性检验,0.75 在 Kappa 的 95% 置信区间 $(0.5639, 0.7978)$ 内,则也可认为两种方法测定结果一致。

2. 双向有序且属性不同表的检验

列联表两个分类变量的有序标志不完全一样,称为双向有序且属性不同表。这种表可以作相关性检验,如相关系数、线性趋势、对应分析;也可以作独立性卡方检验,拒绝 H_0 则可以认为有相关关系。

列联表的一个分类变量有序但另一个无序,称为单向有序表。若把双向有序且属性不同表的分组视为无序,则可以按单向有序表分析,在 6 章研究。

例 5-14   用脑神经生成素 A、B、C 方案治疗急性脑出血所致脑神经功能障碍,数据如表 5-13 所示,判断 3 种方案的疗效有无差异(《中国新药与临床杂志》1999 年 1 月 18 卷 1 期载)。

表 5-13   三种方案治疗脑神经功能障碍情况比较

用药	基本痊愈	显著好转	好转	无效
A(5~7 天)	5	7	10	8
B(10~12 天)	9	10	7	4
C(21~30 天)	16	10	3	1

解   这是双向有序且属性不同的列联表,用独立性检验,H_0:疗法与疗效独立。

理论数小于 5 的单元格数超过总格数的 20%,把好转与无效合并,计算得到

$$\chi^2 = 90 \times \left(\frac{5^2}{30 \times 30} + \frac{7^2}{30 \times 27} + \frac{18^2}{30 \times 33} + \cdots + \frac{4^2}{30 \times 33} \right) = 15.7758, \quad df = 4$$

$\chi^2_{0.01(4)} = 13.277$,$P < 0.01$,以 $\alpha = 0.01$ 水准单侧检验拒绝 H_0。可以认为疗法与疗效有相关关系,用药时间越长,疗效越高。

小 结 5

本章介绍分类资料的统计分析,包括统计描述和统计推断。

1. 分类资料的统计描述,有频数分布表和图,有绝对数和相对数。相对数说明两者的对比水平,常用的相对数有率、构成比、相对比、动态数列、相对危险度、比数比。率说明一定条件下某现象发生的频率或强度,构成比说明事物内部各组成部分在总体中所占的比重。在构成比不同时,率的比较要先进行标准化。

2. 离散总体参数估计,包括总体率的点估计和区间估计。区间估计有查表法和正态近似法两种,即小样本时查统计用表 11,样本容量 $n \geq 50$ 时作总体率 p 的 Z 估计。

3. 离散总体参数检验分为单组大样本的总体率 Z 检验以及两组大样本的总体率 Z 检验。

4. 分类资料常把数据按两个或更多变量完全分类编成列联表,不同情形使用不同的分析方法。双向无序表属于独立样本资料,在小于 5 理论频数的个数不超过总个数 1/5 时,χ^2 独立性检验。双向有序且属性不同的列联表,两个分类变量的标志不全相同,可以 χ^2 独立性检验,拒绝 H_0 时认为有相关关系。

5. 独立样本 2×2 表称为一般四格表,在总频数 $N \geq 40$ 且最小理论频数 $E \geq 5$ 时用 Pearson 卡方,在 $N \geq 40$ 且理论频数 $1 \leq E < 5$ 时用校正卡方,在 $N < 40$ 或 $E < 1$ 时用 Fisher 精确检验。

6. 双向有序且属性相同表属于相关样本资料,两个分类变量的标志完全一样,检验列联表左上到右下主对角线的对称元素的差异,称为吻合性检验或 McNemar 检验。计算 Kappa 值,由 0.4 或 0.75 在 Kappa 置信区间内判断两变量分类一致或高度一致,称为一致性检验。

7. 相关样本 2×2 表称为配对四格表,属于双向有序且属性相同表,可以吻合性检验或一致性检验。McNemar 检验是 $O_{12} + O_{21} \geq 40$ 时吻合卡方,$O_{12} + O_{21} < 40$ 时吻合校正卡方。

习 题 5

题 5-1 据传某验方治愈率为 92%,用它治疗某病 32 例,治愈 28 例,求治愈总体率的 95% 置信区间,再根据置信区间是否包含 0.92 来判断传闻是否可靠。

题 5-2 某传染病院用脑炎汤治疗乙脑 243 例,治愈 236 例,病死 7 例,求病死总体率的 95% 置信区间。

题 5-3 为检验某河水质的优劣,取 20ml 水样进行检查,观察到某种细菌 28 个,求此河水 1ml 所含此种细菌数的 0.95% 置信区间。

题 5-4 某中药改变剂型前临床观察 152 例,治愈 129 例;改变剂型后临床观察 130 例,治愈 101 例。能否得出新剂型疗效不如旧剂型的结论?

题 5-5 某中医药大学附属医院 1998 年 3～5 月治疗咳嗽表寒里热证,试验组用咳停糖浆治疗 30 例,显效 20 例,对照组用通宣理肺丸治疗 30 例,显效 11 例。判断两法疗效有无差异。

题 5-6 调查鼻咽癌患者与健康人的血型构成,数据如表 5-14 所示,试判断患鼻咽癌与血型有无关系。

表 5-14 鼻咽癌患者与健康人血型构成

分类	A 型	B 型	O 型	AB 型
患癌者	64	86	130	20
健康人	125	138	210	26

题 5-7　某卫生防疫站在中小学观察三种矫正治疗近视眼措施的效果,135 人使用夏天无眼药水,51 人近期有效;18 人做眼保健操,5 人近期有效;32 人用新疗法,6 人近期有效。试判断三种矫正治疗近视眼措施的近期有效率是否不同。

题 5-8　为观察某中药预防流感的效果,试验组服药,28 人有 25 人未发病;对照组不服药,30 人有 24 人未发病。试判断该中药有无预防流感的作用。

题 5-9　把 205 份标本的每一份分别接种甲、乙两种培养基,甲、乙均生长的 36 份,甲生长、乙不生长的 34 份,甲不生长、乙生长的 0 份,甲、乙均不生长的 135 份,判断两种培养基的效果是否相同。

题 5-10　某医院用中药制成两种止血粉,分别作狗股动脉横断压迫 3min 止血试验。甲种止血粉 16 例成功 5 例,乙种止血粉 20 例成功 9 例。判断两种止血粉效果是否一致。

6　非参数检验

本章介绍与总体分布无关、不检验总体参数、只检验分布位置的非参数(nonparametric)检验方法,并介绍单向有序表资料的秩和检验与 Ridit 分析。

6.1　非参数检验方法

非参数检验对总体的分布不作要求,通常适用于:总体分布为偏态或分布未知的计量资料、等级资料、个别数据偏大或数据的某一端无确定数值的资料、离散程度悬殊的资料。资料满足参数检验条件时,应选用参数检验的统计方法,否则会导致检验效能降低。不过,近代理论证明,一些重要的非参数统计方法,与相应的参数统计方法相比,效能的损失很小。

6.1.1　单组资料非参数检验

1. 单样本游程检验

依时间或其他顺序排列的有序数列中,具有相同属性的事件或符号的连续部分称为一个游程,每个游程含有事件或符号的个数称为游程的长度。在一个有序数列中,游程的个数记为 r,游程的长度记为 L。例如,符号序列

$$--++-++++--$$

前面两个"－"属性相同、连续出现,构成一个长度为 2 的游程。这个符号序列共有游程个数 $r=5$,游程长度 L 依次为:2、2、1、3、2。游程检验可以分为游程个数检验和游程长度检验两种,这里介绍游程个数检验。

设样本序列中,两类事件的观察值个数分别为 n_1、n_2,和为 $n=n_1+n_2$。H_0:两类事件的发生是随机的。若序列的观察值是用数值大小表示的,可以用中位数法变换为两类事件:各观察值大于中位数 M 者标"＋"号,小于 M 者标"－"号,等于 M 者弃去不计。在 n_i 较小时,可查统计用表 13(游程个数检验 r 界值表),r 值在上、下界范围外时拒绝 H_0。在 n_i 较大时,r 的分布近似均数 $1+2n_1n_2/n$,方差 $2n_1n_2(n_1n_2-n)/n^2(n-1)$ 的正态分布,即

$$Z=\frac{\left|r-1-\dfrac{2n_1n_2}{N}\right|-0.5}{\sqrt{\dfrac{2n_1n_2(2n_1n_2-n)}{n^2(n-1)}}}, \quad n=n_1+n_2 \tag{6-1}$$

例 6-1　某中药治疗某病患者 43 人,疗效按显效、有效、不变、恶化、显著恶化 5 个等级分别评为 1、0.72、0.47、0.28、0 分,各时间的平均分如表 6-1 所示。作游程检验。

表 6-1 各时点的疗效平均分

时间	t_1	t_2	t_3	t_4	t_5	t_6	t_7	t_8	t_9	t_{10}	t_{11}	t_{12}	t_{13}	t_{14}
平均分	0.45	0.43	0.52	0.66	0.62	0.57	0.60	0.65	0.55	0.63	0.69	0.70	0.65	0.67

解 H_0：此治疗过程是随机的，H_1：不是随机而是有时间倾向的。

中位数 $M=(0.62+0.63)/2=0.625$，各值大于中位数 M 者标"＋"号，小于 M 者标"－"号，等于 M 者弃去不计，得到游程个数 $r=6$ 的符号序列，即

$$－－－＋－－－＋－＋＋＋＋＋$$

符号序列中，"＋"、"－"号个数分别为 $n_1=7$、$n_2=7$，查统计用表 13，$r=6$ 在 0.05 的 r 界值范围 4～12 内，单侧 $P>0.05$，不能以 $\alpha=0.05$ 水准单侧检验拒绝 H_0。此治疗过程是随机的，不能认为有时间倾向。

2. 单样本卡方检验

单组资料总频数为 N，分类数为 k，设理论次数 E 按等概率计算，称为无差假说，即

$$E=N/k \tag{6-2}$$

单样本卡方检验研究观察次数 O 与理论次数 E 的拟合性，$H_0:O=E$，统计量为

$$\chi^2=\sum\frac{(O-E)^2}{E}, \quad df=k-1 \tag{6-3}$$

例 6-2 在医疗服务满意度调查的 500 人中，非常满意 24％，满意 20％，不置可否 8％，不满意 12％，非常不满意 36％，判断各种态度有无不同。

解 五种态度的理论数相等，即 $k=5$，$E=100$。故 $H_0:O=E$，$H_1:O\neq E$。

$$\chi^2=\frac{(500\times0.24-100)^2}{100}+\frac{(500\times0.20-100)^2}{100}+\frac{(500\times0.08-100)^2}{100}$$
$$+\frac{(500\times0.12-100)^2}{100}+\frac{(500\times0.36-100)^2}{100}=120$$

$df=k-1=4$，查统计用表 6，$\chi^2_{0.01(4)}=13.277$，$\chi^2>\chi^2_{0.01(4)}$，$P<0.01$，以 $\alpha=0.01$ 水准的单侧检验拒绝 H_0。检验有统计学意义，可以认为五种态度的百分数不同。

例 6-3 根据以往经验，某校长认为高中升学的男女比例为 2：1，今年该校高中升学的男生 90 人、女生 30 人，判断今年高中升学的男女比例是否符合该校长的经验。

解 男女升学理论概率为 2/3、1/3，即 $k=2$，$E_1=80$，$E_2=40$。$H_0:O=E$，$H_1:O\neq E$。

$$\chi^2=\frac{(90-80)^2}{80}+\frac{(30-40)^2}{40}=3.75$$

$df=1$，查统计用表 6，$\chi^2_{0.05(1)}=3.8415$，$\chi^2<\chi^2_{0.05(1)}$，$P>0.05$，不能以 $\alpha=0.05$ 水准单侧检验拒绝 H_0。检验无统计学意义，不能认为今年高中升学的男女比例不符合该校长的经验。

6.1.2 两组资料秩和检验

1. 两相关样本秩和检验

非参数检验常用秩（rank）或符号（sign）来代替原始数据进行分析。秩和检验（rank sum test）是非参数检验方法中效能较高，又比较系统完整的一种方法。所谓秩，又称为等级，实际

上就是把数值按大小顺序作 1,2,3,… 排列的一种等级编码。

两相关样本秩和检验,称为维尔克松(Wilcoxon)配对秩和检验,H_0:差值总体中位数 $M_d=0$,H_1:差值的总体中位数 $M_d \neq 0$。

在 H_0 假设下,把非零的差值按绝对值从小到大用 1、2、… 编秩,并按差值的正负标上正负号。绝对值相等时取平均秩次,把差值为 0 者舍去后样本容量记为 n。分别求出带正号秩和 T_+ 与带负号秩和 T_-,并以绝对值小的作为统计量 T 值。在 $n \leqslant 28$ 时,可查统计用表 14(配对秩和检验 T 界值表),用 T 值与 T 界值进行比较。若 T 值在上、下界范围内,则 P 值大于相应概率;若 T 值为界值或在范围外,则 P 值小于相应概率。

在 $n > 28$ 时,T 的分布逐渐逼近均数为 $n(n+1)/4$,方差为 $n(n+1)(2n+1)/24$ 的正态分布,无法查统计用表,可用连续的 Z 检验近似,并在相同差值太多时校正,即

$$Z=\frac{|T-n(n+1)/4|-0.5}{\sqrt{\dfrac{n(n+1)(2n+1)}{24}}}, \quad Z_c=\frac{|T-n(n+1)/4|-0.5}{\sqrt{\dfrac{n(n+1)(2n+1)}{24}-\dfrac{1}{48}\sum(t_i^3-t_i)}} \tag{6-4}$$

式中,t_i 为第 i 个相同秩次的个数。

例 6-4　某研究所对 12 份血清分别用原方法(检测时间 20min)和新方法(检测时间 10min)检测其谷-丙转氨酶,结果见表 6-2 的第 1、2 行。问两种检测方法有无差异?

表 6-2　　　　原法和新法检测血清谷-丙转氨酶($nmol \cdot S^{-1}/L$)结果比较

原法	60	112	195	80	242	180	165	38	202	44	236	65
新法	80	152	243	82	204	220	205	38	243	44	192	100
差值	−20	−40	−48	−2	38	−40	−40	0	−41	0	44	−35
秩次	−2	−6	−10	−1	4	−6	−6	0	−8	0	9	−3

解　这是配对资料,由于两法的数据差不服从正态分布,所以选用 Wilcoxon 配对秩和检验。H_0:差值总体中位数 $M_d=0$,H_1:$M_d \neq 0$。

计算每个对子的差值于表的第 3 行,按 10 个非零差值的绝对值,由小到大编秩于表的第 4 行,并根据差值的正负号确定符号。分别相加正负秩次,得到秩和 $T_+=13$、$T_-=42$,取统计量 $T=13$。由 $n=10$,查统计用表 14,双侧 $T_{0.05/2(10)}=8\sim47$,$T=13$ 在范围内,$P>0.05$,不能以 $\alpha=0.05$ 水准双侧检验拒绝 H_0。检验无统计学意义,不能认为两法的检测值不同。

2.两独立样本秩和检验

成组资料进行秩和检验时,称为曼·惠特尼-维尔克松(Mann Whitney-Wilcoxon)成组秩和检验,简称曼·惠特尼 U 检验。H_0:两总体分布相同。

在 H_0 假设下,两个样本来自同一总体。计量资料编秩时,两样本数据从小到大混合编秩,相同数据取平均秩次。设 n_1、n_2 分别为两样本的容量,$N=n_1+n_2$,$n_1 \leqslant n_2$,取统计量 T 为 n_1 样本的秩和,Wilcoxon W 表示 n_2 样本的秩和。

在 n_1、n_2 较小时,查统计用表 15(成组秩和检验 T 界值表),用 T 值与 T 界值进行比较。若 T 值在上、下界范围内,则 P 值大于相应概率。若 T 值为界值或在范围外,则 P 值小于相

应概率。在 n_1、n_2 较大时，可用连续的 Z 检验作不连续 T 分布的近似，并在两样本相同秩次的个数太多时校正，即

$$Z=\frac{|T-n_1(N+1)/2|-0.5}{\sqrt{n_1 n_2(N+1)/12}}, \quad Z=\frac{|T-n_1(N+1)/2|-0.5}{\sqrt{n_1 n_2(N+1)/12}\cdot\sqrt{1-\sum(t_1^3-t_i)/(N_3-N)}}$$

(6-5)

式中，t_i 为第 i 个相同秩个数。

例 6-5　对 19 只小鼠中的 9 只接种第一种伤寒杆菌，其余 10 只接种第二种伤寒杆菌，接种后的存活天数见表 6-3 的第 1、3 行。试判定两种伤寒杆菌的存活天数是否不同。

表 6-3　　　　　　　　　　　　两种伤寒杆菌接种小鼠的存活天数

第一种	6	6	8	5	10	7	12	6	8		$n_1=9$
秩次	5.5	5.5	12.5	1.5	16.0	10.0	19.0	5.5	12.5		$T_1=88$
第二种	7	11	6	6	7	9	5	10		6	$n_2=10$
秩次	10.0	18.0	5.5	5.5	10.0	14.0	1.5	16.0	16.0	5.5	$T_2=102$

解　第一种存活天数不服从正态分布，采用成组秩和检验，H_0：两总体分布相同。

把表的第 1、3 行混合编秩，写于第 2、4 行。$n_1=9$，$n_2=10$，确定 $T=T_1=88$。由 $n_1=9$，$n_2-n_1=1$，查统计用表 15 成组 T 界值，双侧 $T_{0.05/2}(9,1)=66\sim114$。$T=88$ 在范围内，双侧 $P>0.05$，不能以 $\alpha=0.05$ 水准双侧检验拒绝 H_0。不能认为两总体分布不相同，不能认为接种两种杆菌的存活天数不同。

6.1.3　多组资料秩和检验

1. 多组独立样本秩和检验

设多组独立样本资料为 k 个样本，每个样本容量为 $n_i(i=1、2、\cdots、k)$。在不要求正态分布和方差齐性时，可用克-瓦氏 H(Kruskal-Wallis H)秩和检验，H_0：各总体分布相同。

定量资料编秩时，将各组数据从小到大统一编秩次，相同数据取平均秩次。n_i 样本的秩和 T_i 构成 H 统计量，在相同秩次较多时校正，即

$$H=\frac{12}{N(N+1)}\sum\frac{T_i^2}{n_i}-3(N-1), \quad H_c=\frac{H}{1-\sum(t_i^3-t_i)/(N^3-N)}$$

(6-6)

在 n_i 较小且组数 $k=3$ 时，可以查统计用表 16(三样本铁和检验 H 界值表)。在 n_i 较大或组数 $k>3$ 时，H 或 H_c 近似服从 $df=k-1$ 的 χ^2 分布，查界值进行比较。

在各总体分布不全相同结论下多重比较，H_0：第 i、j 个总体分布相同，t 统计量为

$$t_{ij}=\frac{\dfrac{t_i}{n_i}-\dfrac{T_j}{n_j}}{\sqrt{S^2\dfrac{N-1-H}{N-k}}\cdot\sqrt{\dfrac{1}{n_i}+\dfrac{1}{n_j}}}, \quad df=N-k$$

(6-7)

其中，N 为总观测例数，S^2 在无相同数据或有相同数据的计算式分别为

$$S^2=\frac{N(N+1)}{12}, \quad S^2=\frac{1}{N-1}\left[\sum_{r=1}^{k}\sum_{s=1}^{n_r}T_{rs}^2-N\frac{(N+1)^2}{4}\right]$$

(6-8)

例 6-6　采用三种药物杀灭钉螺,每批用 200 只活钉螺,用药后清点钉螺的死亡数,再计算死亡率(%),结果见表 6-4 的第 1、3、5 行。判断三种药物杀灭钉螺的效果有无差异。

表 6-4　　　　　　　　　　　　三种药物杀灭钉螺的死亡率(%)比较

第一种①	32.5	35.5	40.5	46	49	$n_1=5$
秩次②	10	11	13	14	15	$T_1=63$
第二种③	16	20.5	22.5	29	36	$n_2=5$
秩次④	4	6	7	9	12	$T_2=38$
第三种⑤	6.5	9	12.5	18	24	$n_3=5$
秩次⑥	1	2	3	5	8	$T_3=19$

解　这是百分率资料,选完全随机分组 Kruskal-Wallis H 检验,H_0:三个总体分布相同。$N=15$,样本数据混合编秩,填入表 6-4 的第 2、4、6 行,求出秩和,计算 H 值得到

$$H=\frac{12}{15\times(15+1)}\times\left(\frac{63^2+38^2+19^2}{5}\right)-3\times(15+1)=9.7400$$

由组数 $k=3$ 且例数 $n_i=5$,查统计用表 16,$H_{0.01(5,5,5)}=7.98$,$H>H_{0.01(5,5,5)}$,单侧 $P<0.01$,以 $\alpha=0.01$ 水准单侧检验拒绝 H_0,三个总体分布不全相同。

作多重比较,H_0:第 1、2 个总体分布相同。无相同数据,计算得到

$$S^2=\frac{15\times(15+1)}{12}=20 \qquad t_{12}=\frac{\dfrac{63}{5}-\dfrac{38}{5}}{\sqrt{20\times\dfrac{15-1-9.74}{15-3}}\times\sqrt{\dfrac{1}{5}+\dfrac{1}{5}}}=2.9670$$

由 $df=15-3=12$,查统计用表 7,得到双侧 $P<0.05$。按 $\alpha=0.05$ 水准双侧检验拒绝 H_0,接受 H_1,第 1、2 种总体分布不同。可以认为第一种药物杀灭钉螺的效果高于第二种。

其他情形可以类似计算,得到如表 6-5 所示的结果。可以看出,$t_{13}=5.2218$,双侧 $P<0.01$,第 1、3 种总体分布不同,$t_{23}=2.2549$,双侧 $P<0.05$,第 2、3 种总体分布不同,可以认为药物杀灭钉螺的效果,第一种最高、第三种最低。

表 6-5　三种药物杀虫效果的两两比较

对比组	T_i	T_j	t_{ij}	结论
1 与 2	63	38	2.9670	$P<0.05$
1 与 3	63	19	5.2218	$P<0.01$
2 与 3	38	19	2.2549	$P<0.05$

2. 多组相关样本秩和检验

设多组相关样本资料的处理组、配伍组个数记为 k、b,$N=kb$。在不要求正态分布和方差齐性时可用 Friedman 秩和检验,H_0:各总体分布相同。

按配伍组编秩,相同数据取平均秩次。第 i 个处理组的秩和($i=1,2,\cdots,k$)记为 T_i。

当 k、b 不大时,用 T_i 平均值构成 M 统计量,查统计用表 17(配伍铁和检验 M 界值表)与 M 界值比较,即

$$M=\sum_{i=1}^{k}(T_i-\overline{T})^2, \qquad \overline{T}=\frac{1}{k}\sum_{i=1}^{k}T_i \tag{6-9}$$

当 k、b 较大时,构成 χ^2 统计量,并在相同秩次太多时校正,即

$$\chi_r^2=\frac{12M}{N(k+1)C},\quad \chi_{rc}^2=\frac{\chi_r^2}{1-\sum(t_i^3-t_i)/(Nk^2-N)},\quad df=k-1 \tag{6-10}$$

其中,t_i 为第 i 个相同秩次的个数。

在各总体分布不全相同结论下多重比较,H_0:第 i、j 个总体分布相同。t 统计量为

$$t_{ij}=\frac{T_i-T_j}{\sqrt{\dfrac{2b(A-B)}{(b-a)(k-1)}}},\quad df=(b-1)k-1 \tag{6-11}$$

其中,A 为所有秩次平方和或各区组无相同秩简化式,B 为处理组秩和的平方和除以 b,即

$$A=\sum_{r=1}^{k}\sum_{s=1}^{b}T_{rs}^2 \text{ 或 } A=\frac{bk(k+1)(2k+1)}{6},\quad B=\frac{1}{b}\sum_{i=s}^{b}T_s^2 \tag{6-12}$$

例 6-7 按年龄、性别、年级、社会经济地位、学习动机、智力水平、学习情况相近,把 32 名学生分 8 个配伍组。每个配伍组学生随机分到 4 个教学实验组,过一段时间测得学习综合成绩见表 6-6 的第 2、4、…、16 列。试比较 4 种教学方式对学生成绩的影响有无不同。

表 6-6　　　　　　　　　　　　　四种教学方式八个配伍组的学生综合成绩

方式	1组	1秩	2组	2秩	3组	3秩	4组	4秩	5组	5秩	6组	6秩	7组	7秩	8组	8秩
A	8.4	1	11.6	1	9.4	1	9.8	2	8.3	1	8.6	1	8.9	1	8.3	2
B	9.6	2	12.7	4	9.1	2	8.7	1	8	1	9.8	2	9	2	8.2	1
C	9.8	3	11.6	2	10.4	3	9.9	3	8.6	3.5	9.6	2	10.6	3	8.5	3
D	11.7	4	12	3	9.8	3	12	4	8.6	3.5	10.6	4	11.4	4	10.8	4

解 作配伍组 Friedman 秩和检验,H_0:四个总体分布相同。

按各配伍组编秩,填入表 6-6 的 3、5、…、17 列。$k=4$、$b=8$、$N=32$,$T_1=12$、$T_2=15$、$T_3=23.5$、$T_4=29.5$。计算平均秩和、统计量 M 得到

$$\overline{X}=80/4=20,\ M=(12-20)^2+(15-20)^2+(23.5-20)^2+(29.5-20)^2=191.5$$

查统计用表 17,得 $M_{0.05}=105$,$M>M_{0.05}$,$P<0.05$。按 $\alpha=0.05$ 水准拒绝 H_0。四个总体分布不全相同,可以认为四种教学方式的教学效果不全相同。

作多重比较,H_0:第 1、2 总体分布相同。t 统计量为

$$A=7\times(1^2+2^2+3^2+4^2)+(1^2+2^2+2\times3.5^2)=239.6$$
$$B=(12^2+15^2+23.5^2+29.5^2)/8=223.9375$$

$$t=12=\frac{15-12}{\sqrt{\dfrac{2\times8\times(239.6-223.9375)}{(8-1)(4-1)}}}=0.8684$$

由 $df=(8-1)\times(4-1)=21$,查统计用表 7,$t_{0.05/2(21)}=2.08$,双侧 $P>0.05$。不能以 $\alpha=0.05$ 水准双侧检验拒绝 H_0。第 1、2 总体分布相同,不能认为教学方式 A、B 的成绩不同。

其他情形可以类似计算,得到如表 6-7 所示的结果。可以看出,1 与 3、1 与 4、2 与 4 之间的 $P<0.01$,2 与 3 之间的 $P<0.05$,而 1 与 2,3 与 4 之间的 $P>$

表 6-7　四种教学方式的两两比较

对比组	T_1	T_j	t_{ij}	结论
1 与 2	12	15	0.8684	$P>0.05$
1 与 3	12	23.5	3.3290	$P<0.01$
1 与 4	12	29.5	5.0659	$P<0.01$
2 与 3	15	23.5	2.4606	$P<0.05$
2 与 4	15	29.5	4.1975	$P<0.01$
3 与 4	23.5	29.5	1.7369	$P>0.05$

0.05,故可以认为教学方式 A、B 的成绩低于教学方式 C、D。

6.2 单向有序表分析

6.2.1 单向有序表秩和检验

1. 两组独立样本秩和检验

单向有序表资料的分组为两分类时,称为两组独立样本。编秩时,同一等级取平均秩次,进行曼·惠特尼-维尔克松(Mann Whitney-Wilcoxon)成组秩和检验。

例 6-8 某中医院医生分别用祖传及一般针灸疗法治疗哮喘病人 46 例及 28 例,数据如表 6-8 的第 1、2、3 列所示,判断祖传针灸疗法的疗效是否高于一般针灸疗法。

表 6-8   正常人和慢性气管炎病人的痰液中嗜酸性粒细胞数据

疗效	一般针灸法	祖传针灸法	合计	秩 范 围		平均秩	一般法秩和	祖传法秩和
无效	5	3	8	1	8	4.5	22.5	13.5
好转	14	15	29	9	37	23	322	345
显效	5	16	21	38	58	48	240	768
痊愈	4	12	16	59	74	66.5	266	798
合计	$n_1 = 28$	$n_2 = 46$	$N = 74$				$T_1 = 850.5$	$T_2 = 1924.5$

解 这是单向有序列联表,两组独立样本秩和检验。H_0:两总体分布相同。

在表的第 4 列计算各等级的合计数,第 5 列计算秩次范围,第 6 列按范围的上下界之半计算平均秩次,第 7、8 列按平均秩次与人数之积计算秩和。如疗效为"无效"者合计 8 例,平均秩次为 $(1+8)/2 = 4.5$,一般疗法组的秩和为 $4.5 \times 5 = 22.5$。

确定 $T = 850.5$,$N = 74$。各疗效重复数,$t_1 = 8$、$t_2 = 29$、$t_3 = 21$、$t_4 = 16$,计算得到

$$\sum(t_1^3 - t_1) = (8^3 - 8) + (29^3 - 29) + (21^3 - 21) + (16^3 - 16) = 38184$$

$$Z_c = \frac{|850.5 - 28 \times (74+1)/2| - 0.5}{\sqrt{28 \times 46 \times (74+1)/12 \times [1 - 38184/(74^3 - 74)]}} = 2.3305$$

由 $Z_c > Z_{0.05/2}$,双侧 $P < 0.05$,以 $\alpha = 0.05$ 水准的双侧检验拒绝 H_0。两总体的分布不同,由 $T_1 < T_2$,可以认为祖传针灸疗法的疗效高于一般针灸疗法。

2. 多组独立样本秩和检验

单向有序表资料的分组为多分类时,称为多组独立样本。编秩时,同一等级取平均秩次,进行克-瓦氏 H(Kruskal-Wallis H)秩和检验。

例 6-9 测得四种病人痰液中的嗜酸性粒细胞数据如表 6-9 的前 5 列所示,判断 4 种病人痰液中嗜酸性粒细胞数是否不同。

表 6-9   四种病人痰液中的嗜酸性粒细胞数据

检验结果	支气管扩张	肺水肿	肺癌	病毒性呼吸道感染	合计	秩次范围		平均秩次	支气管扩张秩和	肺水肿秩和	肺癌秩和	病毒呼吸感染秩和
一	0	3	5	3	11	1	11	6.0	0.0	18.0	30.0	18.0
+	2	5	7	5	19	12	30	21.0	42.0	105.0	147.0	105.0
++	9	5	3	3	20	31	50	40.5	364.5	202.5	121.5	121.5
+++	6	2	2	0	10	51	60	55.5	333.0	111.0	111.0	0.0
合计	17	15	17	11	60				739.5	436.5	409.5	244.5

解 这是单向有序列联表,多组独立样本秩和检验。H_0:四个总体分布相同。

在表的第 9~12 列计算秩和,$n_1=17$、$T_1=739.5$,$n_2=15$、$T_2=436.5$,$n_3=17$、$T_3=409.5$,$n_4=11$、$T_4=244.5$,$N=60$。计算 H 统计量及校正 H_C 统计量得到

$$H=\frac{12}{60\times61}\times\left(\frac{739.5^2}{12}+\frac{436.5^2}{15}+\frac{409.5^2}{17}+\frac{244.5^2}{11}\right)-3\times61=14.2757$$

$$\sum(t_1^3-t_1)=(11^3-11)+(19^3-19)+(20^3-20)+(10^3-10)=17130$$

$$H_C=\frac{14.2757}{1-17130/(60^3-60)}=15.5057$$

$df=k-1=3$,查统计用表 6,$\chi^2_{0.01(3)}=11.3449$,单侧 $P<0.01$,以 $\alpha=0.01$ 水准的单侧检验拒绝 H_0。四个总体分布不全相同,可以认为四种病人痰液中嗜酸性粒细胞数不全相同。

多重比较结果,1 与 2 组、1 与 3 组、1 与 4 组均有 $P<0.01$,其他两组之间均 $P>0.05$。可以认为,支气管扩张组病人痰液中嗜酸性粒细胞数高于其他三组。

例 6-10 对例 5-13 脑神经生成素疗效,判断 3 种方案的疗效有无差异。

解 视分组为无序,即视为单向有序表,编秩计算见表 6-10。

表 6-10   三种方案治疗脑神经功能障碍编秩计算

	A	B	C	合计	范围		平均	A	B	C
痊愈	5	9	16	30	1	30	15.0	77.5	139.5	248.0
显著	7	10	10	27	31	57	44.0	308.0	440.0	440.0
好转	10	7	3	20	58	77	67.5	675.0	472.5	202.5
无效	8	4	1	13	78	90	84.0	672.0	336.0	84.0
合计	30	30	30	90				1732.5	1388.0	974.5

计算 H 统计量及校正 H_C 统计量得到

$$H=\frac{12}{90\times91}\times\left(\frac{1732.5^2}{30}+\frac{1388.0^2}{30}+\frac{974.5^2}{30}\right)-3\times91=14.0696$$

$$\sum(t_i^3-t_i)=(30^3-30)+(27^3-27)+(20^3-20)+(13^3-13)=56790$$

$$H_C=\frac{14.0696}{1-56790/(90^3-90)}=15.2584$$

$df=k-1=2$,查统计用表 6,$\chi^2_{0.01(2)}=9.2103$,单侧 $P<0.01$,以 $\alpha=0.01$ 水准的单侧检验

拒绝 H_0。3 总体分布不全相同。多重比较结果，1、3 组 $P<0.01$，2、3 组 $P<0.05$，1、2 组 $P>0.05$，故用药时间越长疗效越高。

6.2.2　Ridit 分析

1. Ridit 分析思想

单向有序列联表使用秩和检验，在各组均为大样本时还可以使用 Ridit 分析。Ridit 的前三个字母是 Relative to an indentified distribution 的缩写，-it 是 unit 的字尾，译为参照单位。

参照单位法的基本思想是：选用一个容量大的样本作基准，称为参照组；用选定的参照组计算各等级的标准值，称为参照单位；用参照单位计算各对比组的平均参照值进行比较。

设参照组分为如表 6-11 所示的 k 个等级，总频数 $n=\sum m_i$，第 i 等级频数 m_i，频率为 $f_i=m_i/n$，如下定义参照单位。

定义 6-1　参照组的前 $i-1$ 个等级的频率与第 i 等级的频率之半的和，即

$$R_i=f_1+f_2+\cdots+f_{i-1}+\frac{1}{2}f_i \tag{6-13}$$

表 6-11　参照组等级

等级	频数	频率
1	m_1	f_1
2	m_2	f_2
…	…	…
k	m_k	f_k

称为第 i 等级的参照单位或 Ridit 值，简称 R 值，记为 R_i。

由式 6-13 可得出下面结论，可用于计算参照单位各等级的 R 值，即

$$R_1=\frac{1}{2}f_1,\quad R_i=R_{i-1}+\frac{f_{i-1}+f_i}{2}\quad(1<i<k),\quad R_k=1-\frac{1}{2}f_k \tag{6-14}$$

定理 6-1　参照组 R 值的样本均数为

$$\bar{R}=0.5 \tag{6-15}$$

证明　R 值的样本均数以各等级频数与相应 R 值的加权平均计算，即

$$\bar{R}=\frac{1}{n}(R_1m_1+R_2m_2+\cdots+R_km_k)$$
$$=\frac{1}{n}\left[\frac{1}{2}\cdot\frac{m_1}{n}\cdot m_1+\left(\frac{m_1}{n}+\frac{1}{2}\cdot\frac{m_2}{n}\right)\cdot m_2+\cdots+\left(\frac{m_1}{n}+\cdots+\frac{m_{i-1}}{n}+\frac{1}{2}\cdot\frac{m_i}{n}\right)\cdot m_i\right]$$
$$=\frac{1}{2n^2}(m_1+m_2+\cdots+m_k)^2=\frac{n^2}{2n^2}=0.5$$

其他样本组称为对比组，均以参照组的 R 值为各等级的标准。对比组 R 值的样本均数按各等级频数与相应参照组 R 值的加权平均计算，一般与 0.5 有差异。

Broos 指出：参照单位 R 服从 $[0,1]$ 上的均匀分布，密度函数 $f(x)=1(0\leq x\leq1)$。由均匀分布的理论可知，R 值的总体均数、方差及样本均数 $\bar{R}$ 的标准误 σ_R 分别为

$$\mu_R=\frac{1}{2},\sigma_R^2=\frac{1}{12},\quad \sigma_{\bar{R}}=\frac{\sigma_R}{\sqrt{n}}=\frac{1}{\sqrt{12n}} \tag{6-16}$$

由中心极限定理，当 n 充分大时，$\bar{R}$ 近似服从正态分布，即

$$\bar{R}\sim N\left(\mu_R,\frac{1}{12n}\right),\frac{\bar{R}-\mu_R}{\sigma_{\bar{R}}}\sim N(0,1) \tag{6-17}$$

因而对比组、参照组总体均数 μ_R 的 $1-\alpha$ 置信区间分别为

$$\bar{R} \mp Z_{\frac{\alpha}{2}} \cdot \frac{1}{\sqrt{12n}}, 0.5 \mp Z_{\frac{\alpha}{2}} \cdot \frac{1}{\sqrt{12n}} \qquad (6\text{-}18)$$

用对比组及参照组总体均数 μ_R 的置信区间进行比较,称为 Ridit 分析或参照单位分析。

2. Ridit 分析应用

选定参照组时,要求频数分布于各个等级。通常取一个容量较大的样本为参照组,在各组容量较小时可以取合并组为参照组。研究新、旧药物的疗效时,可以选用旧药为参照组。研究患者与正常人对比时,可以选用正常人为参照组。

在各组总频数均≥50时,按式 6-18 计算各对比组总体均数 μ_R 的 $1-\alpha$ 置信区间,比较各对比组总体均数的置信区间。若某两对比组 R 值总体均数的置信区间无重叠部分,则以水准 α 拒绝 $H_0: \mu_i = \mu_j$,认为两组 R 值总体均数的差异有统计学意义。这时,若等级按"差"到"好"顺序排列,则样本均数 $\bar{R}$ 较大的组效果较佳;反之,则 $\bar{R}$ 较小的组效果较佳。

在各组总频数均≥50时,计算各对比组的 R 值样本均数,也可以作假设检验,H_0:各组效果相同。各对比组与参照组比较,两个对比组进行比较,多个对比组比较,统计量分别为

$$Z=(\bar{R}-0.5)\sqrt{12n}, \quad Z=\frac{\bar{R}_1-\bar{R}_2}{\sqrt{(1/n_1+1/n_2)/12}},$$

$$\chi^2=12\sum_{i=1}^{k}n_i(\bar{R}_i-0.5)^2, df=k-1 \qquad (6\text{-}19)$$

在拒绝 H_0 时,若等级按从"差"到"好"顺序排列,则样本均数较大的组效果较佳;反之,则较小的组效果较佳。Ridit 分析的计算,可以用 DPS 软件完成。

例 6-11 用三个中药方剂治疗慢性气管炎,同时设不给药组作为对照,各组疗效分为无效、好转、显效三级,结果如表 6-12 所示,问各方剂之间疗效有无差异?

表 6-12　　　　　　　　　　三组中药方剂的治疗效果

疗效	不给药组	1 号方组	2 号方组	3 号方组
无效	114	20	21	33
好转	20	45	63	40
显效	2	34	35	7
合计	136	99	119	80

解 1 各组总频数均≥50,取不给药组作为参照组,计算各等级的 R 值,即

$$R_1=\frac{114}{2}\times\frac{1}{136}=0.4191, \quad R_2=\left(114+\frac{20}{2}\right)\times\frac{1}{136}=0.9118, \quad R_3=1-\frac{2}{2}\times\frac{1}{136}=0.9926$$

1 号、2 号、3 号方组为比较组,计算样本均数 $\bar{R}$,即

$$\bar{R}_1=(20\times0.4191+45\times0.9118+34\times0.9926)/99=0.8400, \quad \bar{R}_2=0.8486, \quad \bar{R}_3=0.7156$$

计算各组总体均数 μ_R 的 95% 置信区间,即

不给药组 $0.5\mp196/\sqrt{12\times136}=(0.4515,0.5485)$,1 号方组 $(0.7831,0.8969)$

2 号方组 $(0.7968,0.9005)$,3 号方组 $(0.6524,0.7789)$

所有给药三组与不给药组比较,样本均数 $\bar{R}$ 值都大于 0.5,且 95% 的置信区间与不给药组无交叠,可以认为所有给药三组的疗效都显著。3 号方组与 1、2 号方组的区间无交叠,由 $\bar{R}_3 < \bar{R}_1、\bar{R}_2$,可以认为 3 号方组的疗效不如 1、2 号方组。

解 2　各组总频数均 $\geqslant 50$,取不给药组作为参照组,计算各参照组样本均数 $\bar{R}$,即

$$\bar{R}_1 = 0.8400, \quad \bar{R}_2 = 0.8486, \quad \bar{R}_3 = 0.7156$$

1 号方组与参照组进行比较,计算得到

$$Z = (0.8400 - 0.5) \times \sqrt{12 \times 99} = 11.7194$$

$P < 0.01$,且 $\bar{R}_1 > 0.5$,1 号方组疗效优于不给药组。

类似地,2、3 号方组与参照组进行比较的 Z 值分别为 13.1739、6.6811,双侧 $P < 0.01$,2、3 号方组疗效优于不给药组。可以认为 1、2、3 号方组疗效均显著。

1、2 号方组进行比较,计算得到

$$Z = \frac{0.8400 - 0.8486}{\sqrt{\dfrac{1}{12} \times \left(\dfrac{1}{99} + \dfrac{1}{119}\right)}} = -0.2190$$

$P > 0.05$,检验无统计学意义。不能认为 1、2 号方两组疗效不同。

1、2、3 号方组进行比较,计算得到

$$\chi^2 = 12 \times [99 \times (0.8400 - 0.5)^2 + 119 \times (0.8486 - 0.5)^2 + 80 \times (0.7156 - 0.5)^2] = 355.5321$$

$df = 3 - 1 = 2$,查统计用表 6,$\chi^2_{0.01(2)} = 9.2103$,单侧 $P < 0.01$,检验有统计学意义。可以认为 1、2、3 号方三组的疗效不同。

小　结　6

本章介绍非参数检验,这是任意分布检验,是与总体参数无关的检验方法。

1.非参数检验适用于总体分布为偏态或分布未知的计量资料、等级资料、个别数据偏大或数据的某一端无确定数值的资料、离散程度悬殊的资料。资料满足参数检验条件时,应选用参数检验的统计方法,否则会导致检验效能降低。

2.秩和检验在非参数检验方法中效能较高,又比较系统完整。秩即等级,是按数值的大小顺序作 1、2、3、…等级的一种编码。秩和检验的基本步骤是:建立假设、编秩、求秩和、计算检验统计量、确定 P 值、作出推断。

3.单组资料非参数检验,主要有单样本游程检验与单样本卡方检验。两组资料秩和检验,主要有两相关样本秩和检验与两独立样本秩和检验。多组资料秩和检验,主要有多组独立样本秩和检验与多组相关样本秩和检验。多组在拒绝 H_0 时,分布不全相同,要作两两比较。

4.单向有序列联表资料属于独立样本资料,常用秩和检验,主要是两组独立样本秩和检验与多组独立样本秩和检验。由于重复秩次多,统计量应当使用校正值 Z_c 与 H_c。

5.大样本的单向有序列联表资料,可以使用 Ridit 分析,即参照单位法。它的基本思想是选用一个容量大的样本作基准,称为参照组;用选定的参照组计算各等级的标准值,称为参照

单位;用参照单位计算各对比组的平均参照值进行比较。两组比较可以用 Z 检验,多组比较可以用卡方检验,也可以计算 R 值总体均数的置信区间比较有无重叠。等级按"差"到"好"顺序排列时,样本均数较大的组效果较佳。

习 题 6

题 6-1　取每只鼠一侧的整个腺体与另一侧的半个腺体作比较,测试 10 只小鼠肾上腺中抗坏血酸含量(μg/100mg),数值见表 6-13,判断整个与半个腺体的抗坏血酸测定量有无差异。

表 6-13　　　　　　小鼠整个腺体与半个腺体的抗坏血酸测定量(μg/100mg)

整个腺体	436	556	381	546	595	569	627	516	595	485
半个腺体	383	598	376	563	543	487	620	480	512	494

题 6-2　某营养实验室随机抽取 24 只小鼠随机分为两组,一组饲食未强化玉米,一组饲食已强化玉米,检查结果见表 6-20。判断强化前后玉米干物质可消化系数有无差别。

表 6-14　　　　　　　　　　　玉米干物质可消化系数

已强化组	34.3	38.1	42.8	45.9	48.2	51.7	52.4	52.8	54.5	54.8	55.3	65.4
未强化组	<10	15.8	18.2	21.9	23.4	24.6	26.1	27.2	29.3	30.7	34.4	34.7

题 6-3　测得三组人的血浆总皮质醇(g/L)如表 6-15 所示,判断三组血浆总皮质醇是否有差别。

表 6-15　　　　　　　　　　三组人的血浆总皮质醇(μg/L)

正常人组	0.4	7	4.6	1.9	2.2	2.5	2.8	3.1	3.7	3.9
单纯肥胖	0.6	13.6	7.4	1.2	2	2.4	3.1	4.1	5	1.2
皮质醇多	9.8	15.6	24	10.2	10.6	13	14	14.8	15.6	21.6

题 6-4　在某种药物保护下,对 10 例食管癌病人作不同强度的放射照射,观察血中淋巴细胞畸变百分数,见表 6-16。判断三者的淋巴细胞畸变百分数有无差别。

表 6-16　　　　　　10 例食管癌病人放射线照射前后血中淋巴细胞畸变百分数

照射前	1.0	1.0	0.0	1.2	1.0	1.0	1.0	1.0	1.0	4.0
照射 6000γ	0.0	18.0	6.7	0.0	29.0	17.0	5.0	6.0	10.0	7.0
照射 9000γ	0.0	12.0	9.7	6.3	16.0	16.7	25.0	2.5	9.0	7.0

题 6-5　某中医药大学用保真丸治疗肾阳虚患者,对照组服用金匮肾气丸,治疗结果如表

6-17 所示,判断两种方法的疗效有无差异。

表 6-17　不同药丸治疗肾阳虚患者

分类	治愈	显效	有效	无效
保真丸组	56	35	15	6
金匮肾气丸组	48	26	10	15

表 6-18　指压太冲穴防治肌肉注射疼痛感

分类	无痛	轻度痛	中度痛	重度痛
常规法	10	61	64	15
指压法	88	50	9	3

题 6-6　指压太冲穴防治肌肉注射疼痛感观察,数据见表 6-18,判断两组疗效是否不同。(《中医研究》2006 年第 1 期)

题 6-7　婴儿两种肝炎患者血清胆红质数据见表 6-19,判断两组的胆红质是否不同。

表 6-19　婴儿不同肝炎患者血清胆红质(mg%)

	<1	1~	5~	10~	15~	20~	25~
一般肝炎	4	11	15	0	0	0	0
重症肝炎	0	0	2	10	1	4	2

表 6-20　泌乳量与生产时间的资料

分类	早产	足月产	过期产
乳无	30	132	10
乳少	36	292	14
乳多	31	414	34

题 6-8　产妇产后泌乳量与生产时间的资料如表 6-20 所示,判断三种产妇在产后一个月内的泌乳量有无差别。

7　相关与回归

本章介绍直线相关与直线回归的基本理论,曲线回归及半数致死量应用,多元相关与多元回归的基本知识和应用。

7.1　两变量相关

7.1.1　Pearson 相关

事物之间的关系,可以分为因果关系、共变关系、相关关系三类。一事物是另一事物的原因,另一事物是结果,称为因果关系。如,光照的多少与药用植物生长的高度,光照是因,高度是果。同时受第三事物影响且无直接联系的两事物,称为共变关系。如,田里的庄稼与阳台上的花,虽然都随时间长高,但本身之间没有直接联系。变化的大小与方向有一定的联系,但不是因果,也不是共变的两事物,称为相关关系。如,同一组幼儿的体重与身高,有大小与方向联系,不能确定因果但有直接的联系。

简单直观研究两变量间相关关系的方法,是将试验或观察得到的 n 对 (X,Y) 样本数据 (X_1,Y_1)、(X_2,Y_2)、$\cdots$、(X_n,Y_n),作为平面直角坐标系上点的坐标逐点描出,称为散点图。

为更精确刻划两变量的相关关系,引入相关系数(correlation coefficient)。

定义 7-1　设变量 X、Y 服从正态分布,$EX=\mu_X$、$EY=\mu_Y$,$DX>0$、$DY>0$,定义

$$\rho=\frac{E(X-\mu_X)(Y-\mu_Y)}{\sqrt{DX \cdot DY}} \tag{7-1}$$

ρ 称为变量 X、Y 的总体相关系数,$E(X-\mu_X)(Y-\mu_Y)$ 称为 X 和 Y 的协方差(covariance)。

从正态总体 X、Y 中,随机抽取 n 对样本 (X_1,Y_1)、(X_2,Y_2)、$\cdots$、(X_n,Y_n),则称下式为 X 和 Y 的 Pearson 相关系数或积差相关系数,简称相关系数,即

$$r=\frac{l_{XY}}{\sqrt{l_{XX}l_{YY}}} \qquad (df=n-2) \tag{7-2}$$

式中 l_{XY} 表示 X 与 Y 的离均差积和,l_{XX}、l_{YY} 分别表示 X、Y 的离均差平方和,即

$$l_{XY}=\sum(X_i-\overline{X})(Y_i-\overline{Y})=\sum XY-n\,\overline{X}\,\overline{Y}, l_{XX}=(n-1)S_X^2, l_{YY}=(n-1)S_Y^2 \tag{7-3}$$

相关系数 r 没有单位,取值范围为 $-1 \leqslant r \leqslant 1$,只适用于双正态资料。

由图 7-1 可以看出,散点图呈直线上升趋势时,$(X_i-\overline{X})$ 与 $(Y_i-\overline{Y})$ 同号,有 $r>0$,称正相关。散点呈直线下降趋势时,$(X_i-\overline{X})$ 与 $(Y_i-\overline{Y})$ 异号,有 $r<0$,称负相关。散点全在一条直线上,$r=\pm1$,称完全相关。散点呈曲线或杂乱无章,$r=0$,称零相关。r 的符号表示相关方

向,绝对值表示两个变量间直线关系的密切程度。所以,相关系数是表示两个变量间直线关系密切程度和方向的统计量。

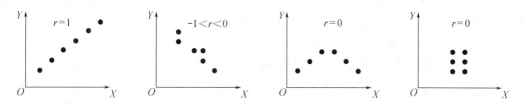

图 7-1 散点图与样本相关系数的关系

总体相关系数 ρ,可以用样本相关系数 r 作为估计值。$r \neq 0$ 时,由于存在抽样误差,不能认为 $\rho \neq 0$。所以,在 $H_0: \rho = 0$ 假设下,构成统计量 t_r,判断 X 和 Y 是否线性相关,称为相关系数的 t 检验,即

$$t = \frac{r - \rho}{\sqrt{(1 - r^2)/(n-2)}} \sim t(n-2) \tag{7-4}$$

在 $H_0: \rho = 0$ 假设下,t 值的大小取决于随机变量 r 的分布,因而可直接用 r 作检验统计量。由 $df = n - 2$ 查统计用表18(相关系数 r 界值表),在 $P \leqslant \alpha$ 时以 α 水准拒绝 H_0,认为 X 和 Y 线性相关。

例 7-1 测得某地 10 名三岁儿童的体重 X(kg)与体表面积 Y(10^{-1}m^2)如表 7-1 所示,试计算样本相关系数 r,并检验其是否来自 $\rho = 0$ 的总体。

表 7-1   **某地 10 名三岁儿童的体重与体表面积数据**

体重 X(kg)	11.0	11.8	12.0	12.3	13.1	13.7	14.4	14.9	15.2	16.0
体表面积 Y(10^{-1}m^2)	5.283	5.299	5.358	5.602	5.292	6.014	5.830	6.102	6.075	6.411

解 体重 X 与体表面积 Y 的 Shapiro-Wilk 检验 $P = 0.79$、0.15,为双正态资料。散点图,有直线趋势,见图 7-2。$H_0: \rho = 0$。计算得到

$$n = 10, \overline{X} = 13.4400, S_X = 1.6635$$

$$\overline{Y} = 5.7266, S_Y = 0.4142, \sum XY = 775.3466$$

$$l_{XY} = 775.3466 - 10 \times 13.4400 \times 5.7266 = 5.6916$$

$$l_{XX} = (10 - 1) \times 1.6635^2 = 24.9051$$

$$l_{YY} = (10 - 1) \times 0.4142^2 = 1.5441$$

$$r = \frac{5.6916}{\sqrt{24.9051 \times 1.5441}} = 0.9178$$

查统计用表 18,$r_{0.01/2(8)} = 0.7646$,双侧 $P < 0.01$,按 $\alpha = 0.01$ 水准双侧检验拒绝 H_0,可以认为该地三岁儿童体重 X(kg)与体表面积 Y(10^{-1}m^2)有正向直线相关关系。

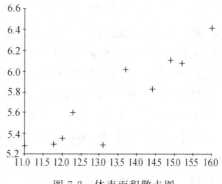

图 7-2 体表面积散点图

7.1.2 等级相关

对于等级或相对数的资料,或不服从正态分布的资料,或总体分布类型不知的资料,可以研究等级相关。由于等级相关用秩计算相关系数,也称为秩相关。常用的秩相关系数有 Spearman 相关系数 r_S 和 Kendall 相关系数 r_K。

Spearman 相关系数,在 X、Y 分别编秩后,计算 r_S 并在相同秩次较多时校正,即

$$r_S = 1 - \frac{6\sum d^2}{n^3 - n}, \quad r_{SC} = \frac{(n^3 - n)/6 - (T_X + T_Y) - \sum d^2}{\sqrt{[(n^3 - n)/6 - 2T_X][(n^3 - n)/6 - 2T_Y]}} \tag{7-5}$$

其中,n 为对子数,d 为每对秩之差,T_X 或 $T_Y = \sum(t_j^3 - t_j)/12$,$t_j$ 为第 j 个相同秩的个数。

Kendall 相关系数,在 X 的秩从小到大排列后,计算配对的 Y 每个秩下面更大者的个数,合计值记为 S,计算 r_K 并在相同秩次较多时校正,即

$$r_K = \frac{4S}{n^2 - n} - 1, \quad r_{KC} = \frac{2S}{\sqrt{[(n^2 - n)/2 - U_X][(n^2 - n)/2 - U_Y]}} - 1 \tag{7-6}$$

其中,n 为对子数,U_X 或 $U_Y = \sum(t_j^2 - t_j)/2$,$t_j$ 为第 j 个相同秩次的个数。

r_S 或 r_K 是总体相关系数 ρ_S 或 ρ_K 的估计值,查统计用表 19(Spearman 等级相关 r_s 界值表)或 20(Kendall 等级相关 r_k 界值表),在 $P \leqslant \alpha$ 时,以 α 水准拒绝 $H_0: \rho_S$ 或 $\rho_K = 0$。

例 7-2 测得 2～7 岁急性白血病患儿的血小板数 X 与出血症状 Y 资料如表 7-2 的①、③、⑥、⑧列所示。研究血小板数 X 与出血症状 Y 之间有无联系。

表 7-2　　　　　　　　　　血小板和出血症状资料

编号	X①	X秩②	Y③	Y秩④	秩差⑤	编号	X⑥	X秩⑦	Y⑧	Y秩⑨	秩差⑩
1	54270	6	++	9	−3	7	74240	7	−	3.5	3.5
2	13790	2	++	9	−7	8	106400	8	−	3.5	4.5
3	16500	3	+	7	−4	9	126170	9	−	3.5	5.5
4	31050	4	−	3.5	0.5	10	129000	10	−	3.5	6.5
5	42600	5	++	9	−4.0	11	143880	11	+++	11.5	−0.5
6	12160	1	+++	11.5	−10.5	12	200400	12	−	3.5	8.5

解 出血症状的等级−、+、++、+++,分别量化为 0、1、2、3。由如图 7-3 所示的散点图可以看出,血小板数 X 与出血症状 Y 无直线趋势,不必进行直线相关分析。为说明计算过程,还是进行 Spearman 检验。$H_0: \rho = 0$,$H_1: \rho \neq 0$。

两个变量分别编秩,相同观察值取平均秩,计算每对观察值的秩之差 d,填入表 7-2②、④、⑤、⑦、⑨、⑩列。本例 Y 有 6 个−,3 个++,2 个+++,由 $n = 12$,计算得到

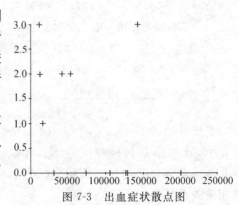

图 7-3　出血症状散点图

$$\sum d^2 = 378, T_Y = [(6^3-6)+(3^3-3)+(2^3-2)]/12 = 20$$

$$r_{SC} = \frac{(12^3-12)/6-(0+20)-378}{\sqrt{[(12^3-12)/6-2\times0][(12^3-12)/6-2\times20]}} = -0.4222$$

查统计用表 19，$r_{0.05/2(12)} = 0.587$，$|r| < r_{0.05/2(12)}$，双侧 $P > 0.05$，不能以 $\alpha = 0.05$ 水准拒绝 H_0，不能认为 2~7 岁急性白血病患儿的血小板数与出血症状之间有直线相关关系。

7.1.3 其他相关

1. 质与量相关

一个正态变量与一个真正二分变量的相关称为点二列相关。一个计量变量人为划为二分变量，与另一个计量变量的相关称为二列相关。点二列与二列相关，统称为质与量相关。某一题与总分的相关就是质与量相关，并称为这一题的区分度。点二列、二列相关计算公式分别为

$$r_p = \frac{\overline{X}_p - \overline{X}_q}{S}\sqrt{pq}, \quad r_b = \frac{\overline{X}_p - \overline{X}_q}{S} \cdot \frac{pq}{Y} \tag{7-7}$$

其中，p、q 分别为真正二分变量两个值所占的比例（$p+q=1$），S、$\overline{X}_p$、$\overline{Y}_q$ 分别为正态变量的标准差及对应于 p、q 的两个平均值，Y 为标准正态曲线中 p 对应的高度，可以根据二分变量较小比例值查表 7-3 得到。在人为二分变量不是来自正态变量时，应当选用点二列相关。

表 7-3				二分变量较小比例值对应的标准正态曲线高度					
	0.00	0.01	0.02	0.03	0.04	0.05	0.06	0.07	0.08	0.09
0.0	0.0000	0.0266	0.0484	0.0680	0.0861	0.1031	0.1191	0.1342	0.1486	0.1623
0.1	0.1755	0.1880	0.2000	0.2115	0.2226	0.2332	0.2433	0.2531	0.2624	0.2714
0.2	0.2800	0.2882	0.2961	0.3037	0.3109	0.3178	0.3244	0.3307	0.3367	0.3424
0.3	0.3478	0.3529	0.3577	0.3622	0.3665	0.3705	0.3742	0.3776	0.3808	0.3837
0.4	0.3864	0.3888	0.3909	0.3928	0.3944	0.3958	0.3969	0.3978	0.3984	0.3988
0.5	0.3989	0.3988	0.3984	0.3978	0.3969	0.3958	0.3944	0.3928	0.3909	0.3888

例 7-3 对例 1-3 的统计软件考试成绩，选择题按 $36 \times 80\% = 28.8$ 划分为良与不良，分析选择题的区分度。

解 1 假定总分是一个正态变量，选择题是一个人为二分变量，选用二列相关。

选择题为良的比例 $p = 20/45 = 0.4444$，不良的比例 $q = 25/45 = 0.5556$。由较小值 0.4444 查表 7-3，得到对应的 $Y = 0.3951$。总分的标准差 $S = 11.5945$，对应于良与不良两部分的平均值分别为 88.25、73.36。选择题与总分的二列相关系数为

$$r_b = \frac{88.25 - 73.36}{11.5945} \times \frac{0.444 \times 0.5556}{0.3951} = 0.8025$$

由此，可以认为选择题的区分度为 0.8025。

解 2 总分与选择题均不是正态变量，故选用点二列相关。

选择题为良与不良的比例分别为 0.4444、0.5556，总分的标准差 11.5945，对应于良与不良

两部分的平均值分别为 88.25、73.36。选择题与总分的点二列相关系数为

$$r_p = \frac{88.25 - 73.36}{11.5945} \times \sqrt{0.444 \times 0.5556} = 0.6381$$

由此,可以认为选择题的区分度为 0.6381。

2. 品与质相关

列联表两分类变量的相关程度,常用 Pearson 列联系数(contingency)和 Φ 系数,并统称为品与质相关。Pearson 列联系数和四格表 Φ 系数的计算公式分别为

$$r_C = \sqrt{\frac{\chi^2}{\chi^2 + N}}, \quad r_\Phi = \frac{O_{11}O_{22} - O_{12}O_{21}}{\sqrt{O_{1.} O_{2.} O_{.1} O_{.2}}} \tag{7-8}$$

其中,N 为总频数,χ^2 为列联表独立性检验的统计量,O_{ij} 为四格表的观测值及行列合计。

例 7-4 对某社会现象的评价调查,见表 7-4,能否说性别与评价态度有关?

解 1 这是 2×2 列联表,计算列联表独立性检验的统计量 $\chi^2 = 25.5$,得到 Pearson 列联系数为

$$r_C = \sqrt{\frac{25.5}{25.5 + 347}} = 0.2616$$

故,性别与评价态度有一定的相关关系。

解 2 计算四格表的 Φ 系数,即

$$r_\Phi = \frac{68 \times 146 - 25 \times 108}{\sqrt{176 \times 171 \times 93 \times 254}} = 0.2670$$

故,性别与评价态度有一定的相关关系。

表 7-4 对某现象的评价调查

分类	赞成	反对	合计
男	68	108	176
女	25	146	171
合计	93	254	347

7.2 一元回归

7.2.1 直线回归

1. 直线回归模型

血压有随年龄增大而增大的趋势,服药后的血药浓度随时间改变等因果关系,可以用直线回归方程(linear equation)描述两个变量间的依存关系。

对自变量 X 取值范围内的确定值 $X_i (i=1, 2, \cdots, n)$,设因变量 Y 对应的 Y_i 以相同标准差 σ 随机分布。试验结果看成两部分叠加而成,一部分由直线关系引起,记为 $\alpha + \beta X_i$,α、β 为不受 X_i 影响的参数,另一部分为随机误差 $e \sim N(0, \sigma^2)$,故 $Y_i = \alpha + \beta X_i + e$。

定义 7-2 若 X 为计量变量,$Y \sim N(\mu_2, \sigma^2)$,则直线回归方程及样本估计式定义为

$$\mu_2 = \alpha + \beta X \text{ 及 } \hat{Y} = a + bX \tag{7-9}$$

其中,参数 α 称截距(intercept),β 称回归系数(regression coefficient)。a 为 α 估计值,是样本回归直线在 y 轴上截距。b 为 β 估计值,是样本回归直线斜率,仍称回归系数。

回归分析的内容包括建立回归方程、检验回归方程、应用回归方程三个方面。

2. 直线回归方程的建立

实测值的离差平方和 l_{YY} 称为总平方和 $SS_{总}$,可以分为两部分,分别称为回归平方和 $SS_{回}$

与剩余（或残差）平方和 $SS_{剩}$，分别反映直线回归的效果与随机误差，即

$$l_{YY}=SS_{总}=\sum(Y_i-\overline{Y})^2=\sum(\hat{Y}_i-\overline{Y})^2+\sum(Y_i-\hat{Y}_i)^2=SS_{回}+SS_{剩} \tag{7-10}$$

$$df_{总}=n-1,\quad df_{回}=1,\quad df_{剩}=n-2$$

回归、剩余平方和除以自由度，分别称为回归、剩余均方（算术根为剩余标准差），即

$$MS_{回}=SS_{回},\quad MS_{剩}=\frac{SS_{剩}}{n-2},\quad S_{Y\cdot x}=\sqrt{\frac{SS_{剩}}{n-2}} \tag{7-11}$$

定理 7-1　若 X 为计量变量，$Y\sim N(\mu,\sigma^2)$，(X_1,Y_1)、(X_2,Y_2)、$\cdots$、(X_n,Y_n) 为样本，则 β 与 α 的估计式分别为

$$b=\frac{l_{XY}}{l_{XX}},\quad a=\overline{Y}-b\overline{X} \tag{7-12}$$

证　确定线性回归方程的原则是要求剩余平方和 $SS_{剩}$ 最小。根据微分学知识，$SS_{剩}$ 取极小值的必要条件是 $SS_{剩}$ 对 a、b 的偏导数均为 0，得到

$$\begin{cases}\dfrac{\partial(SS_{剩})}{\partial a}=-2\sum(Y_i-a-bX_i)=0\\[2mm]\dfrac{\partial(SS_{剩})}{\partial b}=-2\sum X_i(Y_i-a-bX_i)=0\end{cases}$$

化简为正规方程组 $\begin{cases}na+b\sum X_i=\sum Y_i\\ a\sum X_i+b\sum X_i^2=\sum X_iY_i\end{cases}$

解得，$\quad b=\dfrac{n\sum X_iY_i-(\sum X_i)(\sum Y_i)}{n\sum X_i^2-(\sum X_i)^2}=\dfrac{l_{XY}}{l_{XX}},\quad a=\dfrac{(\sum Y_i)(\sum X_i^2)-(\sum X_i)(\sum X_iY_i)}{n\sum_i^2-(\sum X_i)^2}=\overline{Y}-b\overline{X}$

回归方程拟合效果，除剩余标准差外，还可用决定系数（determining coefficient）描述。回归平方和在总平方和中所占的比例称为决定系数，记为 R^2，从而

$$R^2=\frac{SS_{回}}{SS_{总}}=1-\frac{SS_{剩}}{SS_{总}},\quad R^2=r^2,\quad SS_{回}=l_{yy}R^2 \tag{7-13}$$

R^2 值越接近于 1，表示回归平方和在总平方和中所占的比重越大，回归效果越好。在临床研究中，因病人之间的个体差异较大，$R^2\geqslant0.7$ 就认为回归效果不错。在高精度的医药实验研究中，要求 R^2 较大，例如，标准线的配制要求 $R^2>0.90$。

作为度量两变量间直线相关关系的指标，决定系数 R^2 比相关系数 r 更重要。例如：$df=100$，$r=0.20$ 时，双侧 $P<0.05$，可以 $\alpha=0.05$ 水准认为两变量之间存在直线相关。但决定系数 $R^2=0.20^2=0.04$，由自变量 X 来解释的变异在 Y 的总变异中仅占 4%，这表示除所研究的因素 X 对 Y 有影响之外，可能还有其他的因素等待我们去认识。

因果关系的两变量建立的回归方程，称为 I 型回归。相关关系的两个变量 X、Y，可以建立由 X 推 Y 及由 Y 推 X 的两个回归方程 $\hat{Y}=a_1+b_1X$，$\hat{X}=a_2+b_2Y$，称为 II 型回归。这两个回归方程不是反函数关系，两变量的相关系数是两回归系数的几何均数，即 $b_1b_2=r^2$。

3. 直线回归方程的检验

在 $H_0:\beta=0$ 假设下，回归均方除以残差均方构成检验 b 的统计量 F_b，判断线性回归方程有无统计学意义，称为回归方程的方差分析，即

$$F_b=\frac{MS_{回}}{MS_{剩}}=\frac{(n-2)SS_{回}}{SS_{剩}}\sim F(1,n-2) \tag{7-14}$$

定理 7-2　若 $Y \sim N(\alpha + \beta X, \sigma^2)$，则

$$b \sim N\left(\beta, \frac{\sigma^2}{\sqrt{l_{XX}}}\right), a \sim N\left(\alpha, \frac{\sigma^2}{n} + \frac{\sigma^2 \overline{X}^2}{l_{XX}}\right) \tag{7-15}$$

证　　由　　　　　　$Y_i \sim N(\alpha + \beta X_i, \sigma)$，有 $\overline{Y} \sim N(\alpha + \beta \overline{X}, \sigma^2/\sqrt{n})$

由　　$\sum(X_i - \overline{X}) = 0$，有 $l_{XY} = \sum(X_i - \overline{X})(Y_i - \overline{Y}) = \sum(X_i - \overline{X})Y_i$

$$b = \sum(X_i - \overline{X})Y_i / l_{XX} \text{ 及 } a = \overline{Y} - b\overline{X} \text{ 为正态变量}$$

$$Eb = \frac{\sum(X_i - \overline{X})EY_i}{l_{XX}} = \alpha \frac{\sum(X_i - \overline{X})}{l_{XX}} + \beta \frac{\sum(X_i - \overline{X})X_i}{l_{XX}} = \beta \frac{\sum(X_i - \overline{X})^2}{l_{XX}} + \beta \frac{\sum(X_i - \overline{X})\overline{X}}{l_{XX}} = \beta$$

$$Db = \frac{\sum(X_i - \overline{X})^2 DY_i}{l_{XX}^2} = \frac{\sum(X_i - \overline{X})^2 \sigma^2}{l_{XX}^2} = \frac{\sigma^2}{l_{XX}}$$

$$Ea = E(\overline{Y} - b\overline{X}) = (\alpha + \beta\overline{X}) - \beta\overline{Y} = \alpha, Da = D(\overline{Y} - b\overline{X}) = \frac{\sigma^2}{n} + \frac{\sigma^2 \overline{X}^2}{l_{XX}}$$

由定理 7-2 可知，在 $H_0: \beta = 0$ 假设下，可以构成检验 b 的统计量 t_b，判断 Y 与 X 是否线性关系，称为回归系数的 t 检验，即

$$t_b = \frac{\dfrac{b - \beta}{\sqrt{\sigma^2/l_{XX}}}}{\sqrt{\dfrac{SS_{剩}}{\sigma^2}/(n-2)}} = \frac{(b-\beta)\sqrt{l_{XX}}}{S_{Y \cdot X}} = \frac{b\sqrt{l_{XX}}}{S_{Y \cdot X}}, df = n-2 \tag{7-16}$$

可以证明，在 $H_0: \beta = 0$ 与 $\rho = 0$ 假设下，相关系数的 t 检验、回归系数的 t 检验、回归方程的方差分析是等价的，即

$$t_r^2 = t_b^2 = F_b \tag{7-17}$$

例 7-5　对例 7-1 资料，建立直线回归方程，并作回归方程的方差分析。

解　由例 7-1，Y 为正态变量，$\overline{X} = 13.4400, \overline{Y} = 5.7266, l_{XY} = 5.6916, l_{XX} = 24.9051$

得到　$b = 5.6916/24.9051 = 0.2285, a = 5.7266 - 0.2285 \times 13.4400 = 2.6552$

由例 7-1，$r = 0.9178$，双侧 $P < 0.01$，直线回归方程 $\hat{Y} = 2.6552 + 0.2285X$ 有统计学意义。

由于 $R^2 = r^2 = 0.9178^2 = 0.8424 > 0.7$，直线回归方程拟合效果较好。

由例 7-1，$l_{YY} = 1.5441$，计算得到 $SS_{回} = l_{YY}R^2 = 1.5441 \times 0.8424 = 1.3008, SS_{剩} = 1.5441 - 1.3008 = 0.2433, F = 1.3008/(0.2433/8) = 42.7719$

查统计用表 8，$F_{0.01/2(1,8)} = 14.688, P < 0.01$，以 $\alpha = 0.01$ 水准拒绝 H_0。由方差分析，也可以认为线性回归方程 $\hat{Y} = 2.591 + 0.233X$ 有统计学意义。

4. 直线回归方程的应用

回归方程在检验后，可以在样本范围内使用。在样本范围内，由自变量值 X_0 推算对应值 $\hat{Y}_0$ 或对应分布的均数 $\hat{\mu}_{Y0}$，称为点预测或区间预测；由因变量值 Y_0 推算 $\hat{X}_0$，称为控制。

定理 7-3　若 $Y \sim N(\alpha + \beta X, \sigma^2)$，则

$$Y - \hat{Y} \sim N\left[0, \sigma^2 \sqrt{1 + \frac{1}{n} + \frac{(X - \overline{X})^2}{l_{XX}}}\right] \tag{7-18}$$

证　由定理 7-2，$Y - \hat{Y} = Y - a - bX$ 为正态变量，计算得到 $E(Y - a - bX) = (\alpha + \beta X) - \alpha - \beta X = 0$

$D(Y - \hat{Y}) = D(Y - a - bX) = D[Y - (\hat{Y} - b)\overline{X} - bX] = D[Y - \hat{Y} - b(X - \overline{X})] = \sigma^2 + \frac{\sigma^2}{n} + (X - \overline{X})^2 \cdot \frac{\sigma^2}{l_{XX}}$

由定理 7-3 可知
$$t = \frac{Y_0 - \hat{Y}_0}{S_{Y \cdot X} \sqrt{1 + \frac{1}{n} + \frac{(X_0 - \overline{X})^2}{l_{XX}}}} \tag{7-19}$$

故 X_0 对应值 Y_0 及对应分布的总体均数 μ_{Y_0} 的 $(1-\alpha)$ 预测区间分别为

$$\hat{Y}_0 \mp t_{\alpha/2(n-2)} \cdot S_{Y \cdot X} \sqrt{1 + \frac{1}{n} + \frac{(X_0 - \overline{X})^2}{l_{XX}}}, \hat{Y}_0 \mp t_{\alpha/2(n-2)} \cdot S_{Y \cdot X} \sqrt{\frac{1}{n} + \frac{(X_0 - \overline{X})^2}{l_{XX}}} \tag{7-20}$$

Ⅱ 型回归的 X、Y 都是随机变量,预测与控制的地位平等,可将 Y 当自变量,X 当因变量,建立由 Y 推 X 的回归方程 $\hat{X} = a_2 + b_2 Y$,可解决由 Y_0 推算 X_0 的控制区间。

Ⅰ 型回归的 Y 是随机变量,X 不是随机变量,可以证明由 Y_0 推算 X_0 的控制区间为

$$\hat{X}_0 \mp t_{\alpha/2(n-2)} \cdot \frac{S_{Y \cdot X}}{|b|} \sqrt{\frac{1}{n} + \frac{(Y_0 - \overline{Y})^2}{b^2 l_{XX}}} \tag{7-21}$$

对应值 Y_0 及对应总体均数的预测区间,都与 $1/n + (x_0 - \overline{X})^2 / l_{XX}$ 有关。所以,用回归方程作预测的精密度与实测例数 n、自变量 X 取值、分散情况等三个因素有关:n 越大,估计的精密度越高;越小或 X 越分散,估计的精密度越好。

例 7-6 以针刺穴位深度为自变量 X,痛觉阈为因变量 Y,选取四种穴位深度,用 $n=32$ 对 (X, Y) 数据,建立有统计学意义的回归方程 $\hat{Y} = -0.1000 + 1.0170X$。$\overline{X} = 5.5$,$S_1 = 3.6740$,$S_{Y \cdot X} = 0.1649$,穴位深度 $X_0 = 6.5000$,求对应痛觉阈的 95% 范围。

解 由 $X_0 = 6.5000$,计算得到预测点估计 $\hat{Y}_0 = -0.1000 + 1.0170 \times 6.5 = 6.5105$
查统计用表 7 得 $t_{0.05/2(30)} = 2.0423$,计算由 X_0 推算 Y_0 的 95% 预测区间得到

$$6.5105 \mp 2.0423 \times 0.1649 \times \sqrt{1 + \frac{1}{32} + \frac{(6.5 - 5.5)^2}{(32 - 1) \times 3.6740^2}} = (6.1681, 6.8529)$$

穴位深度取 $X_0 = 6.5$ 时,可预测痛觉阈值 Y_0 约有 90% 在范围内。

7.2.2 曲线拟合

直线回归可分析呈直线变化趋势的变量之间的数量依存关系,但在实践中,很多变量之间并不是直线关系,而呈曲线关系。例如:服药后的血药浓度与时间的关系,毒物剂量与毒性反应的关系,年龄与血红蛋白平均浓度的关系,细菌繁殖与培养时间的关系等等,都不是简单的直线关系,即使在不太大的范围内,仍不能以直代曲。

对呈曲线关系的资料,可用散点图分析曲线的类型,建立曲线回归(curve regression)方程。常用曲线的类型有对数、指数、幂函数、Logistic 等。

散点图不与纵轴或纵轴平行线相交,即以纵轴或纵轴平行线为渐近线,可以选择 $\hat{Y} = a + b\ln X$ 进行拟合,称为对数回归。动物对药物的反应 Y 与剂量 D 之间的关系在某一范围内可以描述为 $Y = a\lg D + b$。

散点图不与横轴或横轴平行线相交,即以横轴或横轴平行线为渐近线,可以选择 $\ln \hat{Y} = a + bX$ 进行拟合,称为指数回归。某些药物一次静脉快速注射后,血药浓度 C 是时间 t 的指数函数 $C = A_e^{-kt}$,取对数,记 $a = \ln A$,$b = -k$,则化为指数回归问题 $\ln \hat{C} = a + bt$。

散点图以两轴或两轴平行线为渐近线,或过原点,或无渐近线,可以选择 $\ln \hat{Y} = a + b\ln X$ 进

行拟合,称为幂函数回归。溶于 100g 水中的无水氯化铵,达饱和溶液所需克数 S 与绝对温度 T 之间关系为 $S=AT^b$,两边取对数并记 $a=\ln A$,化为幂函数回归 $\ln \hat{S}=a+b\ln T$。

实际问题中,可以用数据取对数绘制 $(\ln X,Y)$、$(X,\ln Y)$ 半对数散点图,$(\ln X,\ln Y)$ 对数散点图,有直线趋势,就分别判为对数回归、指数回归、幂函数回归。但用散点图中各散点的分布趋势准确地判断曲线类型,总是很困难的。一般需要采用几种最可能的曲线类型分别拟合同一个资料,对每种拟合结果进行拟合优度检验,从而挑选出拟合得最好的曲线模型。

拟合优度检验,可以简化为根据决定系数接近 1 和标准估计误差 S_Y 较小进行筛选,也可以通过比较预测值与观测值评判模型的适用程度。若较好的模型不止一个,则以结构最简单、易于计算的模型为首选。

例 7-7 研究板蓝根注射液的稳定性,在 pH=6.28,温度为 78℃ 时,测得保温时间 X(h) 与板蓝根破坏值 Y(g/L) 的结果如表 7-5 所示,作 Y 对于 X 的曲线拟合。

表 7-5　保温时间与板蓝根破坏值

保温时间 X	32	64	96	128
含量破坏值 Y	4.55	12.27	15.45	18.18

表 7-6　保温时间与板蓝根破坏值的对数

$\ln X$	3.4657	4.1589	4.5643	4.8520
$\ln Y$	1.5151	2.5072	2.7376	2.9003

解　计算数据的对数值,见表 7-6。比较如图 7-4 所示的 (X,Y)、$(\ln X,Y)$、$(X,\ln Y)$ 散点图,选择对数回归 $\hat{Y}=a+b\ln X$。

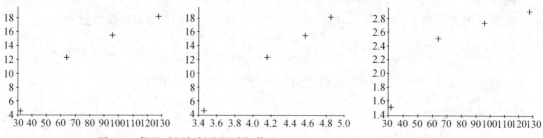

图 7-4　保温时间与板蓝根破坏值的 (X,Y)、$(\ln X,Y)$、$(X,\ln Y)$ 散点图

用 $(\ln X,Y)$ 数据作直线回归计算,得到 $a=-29.0313$,$b=9.7750$,$r=0.9972$,双侧 $P<0.01$,曲线回归方程 $\hat{Y}=-29.0313+9.7750\ln X$ 有统计学意义。

$R^2=0.9945>0.7$,且 $X=32$、64、96、128 时,$\hat{Y}=4.8461$、11.6216、15.5851、18.3971,与实测数据相差不大,拟合较好。

例 7-8 以不同温度对醋柳果汁加温 3 小时,得温度 X(℃) 与维生素破坏值 Y(g/L) 数据如表 7-7 所示,作维生素破坏值 Y 关于温度 X 的曲线拟合。

解　计算数据的对数值,见表 7-8。比较如图 7-5 所示的 (X,Y)、$(\ln X,Y)$、$(\ln X,\ln Y)$ 数据散点图,选择幂函数回归 $\ln \hat{Y}=a+b\ln X$。

表 7-7　维生素温度与破坏值数据

温度 X(℃)	60	80	100	120
破坏率 Y(g/L)	0.8	6.5	20.5	55.9

表 7-8　维生素温度与破坏值的对数

$\ln X$	4.0943	4.3820	4.6052	4.7875
$\ln Y$	-0.2231	1.8718	3.0204	4.0236

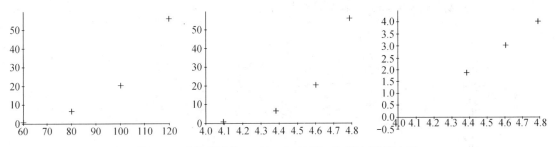

图 7-5　醋柳果汁的 (X,Y)、$(\ln X,Y)$、$(\ln X,\ln Y)$ 散点图

用 $(\ln X,\ln Y)$ 数据作直线回归计算,得到 $a=-24.9859$,$b=6.0796$,$r=0.9963$,双侧 $P<0.01$,回归方程 $\ln \hat{Y}=-24.9859+6.0796\ln X$ 有统计学意义。

$R^2=0.9927>0.7$,且 $X=60$、80、100、120 时,$\ln \hat{Y}=-0.0940$、1.6550、3.0116、4.1200,与实测数据相差不大,拟合较好。

7.2.3　半数致死量

医药科研中,常用动物试验来研究某种因素(药物、毒物、细菌及理化刺激等)对组织、细胞等受体的效应或对某一生物的影响,以鉴定效果、效价或毒性。药物的效应如果以其在群体生物中所引起的阳性发生百分率来表示,则称之为"质反应",能使试验动物起某种质反应的剂量,可说明质反应的大小,称为效量(effective dose),如致死量、耐受量、抑制量,还有致死浓度、致死时间、组织培养感染量等。这里以致死量为例,其他可以类似计算。

在进行毒力实验观察时,由于动物的个体差异,每个动物对毒物的反应不尽相同。毒物剂量较小时,动物不死,当毒物剂量逐渐增加,动物开始有死亡。能使一只动物死亡的最小剂量,称为最小致死量。剂量增加到一定程度,动物全部死亡,称为绝对致死量。使一组试验动物死亡一半的药物剂量,称为半数致死量 LD_{50}(lethal dose 50%)。

例 7-9　把三价糖酸锑钾的不同剂量注入小白鼠,存活与死亡数据如表 7-9 所示,绘制剂量 D 与死亡率 P 数据的 (D,P)、$(\lg D,P)$ 散点图。

表 7-9　　　　　　　　　　　　小白鼠在三价糖酸锑钾不同剂量的死亡率

剂量 D(mg/20g)	2.0	2.5	3.0	3.5	4.0	5.0
存活只数	12	7	4	2	1	0
死亡只数	1	3	7	11	16	17
死亡率 P(%)	7.6923	30.0000	63.6364	84.6154	94.1176	100

解　绘制剂量 D 与死亡率 P 数据的 (D,P)、$(\lg D,P)$ 散点图,如图 7-6 所示。

可以看出,(D,P) 散点图呈拉长的 S 形曲线,$(\lg D,P)$ 散点图呈对称的 S 形曲线。由于动物间存在个体差异,最小致死量及绝对致死量是随机变量,不易测定。在死亡率为 50% 时,切线的斜率最大。这时,药物剂量稍有变动,死亡率立即产生明显的差别。因此,用半数致死量

LD_{50}作为毒性指标,最灵敏,最准确,并且容易测定。

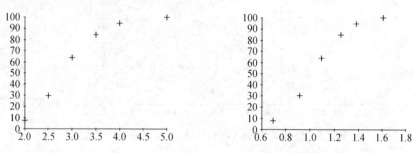

图 7-6　剂量 D 与死亡率 P 的 (D,P)、$(\lg D,P)$ 散点图

　　一般地,以剂量作横轴、死亡率作纵轴作图,得到死亡率 P 关于剂量 D 的分布函数图,是一条不对称的 S 形曲线,称为剂量-死亡率曲线。这是由于剂量与药物的效应不是正态分布关系,而是对数正态分布关系。剂量作对数变换,$(\lg D,P)$ 散点图呈现为对称的 S 形,对称中心在死亡率 $P=50\%$ 处。曲线的两端伸延较缓,表示接近 0% 或 100% 的低剂量或高剂量改变引起死亡率变化很小。曲线中段斜度较大,表示药物剂量稍有变动,50% 处死亡率有明显差别。因此,用半数致死量 LD_{50} 为指标来作为衡量药物毒力大小的指标,既稳定又误差较小。

　　半数致死量常用概率单位法进行计算,基本思想是对数剂量 $\lg D$ 近似服从正态分布 $N(\mu,\sigma^2)$,死亡率 P 为分布函数的近似值,即

$$P=\Phi\left(\frac{\lg D-\mu}{\sigma}\right),\quad \frac{\lg D-\mu}{\sigma}=\Phi^{-1}(P) \tag{7-22}$$

　　式中,$\Phi^{-1}(P)$ 表示由死亡率 P 反查标准正态分布函数表,其值可正可负。Bliss 提议,为避免出现负值,把 $\Phi^{-1}(P)$ 值加 5,称为概率单位 Probit (Probability Unit),记为 X,即

$$X=\Phi^{-1}(P)+5,\text{从而}\lg D=\mu+\sigma(X-5)=(\mu-5\sigma)+\sigma X \tag{7-23}$$

　　只要由死亡数求得死亡率,查统计用表 21(百分率与概率单位换算表)将死亡率 P 作概率单位 X 变换,则对称的 S 形对数剂量-死亡率曲线直线化。$P=0$ 或 $P=100$ 的数据个体差异影响太大,应在计算时删除。用整理后的 $(X,\lg D)$ 数据作直线回归。当 $P=50\%$ 时,概率单位 X_0-5,相应的为 $\lg LD_{50}$ 的点估计值,取反对数便得 LD_{50} 的点估计值。$\lg LD_{50}$ 的 $(1-\alpha)$ 预测区间为

$$\hat{Y}_0 \mp t_{\alpha/2}(n-2)\cdot S_{Y\cdot X}\cdot\sqrt{\frac{1}{n}+\frac{(5-\overline{X})^2}{l_{XX}}} \tag{7-24}$$

　　取反对数便得 LD_{50} 的 $(1-\alpha)$ 预测区间。

　　例 7-10　不同剂量厚朴注射液小白鼠死亡情况见表 7-10,求 LD_{50} 及其 95% 预测区间。

表 7-10　不同剂量厚朴注射液小白鼠死亡数据

剂 量	3.22	4.41	6.04	8.27
小鼠只数	10	10	10	10
死亡只数	1	3	5	9

表 7-11　小白鼠死亡数据的概率单位

死亡率 P	10	30	50	90
概率单位 X	3.7184	4.4756	5.0000	6.2816
对数剂量 $\lg D$	0.5079	0.6444	0.7810	0.9175

解 由死亡率 P 查统计用表 21 得到概率单位 X，计算对数剂量 $\lg D$，见表 7-11。

用 $(X, \lg D)$ 数据作直线回归，计算得到 $b = 0.1606, a = -0.0694, r = 0.9830$，双侧 $P <$ 0.05，曲线回归方程 $\lg D = -0.0694 + 0.1606X$ 有统计学意义。$R^2 = 0.9662 > 0.7$，拟合较好。

$X = 5$ 时，$\lg D = 0.7338, LD_{50} = 10^{0.7338} = 5.4175$。由 $S_{Y \cdot X} = 0.0397, t_{0.05/2(2)} = 4.3026$，得到

$$0.7338 \mp 4.3026 \times 0.0397 \sqrt{\frac{1}{4} + \frac{(5 - 4.8689)^2}{(4-1) \times 1.0787^2}} = (0.6476, 0.8200)$$

故，LD_{50} 的 95% 预测区间为 $(10^{0.6476}, 10^{0.8200}) = (4.4418, 6.6075) \mathrm{mg/g}$。

7.3 多元相关与回归

7.3.1 多元相关

多元相关是研究多个正态变量间线性关系的统计方法，多元相关分析的统计量有简单相关系数、偏相关系数、复相关系数。

不考虑其他变量的影响，研究变量 X_i 与 X_j 间线性关系的统计量称为简单相关系数，记为 r_{ij} 或 r，计算公式及检验 $(H_0: \rho_{ij} = 0)$ 统计量分别为

$$r_{ij} = \frac{l_{ij}}{\sqrt{l_{ii} l_{jj}}}, \quad t = r_{ij} \sqrt{\frac{n-2}{1 - r_{ij}^2}} \quad (df = n - 2) \quad (7\text{-}25)$$

将两变量 X_i 与 X_j 之外其他变量的影响扣除以后，X_i 与 X_j 之间的相关系数称为偏相关系数(partial correlation coefficient)，又称部分相关系数，记为 r_{ij}。3 或 4 个变量的计算公式为

$$r_{ij \cdot k} = \frac{r_{ij} - r_{ik} \cdot r_{jk}}{\sqrt{(1 - r_{ik}^2)(1 - r_{jk}^2)}}, \quad r_{ij \cdot kl} = \frac{r_{ij \cdot k} - r_{il \cdot k} \cdot r_{jl \cdot k}}{\sqrt{(1 - r_{il \cdot k}^2)(1 - r_{jl \cdot k}^2)}} \quad (7\text{-}26)$$

前者表示 3 个偏相关系数 $r_{12 \cdot 3}, r_{13 \cdot 2}, r_{23 \cdot 1}$，因为扣除 1 个变量，所以称为一级偏相关系数。后者表示 6 个偏相关系数 $r_{12 \cdot 34}, r_{13 \cdot 24}, r_{14 \cdot 23}, r_{23 \cdot 14}, r_{24 \cdot 13}, r_{34 \cdot 12}$，因为扣除 2 个变量，所以称为二级偏相关系数。在固定变量个数为 p 时，检验 $(H_0: \rho_{ij} = 0)$ 统计量为

$$t = r_{ij} \cdot \sqrt{\frac{n - p - 2}{1 - r_{ij \cdot}^2}} \quad (df = n - p - 2) \quad (7\text{-}27)$$

所有自变量与因变量直线相关程度的统计指标，称为复相关系数(multiple correlation coefficient)，记为 R。计算公式及检验 $(H_0: R = 0)$ 统计量为

$$R = \sqrt{\frac{SS_{回}}{SS_{总}}} = \sqrt{1 - \frac{SS_{剩}}{SS_{总}}}, \quad F = \frac{(n - m - 1)R^2}{m(1 - R^2)} \quad (7\text{-}28)$$

式中，n 为样本含量，m 为自变量个数，$df_1 = df_{回} = m, df_2 = df_{误} = n - m - 1$。$R^2$ 为决定系数，是复相关系数 R 的平方。

例 7-11 考察乙醇浓度 X_1(%)、浸泡时间 X_2(h)、溶媒用量 X_3(ml)，对中药白术出膏量 Y(g/100g)的影响，试验数据如表 7-12 所示，试分析 Y 与 X_1、X_2、X_3 的关系。

解 检验正态性，X_1、X_2、X_3、Y 均服从正态分布。计算 Y 与 X_1 的简单相关系数及检验（$H_0 : \rho_{1y} = 0$）统计量，得到

$$r_{1Y} = 0.9844$$

$$t = r_{1Y} \sqrt{\frac{n-2}{1-r_{1Y}^2}} = 0.9844 \times \sqrt{\frac{5-2}{1-0.9844^2}}$$

$$= 0.6907, \quad 双侧\ P < 0.01$$

固定 X_2、X_3 时 Y 与 X_1 的偏相关系数为 $r_{1y \cdot 23} = 0.9998$，检验统计量为

表 7-12 影响白术出膏率的试验数据

试验号	乙醇浓度	浸泡时间	溶媒用量	白术出膏
1	90	18	500	10.8
2	70	21	600	8.5
3	50	12	400	7.2
4	30	24	450	5.7
5	10	15	550	2.3

$$t = r_{ij} \cdot \sqrt{\frac{n-p-2}{1-r_{ij \cdot}^2}} = 0.9998 \times \sqrt{\frac{5-2-2}{1-0.9998^2}} = 49.9925, 双侧\ P < 0.05$$

类似计算，Y 与 X_2 简单相关系数为 0.1591，双侧 $P > 0.05$，扣除 X_1、X_3 影响后偏相关系数为 0.9808，双侧 $P > 0.05$；Y 与 X_3 简单相关系数为 -0.0398，双侧 $P > 0.05$，扣除 X_1、X_2 影响后偏相关系数为 -0.9918，双侧 $P > 0.05$。

7.3.2 多元回归

研究一个因变量与多个自变量之间线性依存关系的统计分析方法，称为多元线性回归（multiple linear regression）。多元线性回归分析的前提是：因变量服从正态分布，实际资料明显不满足这个前提条件时，须对因变量作数据变换。回归分析时，一般还要求自变量为连续变量，样本容量为自变量个数的 10 倍以上。

医药科学研究中，多元线性回归分析常用于描述医药现象中的数量关系、从较易测得的量来推算较难测得的量、进行预测预报和统计控制等。例如，食物中微量元素摄入量与心血管病发病率的关系，复方中多种药物间的配伍用量关系，用药物的各种理化特征揭示药物构-效关系的内在规律，论证处方中各中药的君、臣、佐、使关系，根据就诊者的各项症状推算是否患有某种难于直接诊断的疾病等等。

多元线性回归方程描述因变量 Y 与 m 个自变量 $X_1, X_2, \cdots, X_m$ 之间的线性依存关系。多元线性回归模型及样本估计式分别为

$$Y = \beta_0 + \beta_1 X_1 + \beta_2 X_2 + \cdots + \beta_m X_m + e, \quad \hat{Y} = b_0 + b_1 X_1 + b_2 X_2 + \cdots + b_m X_m \qquad (7\text{-}29)$$

式中，β_0 称截距，b_0 是其估计值；$\beta_i (i = 1, 2, \cdots, m)$ 称第 i 个自变量 X_i 的偏回归系数，$b_i (i = 1, 2, \cdots, m)$ 是其估计值；e 称残差，是除去自变量对 Y 影响后的正态随机误差。

定理 7-4 若 $(X_{11}, X_{12}, \cdots, X_{1m}, Y_1)$、$(X_{21}, X_{22}, \cdots, X_{2m}, Y_2)$、$\cdots$、$(X_{n1}, X_{n2}, \cdots, X_{nn}, \dot{Y}_n)$ 为连续变量 X_1、X_2、$\cdots$、X_m 及正态变量 Y 的样本，则 β_k 的估计值 $b_k (k = 1、2、\cdots、m)$ 为正规方程组的解，即

$$\begin{cases} l_{11} b_1 + l_{12} b_2 + \cdots + l_{1m} b_m = l_{1Y} \\ l_{21} b_1 + l_{22} b_2 + \cdots + l_{2m} b_m = l_{2Y} \\ \cdots \ \cdots \ \cdots \ \cdots \ \cdots \ \cdots \ \cdots \ \cdots \\ l_{m1} b_1 + l_{m2} b_2 + \cdots + l_{mn} b_m = l_{mY} \end{cases} \qquad (7\text{-}30)$$

从而得到 β_0 的估计值 $$b_0 = \overline{Y} - \sum_{k=1}^{m} b_k \overline{X}_k \tag{7-31}$$

证 $SS_{剩} = \sum (Y - \hat{Y})$ 关于 $b_i (i=0,1,\cdots,m)$ 偏导数为 0,得到正规方程组(7-30),化为矩阵方程

$$\begin{bmatrix} l_{11} & l_{12} & \cdots & l_{1m} \\ l_{21} & l_{22} & \cdots & l_{2m} \\ \cdots\cdots\cdots\cdots\cdots\cdots \\ l_{m1} & l_{m2} & \cdots & l_{mn} \end{bmatrix} \begin{bmatrix} b_1 \\ b_2 \\ \cdots \\ b_m \end{bmatrix} = \begin{bmatrix} 1_{1Y} \\ 1_{2Y} \\ \cdots \\ 1_{mY} \end{bmatrix}, 记为 AB=L \tag{7-32}$$

解 由矩阵方程(7-32),得到偏回归系数 $B=A^{-1}L$,代入偏导数为 0 所得方程组解得常数项 b_0。

对建立的多元线性回归方程,首先检验 $H_0:\beta_k(k=1,2,\cdots,m)$ 全为 0,判断是否有统计学意义,方差分析的 F 统计量为

$$F = \frac{MS_{回}}{MS_{剩}} = \frac{SS_{回}/m}{SS_{剩}/(n-m-1)}, \quad df_1 = df_{回} = m, \quad df_2 = df_{剩} = n-m-1 \tag{7-33}$$

在多元线性回归方程无统计学意义时,应该对自变量进行检验和选择,使回归方程只包含对因变量有统计学意义的自变量,找出"最优"方程,称为逐步回归方程。在线性与逐步回归方程均无统计学意义时,可以考虑二次多项式逐步回归方程。建立逐步回归方程的方法,有向前、向后、逐步等多种,不同方法建立的逐步回归方程不一定相同。

其次检验每一个自变量与因变量的关系,分别对每个偏回归系数检验 $H_0:\beta_i=0$,以便将无显著性的变量剔除出去。检验 $b_i(i=1,2,\cdots,m)$ 的统计量为

$$t = \frac{b_1}{S_{Y\cdot 12\cdots m}\sqrt{C_{ii}}}, \quad df=n-m-1, \quad S_{Y\cdot 12\cdots m} = \frac{SS_{剩}}{(n-2-1)} \tag{7-34}$$

式中,C_{ii} 表示式 7-30 系数矩阵 A 的逆矩阵主对角线上第 i 行第 i 列元素,$S_{Y\cdot 12\cdots m}$ 为残差的标准差,反映了回归方程的估计精度。拒绝 H_0,表示该自变量应当留在回归方程中。

第三,根据 R^2 或调整决定系数 $R_{ad}^2 > 0.7$,判断拟合效果。R_{ad}^2 计算公式为

$$R_{ad}^2 = 1 - \frac{SS_{剩}/(n-m-1)}{SS_{总}/(n-1)} = 1 - \frac{(n-1)(1-R^2)}{n-m-1} \tag{7-35}$$

最后,考虑共线性。自变量间的相关有统计学意义时,称为自变量有共线性。在样本容量较小,或自变量有共线性时,偏回归系数有较大的标准误,系数的总体值不能准确估计。共线性可以用相关系数、容忍度(tolerance)、方差膨胀因子(variance inflation factor,VIF)、条件指标判断。相关系数 $r > 0.8$ 的变量可能有共线性,容忍度 < 0.1 说明共线性严重。VIF 为容忍度的倒数,值愈大共线性愈严重。条件指标为方阵 X^TX 的最大与最小特征根之比的算术平方根,大于 10 有共线性,大于 30 共线性严重。

例 7-12 对例 7-11 数据,建立 Y 对 X_1、X_2、X_3 的多元线性回归方程。

解 由统计软件计算得到,Y 满足正态性,线性回归方程无统计学意义。逐步回归方程 $F=9.3640$、单侧 $P=0.0023<0.01$,有统计学意义。X_1 的偏回归系数 t 统计量为 9.6768,$P=0.0006<0.01$,应留在方程中。调整决定系数 $R_{ad}^2 = 0.9586 > 0.7$,拟合效果较好。条件指标为 3.799<10,无共线性。由非标准偏回归系数构成逐步回归方程 $\hat{Y}=1.950+0.099X_1$。

7.3.3 协方差分析

在营养研究中,不考虑动物食量的差别,直接用方差分析比较不同饲料组动物所增体重的

均数,显然是不够恰当的。用直线回归方法找出食量与所增体重的关系,用方差分析检验各修正均数的差别,显然就比较合理。这种把线性回归与方差分析结合起来,检验修正均数之间有无差别的统计方法称为**协方差分析**。协方差分析的 H_0 为:修正后的均数相等。协方差分析的前提是:各组资料来自方差相同的正态总体,各组的总体直线回归系数相等。

1. 完全随机资料的协方差分析

完全随机资料协方差分析,先检验资料的正态性、方差齐性,再使用分组变量 A,两次用统计软件选用一般线性模型。

第一次一般线性模型,指定因变量、协变量个数、Ⅲ型平方和,分析分组变量 A、协变量 X_1 及交互作用 $A \times X_1$。若交互作用 $A \times X_1$ 无统计学意义,则各组总体直线回归系数相等,可以协方差分析。

第二次一般线性模型,指定因变量、协变量个数、Ⅲ型平方和,分析分组变量 A、协变量 X_1,比较修正均数是否相等。

例 7-13　降压糖浆临床试验舒张压 DBP(kPa)资料见表 7-13,作协方差分析。

表 7-13　　　　　　　　　　　降压糖浆临床试验舒张压 DBP(kPa)

糖浆	药前	13.56	13.29	12.23	13.02	15.68	13.29	13.56	14.49	15.42	12.23	14.35	13.56	13.29	13.29	13.02
	药后	11.96	11.96	11.30	11.96	15.15	12.63	11.43	13.02	13.69	11.69	13.29	11.69	11.43	12.63	10.63
对照	药前	13.02	13.69	14.62	14.62	14.62	12.49	13.82	14.35	14.62	14.88	12.23	13.82	11.96	—	—
	药后	13.29	12.49	13.29	13.95	14.62	12.76	12.49	13.82	14.49	13.29	12.63	13.29	11.30	—	—

解　建立 A 为分组变量,X_1、X_3 分别为药前、药后的数据格式,用统计软件分析,两组药后数据均服从正态分布,且方差齐。

第一次一般线性模型,指定因变量 X_3、协变量个数 1、Ⅲ型平方和,分析分组变量 A、协变量 X_1 及交互作用 $A \times X_1$。药前与分组交互作用 $A \times X_1$ 的 $F = 1.5172, P = 0.2300$,交互作用无统计学意义,认为两组斜率相同,可以进行协方差分析。

第二次一般线性模型,指定因变量 X_3、协变量个数 1、Ⅲ型平方和,分析分组变量 A、协变量 X_1。药前 X_1 的统计量 $F = 46.2802, P = 0.0001$,用药前舒张压对用药后舒张压有影响。分组 A 的统计量 $F = 11.3758, P = 0.0024$,修正用药前的影响后,两组治疗后的舒张压不同。由于两组药后样本均数分别为 12.2973、13.2085,故降压糖浆的降压效果优于对照组。

2. 配伍资料的协方差分析

配伍资料的协方差分析,与完全随机设计类似,只是分组变量要换为处理 A、配伍 B 两个变量。第一次一般线性模型,分析分组变量 A、B,协变量 X_1 及交互作用 $A \times X_1$。若 $A \times X_1$ 无统计学意义,则各组总体直线回归系数相等,可以协方差分析。

例 7-14　12 窝大鼠按体重相近配伍,使用饲料,A 组缺乏核黄素,B 组限制食量,C 组不限食量。大鼠进食量 X 及体重增量 Y 数据,见表 7-14。分析核黄素缺乏对体重增加的影响。

表 7-14 核黄素缺乏对体重增加的影响

饲料	变量	1 窝	2 窝	3 窝	4 窝	5 窝	6 窝	7 窝	8 窝	9 窝	10 窝	11 窝	12 窝
A	X	256.90	271.60	210.20	300.10	262.20	304.40	272.40	248.20	242.80	342.90	356.90	198.20
	Y	27.00	41.70	25.00	52.00	14.50	48.80	48.00	9.50	37.00	56.50	76.00	9.20
B	X	260.30	271.10	214.70	300.10	269.70	307.50	278.90	256.20	240.80	340.70	356.30	199.20
	Y	32.00	47.70	36.70	65.00	39.00	37.90	51.50	26.70	41.00	61.30	102.10	18.10
C	X	544.70	481.20	418.90	556.60	394.50	426.60	416.10	549.90	580.50	608.30	559.60	371.90
	Y	160.30	91.60	114.60	134.80	76.30	72.80	99.40	133.70	147.00	165.80	169.80	54.30

解 建立 A、B 为分组、配伍变量,X_1、X_3 分别为进食量、体重增量的数据格式,用统计软件一般线性模型进行两次分析。

第一次分析得到,药前与分组交互作用 $A \times X_1$ 的 $F = 0.2748$,$P = 0.7627$,交互作用无统计学意义,认为两组斜率相同,可以进行协方差分析。

第二次分析得到,进食量 X_1 的 $F = 54.5715$,$P = 0.0000$,进食量对体重增量有影响。配伍 B 的 $F = 2.9099$,$P = 0.0170$,配伍设计成功,修正进食量的影响后,不同窝的体重增量不同。分组 A 的 $F = 2.5288$,$P = 0.1038$,修正进食量的影响后,不能认为三组的体重增量不同。

小 结 7

本章介绍相关与回归,这是研究变量间随机性关系的统计方法。

1. 对不同类型的变量,可用不同的统计方法去描写它们之间的关联程度。但两个变量间数量上的这种联系,并不反映是否有依存关系。

(1)散点图呈直线趋势时,服从正态分布的双变量计量资料,计算 Pearson 相关系数;非正态分布,或总体分布类型不知,或等级资料,计算等级相关系数,描述两个变量间直线关系密切程度和方向。Pearson 相关系数 r 的检验,$H_0: \rho = 0$,以 $df = n - 2$ 查统计用表 18。

(2)一个正态变量资料与一个二分类变量资料,计算二列相关或点二列相关系数;双向无序列联表资料,计算列联系数或 Φ 系数,描述两个变量间关系密切程度。

2. 因变量服从正态分布的相关样本,研究变量之间数量变化依存关系,使用回归分析。这种分析,包括建立回归方程、检验回归方程、使用回归方程三方面的内容。

(1)散点图呈直线趋势时,用最小二乘法建立线性回归方程;散点图呈曲线趋势时,用曲线拟合;半数致死量是曲线回归。

(2)对建立的回归方程作方差分析 $F = MS_{回} / MS_{剩}$,$H_0: \beta = 0$,拒绝 H_0 可以认为回归方程有统计学意义。相关系数的平方等于决定系数 R^2,$R^2 > 0.7$ 可以认为回归方程拟合效果好。回归系数检验与相关系数检验等价,$r = b S_X / S_Y$。

(3)有统计学意义的回归方程,可以在样本范围内使用。由自变量推算因变量称为预测,由因变量推算自变量称为控制。

3. 多元相关，是研究多个正态变量间线性关系的统计方法。偏相关系数表示其他变量固定不变条件下，变量之间相关程度与方向的真实情况。

4. 多元线性回归，是研究一个因变量与多个自变量之间线性关系的统计分析方法。在回归方程中，只保留对因变量影响大的自变量，称为逐步回归，软件计算常用向前法。

（1）对建立的回归方程作方差分析，拒绝 H_0 可以认为回归方程有统计学意义。

（2）复相关系数 R 反映所有自变量与因变量的直线相关程度，其平方等于决定系数 R^2。校正决定系数 $R_a^2 > 0.7$，可以认为回归方程拟合效果好。

（3）偏回归系数表示其他自变量固定不变条件下，对应自变量每改变一个单位，引起应变量的平均改变量。偏回归系数 t 检验，$P < 0.05$ 表示对应自变量应当留在逐步回归方程中。

（4）共线性造成偏回归系数有较大的标准误，系数的总体值不能准确估计。相关系数 $r > 0.8$ 的变量可能有共线性，容忍度 < 0.1 共线性严重，$VIF > 10$ 共线性严重。条件指标为方阵 $X^T X$ 的最大与最小特征根之比的算术平方根，大于 10 有共线性，大于 30 共线性严重。

5. 协方差分析是利用直线回归法消除混杂因素影响后进行方差分析，可消除混杂因素对分析指标的影响。

习 题 7

题 7-1 《伤寒论》中有黄连汤、人参汤、生姜泻心汤等 10 个使用甘草与干姜的处方，其配伍使用量如表 7-15 所示。求《伤寒论》使用甘草与干姜的处方中，甘草用量 X 与干姜用量 Y 的相关系数 r，并进行检验。

表 7-15 《伤寒论》中甘草与干姜用量（g）

甘草	12	6	9	6	6	9	9	12	0.8	6
干姜	6	4.5	9	4.5	6	3	9	0.8	4.5	

表 7-16 患病率与碘含量的关系

碘含量	10.0	2.0	2.5	3.5	24.5
患病率	40.5	37.7	39.0	20.0	0.0

题 7-2 不同地区水中平均碘含量与地方性甲状腺肿患病率的资料如表 7-16 所示，试分析甲状腺肿患病率 Y（%）与水中平均碘含量 X（单位）的关系。

题 7-3 某医师用免疫方法治疗 11 名患者的肢体硬化，治疗 6 个月后，结果如表 7-17 所示，分析残废指数 Y 与病程 X（年）的关系。

表 7-17 残废指数 Y 与病程 X 间的关系

病程	1	1	1	1	1	2	4	4	6	6	9
指数	3	2	5	6	5	7	6	6	7	7	7

表 7-18 甘草浓度与镜检晶纤维的数目

甘草浓度	2.07	3.10	4.14	5.17	6.20
晶纤维数	128	194	273	372	454

题 7-4 用显微定量法测定二陈丸的甘草浓度 X（mg/mL）与镜检晶纤维的数目 Y，得到如表 7-18 所示的资料。建立镜检晶纤维的数目 Y 关于甘草浓度 X 的回归方程。

题 7-5 用双波长薄层扫描仪测定紫草含量,浓度 C(mg/100ml)与测得积分值 H 数据如表 7-19 所示,建立积分值 H 关于浓度 C 的回归方程。

<table>
<tr><td colspan="7">表 7-19　紫草浓度与积分值数据</td></tr>
<tr><td>浓度</td><td>5</td><td>10</td><td>15</td><td>20</td><td>25</td><td>30</td></tr>
<tr><td>积分值</td><td>15.2</td><td>31.7</td><td>46.7</td><td>58.9</td><td>76.9</td><td>82.8</td></tr>
</table>

<table>
<tr><td colspan="7">表 7-20　峰面积关于山茱萸浓度的数据</td></tr>
<tr><td>浓度</td><td>0.5</td><td>1</td><td>2.5</td><td>5</td><td>10</td><td>15</td></tr>
<tr><td>峰面积</td><td>602</td><td>605</td><td>599</td><td>611</td><td>618</td><td>621</td></tr>
</table>

题 7-6 测定不同浓度的峰面积,数据见表 7-20,建立峰面积关于山茱萸浓度的回归方程。(《中成药》2006 年第 3 期)

题 7-7 二酰肼的生成值 Y(g/L)受压力 X(kPa)的影响,资料如表 7-21 所示,试建立二酰肼生成值 Y 与压力 X 的回归方程。

<table>
<tr><td colspan="7">表 7-21　二酰肼生成值与压力资料</td></tr>
<tr><td>压力</td><td>1.58</td><td>3.15</td><td>5.25</td><td>10.50</td><td>31.50</td><td>79.80</td></tr>
<tr><td>二酰肼值</td><td>55.0</td><td>38.0</td><td>25.0</td><td>14.5</td><td>6.6</td><td>2.6</td></tr>
</table>

<table>
<tr><td colspan="7">表 7-22　无味甘露胶囊芦丁吸光度与浓度</td></tr>
<tr><td>浓度</td><td>0.212</td><td>0.424</td><td>0.636</td><td>0.848</td><td>1.060</td><td>1.720</td></tr>
<tr><td>吸光度</td><td>0.099</td><td>0.199</td><td>0.293</td><td>0.400</td><td>0.508</td><td>0.615</td></tr>
</table>

题 7-8 蒙药无味甘露胶囊的提取工艺研究,数据见表 7-22。建立芦丁吸光度关于浓度的回归方程。(《辽宁中医药大学学报》2006 年第 3 期)

题 7-9 调查 16 所小学六年级学生的平均言语测验分 Y 与家庭社会经济状况综合指标 X_1、教师言语测验分 X_2、母亲教育水平 X_3,资料如 7-23 所示,建立 Y 对 X_1、X_2、X_3 的回归方程。

表 7-23							16 所小学六年级学生的智力状况调查								
X_1	7.20	11.7	12.3	14.2	6.31	12.7	17.0	9.8	12.8	14.7	19.6	16.0	10.6	12.6	10.9	15.0
X_2	16.6	14.4	18.7	25.7	25.4	24.9	25.1	26.6	13.5	24.5	25.8	15.6	25.0	21.5	20.8	25.5
X_3	6.2	5.2	7.0	17.1	6.1	6.9	5.8	6.5	5.62	15.8	6.2	5.6	6.9	6.3	6.1	7.5
Y	27.0	26.5	36.5	40.7	37.1	41.8	33.4	41.0	23.3	34.9	33.1	22.7	39.7	31.8	31.7	43.1

题 7-10 测得 20 岁男性运动员 A 及大学生 B 各 14 人的数据见表 7-24,进行协方差分析。

表 7-24		运动员(A)及大学生(B)的身高 X(cm)、肺活量 Y(cm³)数据													
A	X	184.9	167.9	171	171	188	179	177	179.5	187	187	169	188	176.7	179
	Y	4300	3850	4100	4300	4800	4000	5400	4000	4800	4800	4500	4780	3700	5250
B	X	168.7	170.8	165	169.7	171.5	166.5	165	165	173	169	173.8	174	170.5	176
	Y	3450	4100	3800	3300	3450	3250	3600	3200	3950	4000	4150	3450	3250	4100

8　统计在药学的应用

对研究对象进行特征观察和数据测量的过程称为试验,是科学研究关键的一环。表达特征必须有客观、明确、恰当的标准,称为指标。影响指标的条件称为因素,因素的等级和状态称为水平。医药科研中有大量的多因素多水平试验,事先必须进行缜密的设想和安排,称为试验设计。正交设计与均匀设计是多因素多水平试验较为理想的设计方法,在医药科研中有广泛的应用。

8.1　正交试验结果的极差分析

8.1.1　正交表原理

正交试验设计能通过代表性较强的少量试验,求得较优或最优的试验条件,因而被广泛应用。

试验设计时,要根据试验目的确定试验指标,拟出考察因素和水平。

在试验过程中,影响试验结果的条件叫做因素或因子。一项试验涉及的因素很多,不可能全部考虑,只能抓住主要的因素进行研究。这就需要在试验之前,根据研究目的和条件,结合专业知识和实践经验认真分析,确定试验因素。

因素的不同数量等级或状态,会导致不同的试验结果,这些数量等级或状态称为因素的水平。重要因素的水平数可多取一些,各水平间的距离要定得恰当。

衡量试验结果好坏的标准,称为试验指标。在制定试验方案之前,应根据试验目的,确定出最能客观反映试验结果的一个或几个考察指标。

例 8-1　为提高穿心莲内酯的产量,根据实践经验,对工艺中 4 个因素各取 2 个水平进行考察,因素水平如表 8-1 所示。

表 8-1　　　　　　　　　　　　　影响穿心莲内酯收率的 4 因素 2 水平

因素水平	乙醇浓度 A	溶剂用量 B	浸渍温度 C	浸渍时间 D
1	95%	300ml	70℃	10h
2	80%	500ml	50℃	15h

若对这 4 个因素 2 个水平的所有搭配都试验,则需要作 $2^4 = 16$ 次搭配,称为全面试验法。全面试验能得到最佳搭配,但试验次数太多。

若孤立地考虑各个因素,则可以先固定一些因素进行搭配,称为简单比较法。如,每次固定 3 个因素,比较一个因素,先固定 A、B、C,由

$$A_1 B_1 C_1 \begin{cases} D_1 \\ D_2 \end{cases}$$

假定 D_2 好;再固定 A、B、D,由 $A_1 B_1 C_2 D_2$,假定 C_2 好;再固定 A、C、D,由 $A_1 B_2 C_2 D_2$,假定 B_1 好;最后固定 B、C、D,由 $A_2 B_1 C_2 D_2$,假定 A_2 好。由五次试验可以选出较好搭配 $A_2 B_1 C_2 D_2$,试验次数不多。但是,水平搭配不均匀,可能漏掉好的搭配;后一批试验要等前一批结果,费时;且不能考虑因素间的相互影响。

综合全面试验法与简单比较法的优点,考虑 A、B、C 3 个因素各水平的均匀搭配,可以构成如表 8-2(1)所示的表格,用数字简化为如表 8-2(2)所示。表格右下角的方块中,水平标记 1、2 在每行每列各出现 1 次,称为拉丁方(Latin-Square)。把 3 个因素改写为 1 行,把 4 种搭配分别改写为 4 行,可得如表 8-2(3)所示的表格。把因素的个数增加,可得如表 8-2(4)所示的推广表格,称为 7 因素 2 水平 8 次试验正交表,记为 $L_8(2^7)$。

表 8-2　　　　　　　　　因素搭配→拉丁方→改写→$L_8(2^7)$正交表

(1)因素搭配			(2)拉丁方			(3)搭配改写				(4)$L_8(2^7)$正交表							
水平	B_1	B_2	水平	1	2	水平	1	2	3	试验号	1	2	3	4	5	6	7
A_1	C_1	C_2	1	1	2	1	1	1	1	1	1	1	1	1	1	1	1
A_2	C_2	C_1	2	2	1	2	1	2	2	2	1	1	1	2	2	2	2
						3	2	1	2	3	1	2	2	1	1	2	2
						4	2	2	1	4	1	2	2	2	2	1	1
										5	2	1	2	1	2	1	2
										6	2	1	2	2	1	2	1
										7	2	2	1	1	2	2	1
										8	2	2	1	2	1	1	2

定义 8-1　$L_n(k^m)$ 称为 n 行 m 列 k 水平正交表,行数表示 n 次试验,列数表示允许 m 个因素,每个因素 k 个水平。

正交表中,任何一列各水平出现的次数都相等,说明各因素的水平整齐可比;任意两列各水平全面搭配且次数相等,说明各因素间水平搭配均衡分散。这两个特点,称为正交性。

正交试验搭配均衡、整齐可比,试验次数较少,且试验结果便于分析,是较理想的试验设计方法。常用的正交表,可由统计用表 22(常用正交表)查到。

8.1.2　正交表安排试验

用正交表安排试验,一般要经过选表及表头设计两个步骤。

选表,是在指定水平数的正交表中,选择试验次数尽量少且能安排全部考察因素及交互作

用的表。因素间的联合作用称为交互作用,因素 A、B 间的交互作用记为 $A \times B$。中医讲究用药的配伍,一个复方的功效是方中各味药的单独作用和药物之间相互作用的叠加。要重视交互作用,还要根据专业知识和经验,把影响甚微的交互作用尽量略去,以便减少试验次数。两个以上因素间的交互作用称为高级交互作用,一般情况下可以忽略。

表头设计,是把考察因素及交互作用安排到正交表合适的列上。在交互作用可以忽略时,只需选择列数不少于考察因素个数的正交表,每个因素任意占用一列。一项试验,可以做出多种不同的表头设计,只要设计合理、试验误差不大,最终结论都是一致的。

在交互作用必须考虑时,因素不能任意安排,必须查相应的交互作用表把因素及其交互作用放在规定的列上,每个因素占用 1 列,每个交互作用占用 $k-1$ 列。应先安排涉及交互作用多的因素,使不同的因素或交互作用不混杂在同一列。选 $L_n(k^m)$ 正交表时,表的自由度、因素的自由度、交互作用的自由度及选表原则分别为

$$df_{表} = n-1, df_{因素} = k-1, df_{A \times B} = df_A \times df_B, df_{表} \geqslant \sum df_{因素} + \sum df_{交互作用} \quad (8\text{-}1)$$

若不能容纳所有的考察因素及交互作用,则需要改用自由度更大的正交表。

在因素的水平数不等时,可以用混合水平正交表直接安排试验,也可以对水平数少的因素拟定水平,使各因素在形式上等水平,再按等水平安排试验。

例 8-2 对例 8-1 的 4 因素 2 水平,不计交互作用,用正交表安排试验。

解 根据 $df_{表} \geqslant 4 \times (2-1) = 4$,查统计用表 22,选择 $L_8(2^7)$,每个因素任意占用 1 列,把各因素的所在列的数字换成该因素相应的水平,就得到试验方案。

如,A、B、C、D 分别占用 1、2、4、7 列,表中每一横行给出 1 种试验方案。第 1 号试验 $A_1 B_1 C_1 D_1$ 表示用 95% 的乙醇 300ml,在 70℃ 浸渍 10h。第 6 号试验 $A_2 B_1 C_2 D_1$ 表示用 80% 的乙醇 300ml,在 50℃ 浸渍 10h。共作 8 次试验,试验结果填入正交表,如表 8-3 所示。

表 8-3   不计交互作用的试验安排

试验号	A	B	C				D	试验方案	试验结果
	1	2	3	4	5	6	7		
1	1	1	1	1	1	1	1	$A_1 B_1 C_1 D_1$	
2	1	1	1	2	2	2	2	$A_1 B_1 C_2 D_2$	
3	1	2	2	1	1	2	2	$A_1 B_2 C_1 D_2$	
4	1	2	2	2	2	1	1	$A_1 B_2 C_2 D_1$	
5	2	1	2	1	2	1	2	$A_2 B_1 C_1 D_2$	
6	2	1	2	2	1	2	1	$A_2 B_1 C_2 D_1$	
7	2	2	1	1	2	2	1	$A_2 B_2 C_1 D_1$	
8	2	2	1	2	1	1	2	$A_2 B_2 C_2 D_2$	

表头和列号

例 8-3 对例 8-1 的 4 因素 2 水平,考虑交互作用 $A \times B$、$A \times C$、$C \times D$,作表头设计。

解 根据 $df_{表} \geqslant 4 df_{因素} + 3 df_{交互作用} = 4 \times (2-1) + 3 \times (2-1) \times (2-1) = 7$,查统计用表

22,试选 $L_8(2^7)$。A 放第 1 列,C 放第 2 列,查交互作用表,(1)×(2)→(3),$A×C$ 放第 3 列。B 放第 4 列,查 $L_8(2^7)$ 交互作用表,(1)×(4)→(5),$A×B$ 放第 5 列。

若 D 放第 6 列,则(2)×(6)→(4),若 D 放第 7 列,则(2)×(7)→(5),均出现混杂。由于 $L_{12}(2^{11})$ 无交互作用表,故再试选 $L_{16}(2^{15})$,D 放第 8 列,(2)×(8)→(10),作表头设计如表 8-4 所示。

表 8-4   2 因素交互作用的表头设计

表头	A	C	$A×C$	B	$A×B$			D		$C×D$					
列号	1	2	3	4	5	6	7	8	9	10	11	12	13	14	15

例 8-4   为提高烘制麸葛根的质量,以葛根黄酮含量为指标,考察烘制温度 A,烘制时间 B 和用麸量 C 3 个因素,水平如表 8-5 所示,考虑交互作用 $A×B$,$A×C$,作表头设计。

表 8-5   影响葛根黄酮含量的 3 因素 3 水平

因素水平	烘制温度 A	烘制时间 B	用麸量 C
1	150℃	20min	3g
2	165℃	30min	4g
3	175℃	40min	5g

解 $df_表 \geqslant 3×(3-1)+2×(3-1)×(3-1)=14$,查统计用表 22 选 $L_{27}(3^{13})$,A、B 放 1、2 列,由交互表放 $A×B$ 于 3、4 列,C 放 5 列,由交互表放 $A×C$ 于 6、7 列,表头如表 8-6 所示。

表 8-6   3 因素交互作用的表头设计

表头	A	B	$A×B$	$A×B$	C	$A×C$	$A×C$						
列号	1	2	3	4	5	6	7	8	9	10	11	12	13

例 8-5   在"热可平"注射液的研制中,根据临床实践,确定考察的因素水平如表 8-7 所示。用查混合水平表及拟水平两种方法作表头设计。

表 8-7   "热可平"注射液考察的 3 因素混合水平

因素水平	药品种类 A	剂量 B(g/ml)	用法 C(次/日)
1	鹅不食草＋柴胡	2	1
2	鹅不食草	4	2
3	柴胡		4

解   若直接查统计用表 22 的混合表,则可以选用 $L_{18}(2×3^7)$,2 水平因素只能放第 1 列,3 水平因素任意放后面 7 列,作表头设计如表 8-8 所示。

表 8-8   混合表 $L_{18}(2×3^7)$ 表头设计

表头	B	A	C					
列号	1	2	3	4	5	6	7	8

若根据临床实践,对 B 因素 1 水平多考察几次,虚拟一个 3 水平(2g/ml),则可以选用统计用表 22 的 $L_9(3^4)$ 作表头设计。这时,各因素在形式上为等水平,可以按等水平安排试验,试验次数比用混合表大为减少。

8.1.3 正交试验结果的极差分析

1. 等水平正交试验结果的极差分析

正交试验结果的分析,要解决四个问题:一是确定因素各水平的优劣,二是分析因素的主次,三是选择交互作用的搭配,四是预测最佳试验方案。

比较因素各水平的优劣,可以根据正交表的正交性,用各水平试验结果的平均值进行。如,比较 A_1 与 A_2 水平,由于两个水平的试验次数一样,因素 B、C、D 虽不都是固定在一个水平上,但它们与 A_1 与 A_2 的搭配均匀。因此,A_1 与 A_2 水平试验结果的平均值 $\bar{I}_A$ 与 $\bar{I}_A$ 具有可比性,其差异反映 A_1 与 A_2 水平对试验结果的不同作用。若指标越大越好,则 $\bar{I}_A > \bar{I}_A$ 说明 A_1 对指标的影响高于 A_2 水平。

分析因素的主次,有极差和方差两种分析方法。极差分析是对试验结果进行统计描述,方差分析是对试验结果进行统计推断。每个因素及交互作用的极差 R,是各水平试验结果的平均值中最大与最小之差。3 水平因素的交互作用占用 2 列,该交互作用的极差为这两列极差的平均值。若指标越大越好,则 R 值大的因素或交互作用对指标的影响大,为主要因素或重要交互作用;R 值小的因素对指标的影响小,为次要因素或可忽略交互作用;极差分析不能推断水平间的差异有无统计学意义。

对重要交互作用通过二元表从可能的各种搭配中选出最好的一种搭配。二元表是以一个因素的各水平为行,另一个因素的各水平为列,在搭配对应的方格填写相应搭配的试验结果平均值。若指标越大越好,则平均值最大者对应好搭配。

预测最佳试验方案,是根据主要因素取好水平,重要交互作用取好搭配,其余因素按减少工序、节约原料、缩短周期等实际情况取适当水平,得出最佳试验方案。根据最佳试验方案,再作试验进行验证。

例 8-6 在例 8-1 提取穿心莲内酯的试验中,凭经验知 D 与 A、B、C 不存在交互作用,考虑交互作用 $A×B$、$A×C$ 及 $B×C$,作正交设计的极差分析。

解 选 $L_8(2^7)$,表头设计及试验结果如表 8-9 所示,指标为产量 $Y(g/100g)$,大为好。

(1)确定因素各水平的优劣

由于 $\bar{I}_A = (72+82+78+80)/4 = 312/4 = 78$,$\bar{\bar{I}}_A = (80+81+69+74)/4 = 304/4 = 76$

指标越大越好,$\bar{I}_A > \bar{\bar{I}}_A$ 说明 A_1 比 A_2 水平好,类似得到 $\bar{I}_B > \bar{\bar{I}}_B$,$\bar{\bar{I}}_C > \bar{I}_C$,$\bar{\bar{I}}_D > \bar{I}_D$。

(2)分析因素的主次

计算得到 $R_A = \bar{I}_A - \bar{\bar{I}}_A = 78 - 76 = 2$,类似得到

$$R_B = 3.5, R_{A×B} = 5.5, R_C = 4.5, R_{A×C} = 1.5, R_{B×C} = 1, R_D = 3$$

$$R_{A×B} > R_C > R_B > R_D > R_A > R_{A×C} > R_{B×C}$$

$A×B$ 的极差最大,视为重要交互作用,C 的极差其次,视为主要因素。

表 8-9　　　　　　　　　　提取穿心莲内酯的正交极差分析

试验号	表头和列号							试验方案	试验结果 $Y(\%)$
	A	B	$A \times B$	C	$A \times C$	$B \times C$	D		
	1	2	3	4	5	6	7		
1	1	1	1	1	1	1	1	$A_1B_1C_1D_1$	72
2	1	1	1	2	2	2	2	$A_1B_1C_2D_2$	82
3	1	2	2	1	1	2	2	$A_1B_2C_1D_2$	78
4	1	2	2	2	2	1	1	$A_1B_2C_2D_1$	80
5	2	1	2	1	2	1	2	$A_2B_1C_1D_2$	80
6	2	1	2	2	1	2	1	$A_2B_1C_2D_1$	81
7	2	2	1	1	2	2	1	$A_2B_2C_1D_1$	69
8	2	2	1	2	1	1	2	$A_2B_2C_2D_2$	74
I	312	315	297	299	305	306	302		
II	304	301	319	317	311	310	314		
R	2	3.5	5.5	4.5	1.5	1	3		

（3）选择交互作用的搭配

A_1 与 B_1 搭配的试验为 1、2 号，试验结果的平均数为 $(72+82)/2=154/2$。类似得到 A_1B_2、A_2B_1、A_2B_2 搭配的平均数 $158/2$、$161/2$、$143/2$，通常写为如表 8-10 所示的二元表。由最大值 $161/2$，确定好搭配 A_2B_1。

表 8-10　A、B 因素二元表

因素 A	因素 B	
	B_1	B_2
A_1	154/2	158/2
A_2	161/2	143/2

（4）预测最佳试验方案

A、B 因素搭配取 A_2B_1，C 因素取 C_2，根据实际 D 因素取 D_1，以缩短生产周期，故最佳试验方案为 $A_2B_1C_2D_1$，即用 80% 的乙醇 300ml，控制温度 50℃ 浸渍 10h。

2. 不等水平正交表极差分析

混合水平正交表是由等水平正交表改造成的，如：混合水平正交表 $L_{16}(4 \times 2^{12})$ 是由等水平正交表 $L_{16}(2^{15})$ 改造而成的。从等水平表 $L_{16}(2^{15})$ 中取出第 1、2 列，其相应位置数值组成的有序数对共有 $(1,1)$、$(1,2)$、$(2,1)$、$(2,2)$ 4 种，这 4 种有序数对各重复 4 次。按对应原则

$$(1,1) \to 1,(1,2) \to 2,(2,1) \to 3,(2,2) \to 4$$

可以换为 4 水平，每一水平各安排 4 次。于是，把第 1、2 列合并为 4 水平的新 1 列，并去掉原 1、2 列的交互作用（原第 3 列）。这样，便得到混合表 $L_{16}(4 \times 2^{12})$，其第 1 列为 4 水平，后面 12 列为 2 水平。混合水平表与等水平表的列号对照，如表 8-11 所示。

表 8-11　　　　　混合表 $L_{16}(4\times2^{12})$ 与等水平表 $L_{16}(2^{15})$ 的列号对照

$L_{16}(4\times2^{12})$列号	1	2	3	4	5	6	7	8	9	10	11	12	13
$L_{16}(2^{15})$列号	(1,2,3	4	5	6	7	8	9	10	11	12	13	14	15)

在混合水平正交表中,水平数多的因素的极差一般比水平数少的因素的极差大。不同水平的因素进行比较,要对极差 R 值加以修正。极差修正值的计算式为

$$R'=\sqrt{\frac{n}{k}}dR \tag{8-2}$$

其中,n 为试验次数,k 为水平数,d 为修正系数,可由表 8-12 查出。

表 8-12　　　　　　　　　混合水平极差修正系数表

k	2	3	4	5	6	7	8	9	10
d	0.71	0.52	0.45	0.40	0.37	0.36	0.34	0.32	0.31

例 8-7　为考察从麻黄中提取麻黄碱的较优工艺条件,确定试验因素和水平如表 8-13 所示,考虑交互作用 $A\times B$、$A\times C$ 及 $B\times C$,作表头设计。

表 8-13　　　　　　　　　影响提取麻黄碱的因素和水平

因素水平	溶剂用量 A	溶剂种类 B	浸煮时间 C	pH 值 D
1	4 倍	0.1% HCl	2h	8
2	6 倍	H_2O	1h	12
3	8 倍			
4	10 倍			

若试验结果如表 8-14 所示,指标为麻黄碱产量 Y(g/100g)越大越好,试进行正交设计的极差分析。

解　由于

$$df_表\geqslant df_A+(df_B+df_C+df_D)+(df_{A\times B}+df_{A\times C})+df_{B\times C}$$
$$=(4-1)+3\times(2-1)+2\times(4-1)\times(2-1)+(2-1)\times(2-1)=13$$

选 $L_{16}(4\times2^{12})$ 混合表,因素 A 放第 1 列,因素 B 放第 2 列。查 $L_{16}(2^{15})$ 表交互作用表得

$$(1)\times(4)\rightarrow(5),(2)\times(4)\rightarrow(6),(3)\times(4)\rightarrow(7)$$

故 $A\times B$ 在 $L_{16}(4\times2^{12})$ 表应放第 3、4、5 列。

类似地,因素 C 放 $L_{16}(4\times2^{12})$ 表第 6 列,$A\times C$ 应放第 7、8、9 列,$B\times C$ 应放第 10 列。这样,因素 D 放第 11 列,表头设计完成。

(1)确定因素各水平的优劣

计算平均值得到

$$\overline{III}_A>\overline{IV}_A>\overline{II}_A>\overline{I}_A,\quad \overline{I}_B>\overline{II}_B,\quad \overline{II}_C>\overline{I}_C,\quad \overline{II}_D>\overline{I}_D$$

表 8-14 提取麻黄碱的正交表头设计与试验结果

试验号	表头和列号													试验方案	结果 Y(g/L)
	A	B	A×B	A×B	A×B	C	A×C	A×C	A×C	B×C	D				
	1	2	3	4	5	6	7	8	9	10	11	12	13		
1	1	1	1	1	1	1	1	1	1	1	1	1	1	$A_1B_1C_1D_1$	61
2	1	1	1	1	1	2	2	2	2	2	2	2	2	$A_1B_1C_2D_2$	83
3	1	2	2	2	2	1	1	1	1	2	2	2	2	$A_1B_2C_1D_2$	35
4	1	2	2	2	2	2	2	2	2	1	1	1	1	$A_1B_2C_2D_1$	48
5	2	1	1	2	2	1	1	2	2	1	1	2	2	$A_2B_1C_1D_1$	60
6	2	1	1	2	2	2	2	1	1	2	2	1	1	$A_2B_1C_2D_2$	71
7	2	2	2	1	1	1	1	2	2	2	2	1	1	$A_2B_2C_1D_2$	58
8	2	2	2	1	1	2	2	1	1	1	1	2	2	$A_2B_2C_2D_1$	61
9	3	1	2	1	2	1	2	1	2	1	2	1	2	$A_3B_1C_1D_2$	53
10	3	1	2	1	2	2	1	2	1	2	1	2	1	$A_3B_1C_2D_1$	80
11	3	2	1	2	1	1	2	1	2	2	1	2	1	$A_3B_2C_1D_1$	60
12	3	2	1	2	1	2	1	2	1	1	2	1	2	$A_3B_2C_2D_2$	86
13	4	1	2	2	1	1	2	2	1	1	2	2	1	$A_4B_1C_1D_2$	68
14	4	1	2	2	1	2	1	1	2	2	1	1	2	$A_4B_1C_2D_1$	67
15	4	2	1	1	2	1	2	2	1	2	1	1	2	$A_4B_2C_1D_1$	57
16	4	2	1	1	2	2	1	1	2	1	2	2	1	$A_4B_2C_2D_2$	80
I	227	543	558	533	544	452	527	488	519	517	494	501	526		
II	250	485	470	495	484	576	501	540	509	511	534	527	502		
III	279														
IV	272														
R	13.00	7.25	11.00	4.75	7.50	15.50	3.25	6.50	1.25	0.75	5.00	3.25	3.00		
R'	11.70	14.56	22.09	9.54	15.06	31.13	6.53	13.05	2.51	1.51	10.04	6.53	6.02		
				15.56				7.36							

（2）分析因素的主次

第 1 列 $k=4$，$d=0.45$，其余各列 $k=2$，$d=0.71$，计算得到

$$R'_A=\sqrt{4}\times0.45\times13=11.70$$

$$R'_B=\sqrt{8}\times0.71\times7.25=14.56$$

计算出各列的极差修正值，得交互作用极差修正值，即

$$R'_{A\times B}=(22.09+9.45+15.06)/3=15.56$$

$$R'_{A\times C}=(6.53+13.05+2.51)/3=7.36$$

故 $R'_C>R'_{A\times B}>R'_B>R'_A>R'_D>R'_{A\times C}>R'_{B\times C}$

表 8-15 A、B 因素二元表

因素 A	因素 B	
	B_1	B_2
A_1	144/2	83/2
A_2	131/2	119/2
A_3	133/2	146/2
A_4	135/2	137/2

（3）选择交互作用的搭配

由如表 8-15 所示的混合水平二元表，选择好的搭配 A_3B_2。

（4）预测最佳试验方案

C 因素取 C_2，A，B 因素取搭配 A_3B_2，根据实际 D 因素取 D_2 较好。故最佳试验方案为 $A_3B_2C_2D_2$，即用 8 倍量的水，浸煮 1h，调 pH＝12。

8.2　正交试验结果的方差分析

8.2.1　无重复试验方差分析

正交试验极差分析不能推断水平间的差异有无统计学意义，可进行正交试验方差分析。

正交试验方差分析的前提是，表头设计时有安排空白列或进行重复试验。由于空白列的离差平方和不是因素或交互作用水平变化引起的，可以把所有空白列的平方和及自由度相加，构成第 1 类误差，记为 SS_{e1}。非空白列的平方和比第 1 类误差小时，表明该因素或交互作用对试验结果没有影响或影响甚微，可以认为该列的平方和主要是试验误差引起的。为了提高分析精度，常把平方和小于第 1 类误差的各列合并到第 1 类误差中，相应自由度也一起合并。

无重复试验时，n 次试验结果参差不齐的程度可用总离差平方和来衡量，即

$$SS_{总} = \sum(Y_i - \overline{Y})^2 = \sum Y_i^2 - \frac{1}{n}(\sum Y_i)^2, df_{总} = n-1 \tag{8-3}$$

总离差平方和由各列的离差平方和构成，2 水平或 3 水平时，每一列的离差平方和为

$$SS_{列} = \frac{I^2 + II^2}{n/2} - \frac{1}{n}(\sum Y)^2 = \frac{(I - II)^2}{n}, SS_{列} = \frac{I^2 + II^2 + III^2}{n/3} - \frac{1}{n}(\sum Y)^2 \tag{8-4}$$

用各因素及交互作用的离差平方和与误差平方和分别比较，通过多次 F 检验得出方差分析结论，通常写为方差分析表。

例 8-8　临床用复方丹参汤由丹参、葛根、桑寄生、黄精、首乌和甘草组成，治疗冠心病有明显疗效。为将其改制成注射液，需考察：（1）组方是否合理，能否减少几味药？（2）用水煎煮还是用乙醇渗漉？（3）调 pH 除杂还是用明胶除杂？（4）是否加吐温-80 助溶？

解　为解决这些问题，转化为如表 8-16 所示的 5 因素 2 水平，考虑交互作用 $C \times E$。

表 8-16　　　　　　　　　　　　试制复方丹参注射液的 5 因素 2 水平

水平	A	B	C	D	E
1	甘草、桑寄生	丹参	吐温-80	调 pH 除杂	乙醇渗漉
2	0	丹参、黄精、首乌、葛根	0	明胶除杂	水煎煮

查统计用表 24，选 $L_8(2^7)$ 表，表头设计及试验结果如表 8-17 所示，指标为兼顾冠脉血流量和毒性评出的分数 Y，越大越好。这是无重复试验正交设计分析。

表 8-17   **试制复方丹参注射液的正交表头设计与试验结果**

试验号	表头和列号							试验方案	试验结果 Y
	A	B	C	D	E	$C \times E$			
	1	2	3	4	5	6	7		
1	1	1	1	1	1	1	1	$A_1 B_1 C_1 D_1 E_1$	4.0
2	1	1	1	2	2	2	2	$A_1 B_1 C_1 D_2 E_2$	8.7
3	1	2	2	1	1	2	2	$A_1 B_2 C_2 D_1 E_1$	8.6
4	1	2	2	2	2	1	1	$A_1 B_2 C_2 D_2 E_2$	9.9
5	2	1	2	1	2	1	2	$A_2 B_1 C_2 D_1 E_2$	0.3
6	2	1	2	2	1	2	1	$A_2 B_1 C_2 D_2 E_1$	6.7
7	2	2	1	1	2	2	1	$A_2 B_2 C_1 D_1 E_2$	12.7
8	2	2	1	2	1	1	2	$A_2 B_2 C_1 D_2 E_1$	10.7
I	31.2	19.7	36.1	25.6	30	24.9	33.3		
II	30.4	41.9	25.5	36	31.6	36.7	28.3		
SS	0.08	61.605	14.045	13.52	0.32	17.405	3.125		

(1)确定因素各水平的优劣。计算平均值得到

$$\bar{I}_A > \bar{II}_A, \bar{II}_B > \bar{I}_B, \bar{I}_C > \bar{II}_C, \bar{II}_C > \bar{I}_C, \bar{II}_E > \bar{I}_E$$

(2)分析因素的主次。第 1 列的离差平方和为

$$SS_A = (31.2 - 30.4)^2 / 8 = 0.08$$

类似计算 $SS_B = 61.605, SS_C = 14.045, SS_D = 13.52$

$$SS_E = 0.32, SS_{C \times E} = 17.405, SS_7 = 3.125$$

小于第 7 列的 1、5 列平方和应该并入第 1 类误差,即

$$SS_e = SS_{e1} = SS_7 + SS_A + SS_E = 3.13 + 0.08 + 0.32 = 3.53, df_e = 3 \times (2-1) = 3$$

对 B 因素作 F 检验,得到

$$F_B = \frac{SS_B / df_B}{SS_e / df_e} = \frac{61.61/1}{3.35/3} = 52.21, \quad df_1 = 1, \quad df_2 = 3$$

类似计算 $F_C = 11.91, F_D = 11.46, F_{C \times E} = 14.75$,写为如表 8-18 所示的方差分析表。

表 8-18   **试制复方丹参注射液的方差分析表**

来源	SS	df	S^2	F	P	结论
B	61.6050	1	61.6050	52.4298	<0.01	主要因素
C	14.0450	1	14.0450	11.9532	<0.05	重要因素
D	13.5200	1	13.5200	11.5064	<0.05	重要因素
$C \times E$	17.4050	1	17.4050	14.8128	<0.05	重要交互
e	3.35	3	1.18			

（3）选择交互作用的搭配。由如表 8-19 所示二元表，选择好搭配 C_1E_2。

（4）预测最佳试验方案。B 因素取 B_2，C，E 因素搭配取 C_1E_2，D 因素取 D_2，根据实际 A 因素取 A_2，以节约原料、降低成本。

故最佳试验方案为 $A_2B_2C_1D_2E_2$，即以丹参、首乌、黄精、葛根为复方丹参注射液的最佳配方，用水煎煮，用明胶除杂，加吐温-80 助溶。

表 8-19　C、E 因素二元表

因素 C	因素 E	
	E_1	E_2
C_1	14.7/2	21.4/2
C_2	15.3/2	10.2/2

8.2.2　重复试验方差分析

在设正交表为 $L_n(k^m)$，每个试验方案重复进行 r 次，试验结果记为 $Y_{ij}(i=1,2,\cdots,n;j=1,2,\cdots,r)$。$n\times r$ 次试验结果的总平均值及 1 水平 $r\times n/k$ 次试验结果的平均值分别为

$$\overline{Y}=\frac{1}{n\cdot r}\sum_{i=1}^{n}\sum_{j=1}^{r}Y_{ij}, \quad \overline{I}=\frac{1}{n\cdot r/k}\sum_{i=1}^{n/k}\sum_{j=1}^{r}Y_{ij}=\frac{k}{n\cdot r}\cdot I \tag{8-5}$$

试验结果参差不齐的程度可以用总离差平方和来衡量，即

$$SS_{总}=\sum_{i=1}^{n}\sum_{j=1}^{r}Y_{ij}^2-\frac{1}{n\cdot r}\left(\sum_{i=1}^{n}\sum_{j=1}^{r}Y_{ij}\right)^2=b-\frac{a^2}{n\cdot r}, \quad df_{总}=nr-1 \tag{8-6}$$

总离差平方和由各列的离差平方和及重复误差平方和构成，每一列的离差平方和为

$$SS_{列}=\frac{I^2+II^2+\cdots}{nr/k}-\frac{1}{nr}\left(\sum_{i=1}^{n}\sum_{j=1}^{r}Y_{ij}\right)^2=\frac{I^2+II^2+\cdots}{r\cdot n/k}-\frac{a^2}{n\cdot r} \tag{8-7}$$

2 或 3 水平时，每一列的离差平方和计算可以简化为

$$SS_{列}=\frac{(I-II)^2}{n\cdot r}, \quad SS_{列}=\frac{I^2+II^2+III^2}{r\cdot n/3}-\frac{1}{n\cdot r}(\sum\sum Y)^2 \quad (df=2) \tag{8-8}$$

设第 i 号试验 r 次结果的平均值为

$$\overline{Y}_i=\frac{1}{r}\sum_{j=1}^{r}Y_{ij} \tag{8-9}$$

由总平方和减去各号试验的差异可以算得第 2 类误差（或称重复误差），记为 SS_{e2}，即

$$SS_{e2}=SS_{总}-\sum_{i=1}^{n}(\overline{Y}_i-\overline{Y})^2=\sum_{i=1}^{n}\sum_{j=1}^{r}Y_{ij}^2-\frac{1}{r}\sum_{i=1}^{n}\left(\sum_{j=1}^{r}Y_{ij}\right)^2=b-\frac{c}{r} \tag{8-10}$$

$$df_{e2}=(nr-1)-(n-1)=n(r-1)$$

误差平方和为第 1 类误差（设为 s 列）与第 2 类误差之和，即

$$SS_e=SS_{e1}+SS_{e2}, \quad df_e=s(k-1)+n(r-1) \tag{8-11}$$

例 8-9　在某中药浸膏制备工艺的研究中，确定的试验因素水平如表 8-20 所示。

表 8-20　　　　　　　　　某中药浸膏制备工艺的因素水平

水平	酸浓度 A	温浸时间 B	温浸温度 C	醇浓度 D
1	10^{-2}N	1.5h	40℃	30%
2	0.6N	2h	50℃	50%
3	1.2N	2.5h	60℃	70%

选用正交表 $L_9(3^4)$，试验方案及结果如表 8-21 所示。每次试验重复做 4 次，以氨基酸含量 Y 为指标，越大越好。进行方差分析，确定最优方案。

表 8-21　　　　某中药浸膏制备工艺的正交设计方案和 4 次重复试验结果

表头	A	B	C	D	试验方案	试验结果 Y				$\sum Y$	$\sum Y^2$
列号	1	2	3	4		1	2	3	4		
1	1	1	1	1	$A_1B_1C_1D_1$	5.24	5.5	5.49	5.73	21.96	120.6806
2	1	2	2	2	$A_1B_2C_2D_2$	6.48	6.12	5.76	5.84	24.20	146.7280
3	1	3	3	3	$A_1B_3C_3D_3$	5.99	6.13	5.67	6.45	24.24	147.2084
4	2	1	2	3	$A_2B_1C_2D_3$	6.08	6.53	6.35	6.56	25.52	162.9634
5	2	2	3	1	$A_2B_2C_3D_1$	5.81	5.94	5.62	6.13	23.50	138.2010
6	2	3	1	2	$A_2B_3C_1D_2$	5.93	6.08	5.67	6.34	24.02	144.4758
7	3	1	3	2	$A_3B_1C_3D_2$	6.17	6.29	5.96	6.50	24.92	155.4046
8	3	2	1	3	$A_3B_2C_1D_3$	6.32	6.63	6.35	6.10	25.40	161.4318
9	3	3	2	1	$A_3B_3C_2D_1$	6.11	6.59	6.31	6.39	25.40	161.4084
I	70.40	72.40	71.38	70.86						$a=219.16$	$b=1338.5020$
II	73.04	73.10	75.12	73.14						$c=5347.2664$	
III	75.72	73.66	72.66	75.16							
SS	1.1793	0.0664	0.6022	0.7714							

解　这是重复试验 4 次的无空白列正交设计分析，$r=4$，　$SS_{e1}=0$。

(1)确定因素各水平的优劣。计算平均值得到

$$\overline{III}_A > \overline{II}_A > \overline{I}_A, \overline{III}_B > \overline{II}_B > \overline{I}_B$$

$$\overline{II}_C > \overline{III}_C > \overline{I}_C, \overline{III}_D > \overline{II}_D > \overline{I}_A$$

(2)分析因素的主次。第 1 列的离差平方和得到

$$SS_A = (70.40^2 + 73.04^2 + 75.72^2)/12 - 219.16^2/36 = 1.177$$

类似计算 $SS_B=0.064$，$SS_C=0.599$，$SS_D=0.769$。

计算 $\sum Y$ 列的和及平方和，$\sum Y^2$ 列的和，得到

$$a=219.16, c=5347.2664, b=1338.5020$$

$$SS_e = SS_{e2} = 1338.5020 - 5347.2664/4 = 1.6854, df_e = df_{e2} = 9 \times (4-1) = 27$$

F 检验写为如表 8-22 所示的方差分析表。

(3)预测最佳试验方案。A 因素取 A_3，D 因素取 D_3，C 因素取 C_2，根据实际 B 因素取 B_1，以缩短生产周期。故最佳试验方案为 $A_3B_1C_2D_3$，即以 1.2N 的酸、70%的醇、温度 50℃温浸 1.5h。

表 8-22　　　　　　　　　　某中药浸膏制备工艺的方差分析表

来源	SS	df	S^2	F	P	结论
A	1.1793	2	0.5896	9.4461	<0.01	主要因素
B	0.0664	2	0.0332	0.5320	>0.05	
C	0.6022	2	0.3011	4.8232	<0.05	重要因素
D	0.7714	2	0.3857	6.1785	<0.05	重要因素
e	1.6854	27	0.0624			

例 8-10　对例 8-7 进行 2 次重复试验,结果如表 8-23 所示,试对试验结果作方差分析。

表 8-23　　　　　　　　　提取麻黄碱正交设计 2 次重复试验结果

第 1 次	61	83	35	48	60	71	58	61	53	80	60	86	68	67	57	80
第 2 次	75	84	40	60	53	82	71	56	60	77	61	80	62	76	68	70

解　把 2 次重复试验结果填入正交表右侧。空白列为 12、13 列,要考虑 1 类误差。重复试验次数 $r=2$,也要考虑 2 类误差。指标为麻黄碱产量 Y,越大越好。

(1)确定因素各水平的优劣。计算得到

$$\overline{\mathrm{III}}_A > \overline{\mathrm{IV}}_A > \overline{\mathrm{II}}_A > \overline{\mathrm{I}}_A , \overline{\mathrm{I}}_B > \overline{\mathrm{II}}_B , \overline{\mathrm{II}}_C > \overline{\mathrm{I}}_C , \overline{\mathrm{II}}_D > \overline{\mathrm{I}}_D$$

(2)分析因素的主次。第 1 列为 4 水平,得到

$$SS_A = (486^2 + 512^2 + 557^2 + 548^2)/8 - 2103^2/32 = 405.0938 。$$

其余各列为 2 水平,得到

$$SS_B = (1112 - 991)^2/32 = 457.5313, SS_C = 1498.7813, SS_D = 124.0313$$

在表 8-24 中,互作用各列为 2 水平,交互作用的平方和为各列的和,即

$$SS_{A \times B} = 1429.0938, SS_{A \times C} = 281.8438, SS_{B \times C} = 42.7813$$

表 8-24　　　　　　　　重复试验提取麻黄碱正交表的各列平方和计算

表头	A	B	$A \times B$	$A \times B$	$A \times B$	C	$A \times C$	$A \times C$	$A \times C$	$B \times C$	D
列号	1	2	3	4	5	6	7	8	9	10	11	12	13
I	486	1112	1131	1094	1109	942	1069	1008	1059	1033	1020	1073	1084
II	512	991	972	1009	994	1161	1034	1095	1044	1070	1083	1030	1019
III	557												
IV	548												
SS	405.1	457.5	790.0	225.8	413.3	1498.8	38.28	236.5	7.031	42.78	124.0	57.78	132.0
			1429.0938				281.8438						

第 10、11 列的平方和小于空白列(第 12、13 列)的和,相加构成第 1 类误差,得到

$$SS_{e1} = 42.7813 + 124.0313 + 57.7813 + 132.0313 = 356.6250, \quad df_{e1} = 4 \times (2-1) = 4$$

重复试验次数 $r = 2$,计算得到 $a = 219.16$, $c = 5347.2664$, $b = 1338.5020$

$$SS_{e2} = 143217 - 285271/2 = 581.5, \quad df_{e2} = 16 \times (2-1) = 16$$

$$SS_e = SS_{e1} + SS_{e2} = 356.6250 + 581.5 = 938.1250, \quad df_e = 4 + 16 = 20$$

F 检验写为如表 8-25 所示的方差分析表。

表 8-25　　　　　　　　重复试验提取麻黄碱正交表的方差分析表

来源	SS	df	S^2	F	P	结论
A	405.0938	3	135.0313	2.8787	>0.05	
B	457.5313	1	457.5313	9.7542	<0.05	重要因素
$A \times B$	1429.0938	3	476.3646	10.1557	<0.01	重要交互
C	1498.7813	1	1498.7813	31.9527	<0.01	主要因素
$A \times C$	281.8438	3	93.9479	2.0029	>0.05	
e	938.1250	20	46.9063			

(3)选择交互作用的搭配

由如表 8-26 所示的二元表,选择好搭配 $A_1 B_1$。

(4)预测最佳试验方案

C 因素取 C_2,A、B 因素取搭配 $A_1 B_1$,根据实际 D 因素取 D_2 较好。故最佳试验方案为 $A_1 B_1 C_2 D_2$,即用 4 倍量 0.1% 的盐酸,浸煮 1h,调 pH=12。

由于做了重复试验,这个方案比例 8-7 无重复试验的极差分析更精确可靠。

表 8-26　A、B 因素二元表

因素	B_1	B_2
A_1	303/4	183/4
A_2	266/4	246/4
A_3	270/4	287/4
A_4	273/4	275/4

8.2.3　多指标正交设计

同时考虑几个指标的问题,是多指标试验设计。选用适当正交表安排试验,同时测定多个指标值,在分析时使用综合加权评分法或综合平衡法确定最优方案。

综合加权评分法,是根据实际意义或经验,兼顾各项指标综合起来评出分数,以各号试验的得分进行单指标分析。在例 8-8 中,冠脉血流量和毒性权重系数宜分别取为 0.7 和 0.3。血流量大为好,选出 Y_1 的最大值评为 100 分;毒性小为好,选出 Y_2 的最小值评为 100 分。若指标为颜色、气味等定性指标,则可把最好的试验结果评为 100 分,其他试验酌情扣分。

综合平衡法,则是分别用每项指标进行极差分析或方差分析,然后把各项指标分析的结果

进行综合平衡,最后归纳出结论。

例 8-11 为研究中药丸剂溶散度的最佳工艺,拟定试验因素水平如表 8-27 所示,指标为溶散度和菌检数两个,都是小为好。用综合加权评分法或综合平衡法,确定最优方案。

表 8-27　　　　　　　　　　　　中药丸剂溶散度的试验因素水平

因素水平	赋形剂用量 A	干燥温度 B	乙醇浓度 D
1	5%	60℃	10%
2	10%	80℃	75%
3	15%	100℃	95%

解　选用适当正交表安排试验,如 A、B、D 顺序放在 $L_9(3^4)$ 的 1、2、4 列,同时测定多个指标值,如溶散度(Y_1)为 70、45、40、75、80、65、65、55、60,菌检数(Y_2)为 38、50、40、53、42、41、47、41、51。

(1)综合加权评分法。根据本例研究目的,指标溶散度比菌检数重要,权重系数宜分别取为 0.6 和 0.4。为在统一标准下加权评分,分别把两项最好的指标都定为 100 分。溶散度小为好,选出 Y_1 的最小值 40,以 $140-Y_1$ 为各号试验的溶散度评分。菌检数小为好,选出 Y_2 的最小值 38,以 $138-Y_2$ 为各号试验的菌检数评分。从而得到综合加权评分公式

$$Y=0.6\times(140-Y_1)+0.4\times(138-Y_2)$$

由此计算 1 号试验结果的综合评分为

$$0.6\times(140-70)+0.4\times(138-38)=82(分)$$

类似计算 2 至 9 号试验结果的综合评分为 92.2、99.2、73、74.4、83.8、81.4、89.8、82.8。对综合评分以大为好进行方差分析,A 取好水平 A_1,B、D 根据实际情况选取水平。

(2)综合平衡法。先分析溶散度,较优方案是 $A_1B_3D_3$。再分析菌检数,A、B、D 根据实际情况选取水平,$A_1B_3D_1$。比较两套方案,综合起来,最好方案应是 $A_1B_3D_3$。

8.3　均匀设计与药物质量管理

8.3.1　均匀设计

1. 均匀设计

正交试验的特点是:均匀分散、整齐可比。均匀分散使试验点均衡分布于试验范围内,试验点有充分的代表性;整齐可比使试验结果具有可比性,可以进行方差分析。但是,正交设计试验点数较多,水平个数为 k 时,试验次数至少为 k^2 次,通常在 $k<5$ 时使用。

1978 年,中国导弹试验部门提出一个试验设计问题,6 个因素,每个因素至少考虑 12 个水平,要求提出不超过 50 次试验的设计方案。我国学者方开泰 1980 年于《均匀设计——数论方法在试验设计中的应用》一文中,首次提出均匀设计的方法,成功地把 6 因素 31 水平设计为

31 次试验方案。方开泰、王元于 1996 年指出,水平个数 k 较大时,没有必要考虑方差分析的要求,只需选择低偏差的好网格点 glp(good lattice point)。均匀设计的基本思想是照顾均匀分散,放弃整齐可比。用均匀表安排试验,水平个数为 k 时,试验次数可以少到 k 次。

m 因素 k 水平 n 次试验均匀设计表,记为 $U_n(k^m)$,简称 U 表。均匀表有多种设计方法,不同标准设计的均匀表不一定相同。方开泰先期公布的均匀表要配合使用表选用,这是为方便在均匀表不多时选择更合适的。使用表最后一列 D 值为不同列组合的偏差,越小越好。由于均匀设计不进行方差分析,不需要空白列,后来的均匀表不再列出使用表。设计时可以用 DPS 计算优化均匀表,也可以查统计用表 23(常用均匀表)或到 www. math. hkbu. edu. hk/ UniformDesign 下载。

均匀设计通常在 $k \geqslant 5$ 时使用。

例 8-12 2 因素 5 水平,选 U 表安排试验。

解 因素个数 $m=2$,水平个数 $k=5$。不同的均匀表 $U_5(5^3)$,如表 8-28 所示。若选择 (1),则要按使用表安排 1、2 列试验。若用(2)DPS 设计的表与(3)查统计用表 23,则只有 2 列。可以看出,2 因素 5 水平,只需安排 5 次试验。

表 8-28   **不同的均匀表**

(1)早期 $U_5(5^3)$ 表及使用表

试验号	A	B	方案
	1	2	3
1	1	2	4	A_1B_2
2	2	4	3	A_2B_4
3	3	1	2	A_3B_1
4	4	3	1	A_4B_3
5	5	5	5	A_5B_5

m	列号		D
2	1	2	0.3100
3	1	2	3	0.4570

(2)DPS 设计 $U_5(5^2)$

试验号	A	B	方案
	1	2	
1	3	3	A_3B_3
2	2	1	A_2B_1
3	4	5	A_4B_5
4	1	4	A_1B_4
5	5	2	A_5B_2

(3)查表 23 的 $U_5(5^2)$

试验号	A	B	方案
	1	2	
1	1	2	A_1B_2
2	2	5	A_2B_5
3	4	1	A_4B_1
4	5	4	A_5B_4
5	3	3	A_3B_3

2. 均匀设计资料分析

用均匀表安排试验,对试验结果建立多元线性回归或逐步回归,或二次多项式逐步回归方程。若以回归方程为目标函数,以试验范围为约束条件,则可以转化为条件极值,可以用 DPS 等软件求解规划问题。由于各水平取值为正数,且试验范围多为"方形区域",因此,在简单情形下,也可以直接分析回归方程,正号项取试验范围内的最大值、负号项取试验范围内的最小值,判断出最优试验方案。

例 8-13 在预试验基础上,考虑影响中药白术出膏量的乙醇浓度 $A(\%)$、浸泡时间 $B(h)$、溶媒用量 $C(ml)$ 等 3 因素 5 水平,见表 8-29。选择均匀表 $U_5(5^3)$,试验方案及结果如表 8-30 所示,确定最优试验方案。

表 8-29	白术出膏量的 3 因素 5 水平		
水平	A	B	C
1	10	12	400
2	30	15	450
3	50	18	500
4	70	21	550
5	90	24	600

表 8-30		白术出膏量均匀设计		
试验号	$A(X_1)$	$B(X_2)$	$C(X_3)$	Y
1	5	3	3	10.8
2	4	4	5	8.5
3	3	1	1	7.2
4	2	5	2	5.7
5	1	2	4	2.3

解 把均匀表的各水平换为具体的水平值,即表 7-12。由例 7-12,多元逐步回归方程 $\hat{Y}$ =1.950+0.099X_1 有统计学意义。回归方程的 X_1 项为正号,且不含 X_2、X_3 项。故 X_1 应取试验范围内的最大值,X_2、X_3 根据实际取值,得到最优点的近似估计为 $X_1=90$,$X_2=12$,$X_3=$ 400。故最优方案的近似估计为:浓度 90%的乙醇 400ml,浸泡 12h。

例 8-14 考查中药白鲜皮提取工艺的乙醇浓度 A(%)、提取时间 B(min)、粉碎度 C 等 3 因素 5 水平,如表 8-31 所示。A、B、C 放于 $U_5(5^3)$ 表的 1、2、3 列,试验结果为白鲜碱峰面积 Y:169923、104589、88992、58896、8585。建立回归方程,确定最优试验方案。

表 8-31	白鲜皮提取工艺的因素水平		
水平	A	B	C
1	90	20	10
2	70	40	20
3	50	60	30
4	30	80	40
5	10	100	60

表 8-32	白鲜皮提取工艺的均匀设计			
试验号	$A(X_1)$	$B(X_2)$	$C(X_3)$	试验结果 Y
1	10	60	30	169923
2	30	80	60	104589
3	50	20	10	88992
4	70	100	20	58896
5	90	40	40	8585

解 把均匀表的各水平换为具体水平值,得到表 8-32。

由 Shapiro-Wilk 统计量=0.9901,P=0.9801,Y 是正态变量。回归平方和统计量 F= 73.28,P=0.0034<0.01,回归方程有统计学意义。调整决定系数 R^2=0.9476,回归方程效果较好。X_1 的偏回归系数 t 统计量=-8.56,P=0.0034<0.01,应留在方程中。条件指标为 3.799<10,无共线性。由非标准偏回归系数,构成回归方程 $\hat{Y}$=178289$-$1841.8450X_1。

回归方程的 X_1 项为负号,且不含 X_2、X_3 项。故 X_1 应取试验范围内的最小值,X_2、X_3 根据实际取值,得到最优方案的近似估计为:浓度 10%的乙醇,提取 20min,X_3 视情况而定。

8.3.2 排列图与控制图

药物质量管理工作常用的统计分析方法,有排列图、因果图、直方图、控制图。

1. 排列图

排列图,也称为巴雷特(Pareto)图,是在坐标系中绘制巴雷特曲线进行统计描述。坐标系的横轴,等距排列影响产品质量的各个因素,按频率大小从左向右排列;坐标系的纵轴为两条,左边一条为频数,右边一条为频率,各个因素影响的大小可以用纵坐标为频数或频率的矩形表示。连接各因素的累计频率得到的曲线,称为巴雷特曲线。

通常根据累计频率把因素大致分为三类:0%～80%左右的为主要因素,80%～95%左右的为有影响的因素,95%～100%左右的为次要因素。主要因素不宜过多,否则主次不分明,失去寻找主要矛盾的意义。若主要因素超过 3 个,则应重新进行因素的分类。在因素较多时,可以把一些次要因素并入"其它"栏,避免横轴画得过长。

在确定主要因素并采取相应措施后,需要重新画排列图检查效果。若原来的主要因素变成次要或无关紧要的因素,则说明措施有效。但如果只是主次位置变换,而总的不合格率并不减少,则仍不能说明措施有效。

例 8-15 某厂第一季度生产红花当归注射液的不合格批数见表 8-33,绘制排列图。

解 排列图如图 8-1 所示,可以看出,溶液颜色和外观是造成不合格品的主要因素,封口是有影响的因素,黑点等是次要因素。

表 8-33 红花当归注射液不合格批数统计表

编号	因素	批数	频率	累计频率
1	溶液颜色	45	50.00	50.00
2	外观	30	33.33	83.33
3	封口	10	11.11	94.44
4	黑点	3	3.33	97.78
5	其他	2	2.22	100
	合计	90	100	

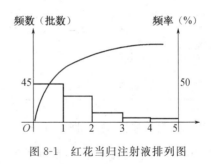

图 8-1 红花当归注射液排列图

要提高产品的质量,必须从溶液颜色和外观着手,首先要解决溶液颜色。

2. 控制图

控制图也称为管理图,由 Shewhart 首创,可以用来动态地进行质量控制。它的基本思想是,被观察事物的测定结果往往存在随机误差,随机误差在稳定条件下有一定的波动范围,超出范围则可能是环境条件发生了改变。在绘制中心线 CL 及上、下范围线 UCL、LCL 的坐标系中,以时间或检测顺序为横坐标、产品质量的特征值为纵坐标描出检测点。若检测点在范围线内,则称质量在控制中;若检测点在范围线外,则说明质量失去控制,应查找原因。若连续 7点位于中心线一侧,则说明工序异常,应查找原因。

按控制对象分类,控制图可以分为定量资料控制图与分类资料控制图两类。

定量资料控制图,是根据正态分布的"$\mu \pm 3\sigma$"原理确定中心线及范围线。使用样本均数 $\overline{X}$ 为中心线的控制图称为 $\overline{X}$ 图,使用极差 R 为中心线的控制图称为 R 图,使用标准差 S 为中心线的控制图称为 S 图。$\overline{X}$-R 图,是生产实际中最常用的控制图,一般把 $\overline{X}$ 图放在上面,用来观察工序平均值的变化,R 图放在下面,用来观察工序波动情况。

为获得较为稳定的统计量,通常把实测值分为若干小组,分组计算 $\overline{X}$、R、S,再求出各组的平均 $\overline{\overline{X}}$、$\overline{R}$、$\overline{S}$,最后,按每组容量 n 查表 8-34 及表 8-35,确定范围线。

表 8-34　　　　　　　　　　控制图范围线

控制图	范围线	$n<25$	$n\geqslant25$
$\overline{X}$ 图	LCL	$\overline{\overline{X}}-A_2\overline{R}$	$\overline{\overline{X}}-3\overline{S}/\sqrt{n}$
	LCL	$\overline{\overline{X}}+A_2\overline{R}$	$\overline{\overline{X}}-3\overline{S}/\sqrt{n}$
$\overline{R}$ 图	LCL	$D_3\overline{R}$	$\overline{S}-3\overline{S}/\sqrt{2n}$
S 图	UCL	$D_4\overline{R}$	$\overline{S}+3\overline{S}/\sqrt{2n}$

表 8-35　　　　　　　　　　控制图系数表

容量 n	A_2	D_3	D_4	容量 n	A_2	D_3	D_4
2	1.880	0	3.267	7	0.419	0.076	1.924
3	1.023	0	2.575	8	0.373	0.136	1.864
4	0.729	0	2.282	9	0.337	0.184	1.816
5	0.577	0	2.115	10	0.308	0.223	1.777
6	0.483	0	2.004	11	0.285	0.256	1.744

分类资料控制图,是根据二项分布确定中心线及范围线。使用样本率 $\hat{p}$ 的控制图称为 $\hat{p}$ 图,其中心线为平均样本率 $\overline{p}$,范围线为 $\overline{p}\pm3\sqrt{\overline{p}(1-\overline{p})/n}$。

例 8-16　测定花粉中氨基酸百分含量数据,分为 $k=12$ 组,每组容量 $n=5$,见表 8-36,作 $\overline{X}-R$ 图。

表 8-36　　　　　　　　　　花粉中氨基酸百分含量数据

分组	1	2	3	4	5	6	7	8	9	10	11	12
X_1	420	419	420	422	420	420	423	418	423	416	417	421
X_2	419	424	420	420	423	420	423	417	420	418	418	420
X_3	415	421	419	420	422	420	419	419	418	420	416	418
X_4	418	420	418	418	420	419	421	415	420	419	420	413
X_5	418	421	420	418	419	421	418	423	421	417	423	421
$\overline{X}$	418.0	421.0	419.4	419.6	420.8	420.0	420.8	418.4	420.4	418.0	418.8	418.6
R	5	5	2	4	4	2	5	8	5	4	7	8

解 这是计量资料,计算各组均数 $\overline{X}$ 及极差 R 值,填入表中,得到 $\overline{\overline{X}}=419.48$、$\overline{R}=4.91$。查表 8-34 及表 8-35,计算 $\overline{X}$ 图控制线,得到

$$UCL=419.48+0.577\times4.91=422.31,\quad LCL=419.48-0.577\times4.91=416.65$$

计算 R 图控制线得 $\quad UCL=2.115\times4.91=10.38,\quad LCL=0\times4.91=0$

绘制 $\overline{X}-R$ 图如图 8-2 所示。检测点在范围线内,说明质量在控制中。

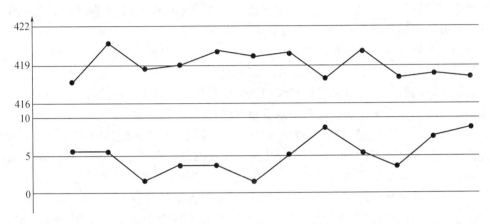

图 8-2 花粉中氨基酸百分含量的 $\overline{X}-R$ 图

例 8-17 蜜丸大肠杆菌污染数据如表 8-37 所示,$k=25$ 组,每组容量 $n=100$,作 $\hat{p}$ 图。

表 8-37 蜜丸大肠杆菌污染数据

样本号	1	2	3	4	5	6	7	8	9	10	11	12	13	14	15	16	17	18	19	20	21	22	23	24
污染数	3	4	0	4	3	3	2	2	2	5	4	1	1	2	0	3	0	6	0	4	4	2	0	6

解 这是分类资料,计算平均样本率得

$$\overline{p}=(3+4+\cdots+4)/(25\times100)=65/2500=2.6\%$$

计算 $\hat{p}$ 图控制线得

$$UCL=0.026+3\times\sqrt{0.026\times0.974/100}=7.4\%$$

$$LCL=0.026-3\times\sqrt{0.026\times0.974/100}=-2.2\%(不考虑)$$

绘制 $\hat{p}$ 图如图 8-3 所示。检测点在范围线内,说明质量在控制中。

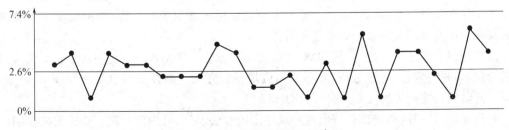

图 8-3 蜜丸大肠杆菌污染的 $\hat{p}$ 图

8.3.3　中药指纹图谱

中药是多种化学成分的混合体,这是与化学合成药最根本的区别。中药的药效不是来自任何单一的活性成分,基本上是多种活性成分,甚至是与非活性成分的协同作用或"生克作用"。因此,中药的化学信息有一定的模糊性。

运用光谱、波谱、色谱、核磁共振、X 射线衍射等现代分析技术,对中药化学信息以图形方式进行表征并加以描述的技术,称为**中药指纹图谱。**

指纹图谱不同于传统的鉴别方法,它不是从某一指定成分或指标成分,而是从完整色谱的整体特征,即不是从一个"点",而是从一个"面"来鉴别中药的真伪、优劣。这种从"点"到"面"的转变,是从线性到非线性、从精确到模糊的质量评价模式的转变。因此,建立中药指纹图谱,可以全面反映中药所含化学成分的种类与数量,进而反映中药的质量。

美国 FDA 允许草药保健品申报资料提供色谱指纹图。WHO 在 1996 年草药评价指导原则中规定,草药的活性成分不明时,可以提供色谱指纹图以证明产品质量的一致。欧共体药审委(EMEA)对中草药质量的指南也指出,色谱指纹图,尤其薄层色谱鲜明的指纹图谱是很有用的。指纹图谱为国际社会认可,有利于中药及其产品进入国际市场。

中药指纹图谱,应当以系统的化学成分研究和药理学研究为依托,应当体现系统性、特征性、重现性三个基本原则。实现这三个基本原则,才可以使中药指纹图谱得以推广应用。

系统性,是指纹图谱所反映的化学成分,应当包括中药有效部位所含大部成分的种类,或指标成分的全部。如,人参的有效成分为皂苷类化合物,其指纹图谱应当尽可能多地反映皂苷成分。又如,银杏叶的有效成分是黄酮和银杏内酯类,其指纹图谱应当对这两类成分分别分析。

特征性,是指纹图谱反映的化学成分信息,能特征地区分中药的真伪与优劣,成为中药本身的"化学条码"。如,北五味子的指纹图谱中,多种五味子木脂素类成分的顺序、比值等信息,可以很好地与南五味子及其他来源的五味子区分开来。

重现性,是规定方法与条件,不同的操作者和不同的实验室能作出相同的指纹图谱。这样,才可以保证指纹图谱的使用具有通用性和实用性,才可以作为判别中药的标准方法。

我国的指纹图谱研究,经历了薄层色谱、液相色谱、红外光谱三个阶段。

薄层色谱,是 20 世纪 70 年代大量采用的方法。首先,把植物药中的化学成分置于各种担体铺成的薄层板上,然后根据薄层板上斑点的位置、大小、颜色、数目进行定性鉴别。薄层色谱法是传统的定性、定量分析方法,优点是操作简单、分析速度快、一次分析样品数量多,缺点是重现性及精密度差。我国"九五"期间有关中药质量标准化研究攻关课题,以及 2000 年版《中华人民共和国药典》,大量采用薄层鉴别方法。

液相色谱,是 20 世纪 80 年代和 90 年代采用的方法。这是可以对植物药中已知及未知组分进行控制,进行定性、定量分析,并形成相应规范的方法。高效液相色谱法(HPLC)分离效能高、选择性高、检测灵敏度高、应用范围广。

红外光谱,是用红外光谱进行宏观指纹鉴定的方法,可以对中药材进行快速无损鉴别及质量控制。中药讲究"君臣佐使"、"生克乘侮",只有对中药进行全组分测定、宏观的整体分析,才能不破坏它的原本性、配伍性。单一组分分子振动光谱中的峰位、峰形、峰强度代表着体系中所含相应各种基团的微观指纹,其全谱便是它的宏观指纹。混合物则是其所含各种成分的叠加谱,构成谱图的宏观"指纹"性。这样的宏观指纹性,可以用计算机辅助解析技术与数学高阶导数相结合,增强图谱的"指纹"特征,达到分类鉴别的目的。凭借中药的宏观"指纹"特征,把数学、计算机、分析化学、中医学和中药学等学科融合在一起,实现优势互补。

例 8-18　人参类药材薄层色谱指纹图谱研究。

人参、西洋参、三七同属于五加科 Panax 属的药材,均含相同的人参皂苷类成分。用微升毛细管分别吸取人参皂苷混合对照品甲醛液,人参、西洋参、三七供试液各 1μl,点样于硅胶板上。在展开箱加入展开溶剂氯仿-乙酸乙酯-甲醇-水,取下层液,放入薄层板展开。用 5% 硫酸乙醇溶液喷雾或浸渍,加热至斑点显色清晰为度。于可见光下观察红色至红紫色斑点,紫外光灯下观察紫红色荧光或橙色荧光斑点。显色后,再喷雾,用荧光方式扫描,λcx366nm,滤光片K400。比较薄层色谱,西洋参的指纹图谱比人参简单,三七更简单,见图8-4。

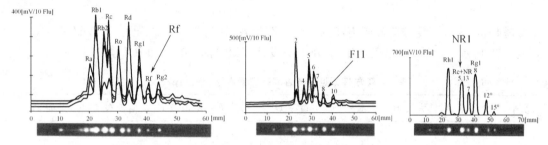

图 8-4　人参与西洋参的薄层色谱指纹图谱比较

人参的斑点多、微量皂苷斑点易察见,西洋参的皂苷斑点很明显、荧光强、微量皂苷斑点不易察见。再加上人参含有人参皂苷 Rf,西洋参没有。西洋参含有伪人参皂苷 F11,而人参没有。三七样品的薄层色谱则更简单,并且独有 NR1。抓住这几点,就掌握了关键,就能准确地辨认人参、西洋参和三七。

小　结　8

本章介绍统计在药学中的应用,主要介绍正交设计、均匀设计和药物质量管理。

1.正交设计是多因素多水平试验较理想的设计方法,分为表头设计、方差分析两阶段。

(1)表头设计,根据因素与交互作用的个数选择适当的正交表,用交互作用表安排因素与交互作用到合适的列,按照所得试验方案进行试验,把试验结果填入正交表。选表原则为

$$df_{\text{表}} \geqslant \sum df_{\text{因素}} + \sum df_{\text{交互作用}}, \quad df_{\text{表}} = n-1, \quad df_{\text{因素}} = k-1, \quad df_{A \times B} = df_A \times df_B$$

(2)正交试验结果的方差分析,必须有空白列或重复试验,构成Ⅰ类和Ⅱ类误差。利用正交表的正交性,各列的不同水平比较可以判断水平的优劣。各因素与交互作用计算平方和,并把小于空白列者合并到Ⅰ类误差中。2或3水平时,每一列的离差平方和计算为

$$SS_{列}=\frac{(I-II)^2}{n \cdot r}(df=1) \text{与} SS_{列}=\frac{I^2+II^2+III^2}{r \cdot n/3}-\frac{1}{n \cdot r}(\sum\sum Y)^2(df=2)$$

(3)方差分析按 $P \leqslant 0.01$ 及 $P \leqslant 0.05$ 确定主要因素和和交互作用,主要因素取好水平,重要交互作用取好搭配,其余因素按实际情况取适当水平,得出最佳试验方案。

2.均匀设计一般在水平数 $\geqslant 5$ 时使用,用均匀表安排试验,用多元回归或逐步回归确定最佳试验方案。

3.药物质量管理常用排列图和控制图等,排列图可以寻找影响质量的主要原因,控制图可以动态地进行质量控制。

4.中药指纹图谱,是以图形方式对中药化学信息进行表征和描述的现代分析技术,体现系统性、特征性、重现性三个基本原则,经历薄层色谱、液相色谱、红外光谱三个阶段。

习 题 8

题 8-1　为提高复方茵陈胆道汤的利胆排石疗效,探讨更合理的配方,确定试验因素水平如表 8-38 所示。(1)不考虑交互作用,作表头设计;(2)考虑 $A \times C$ 和 $B \times C$,作表头设计。

表 8-38　　　　　　　　　　复方茵陈胆道汤的试验因素水平(单位:g)

水平	金钱草 A	大黄 B	木香 C	黄芩 D	茵陈 E	枳壳 F	栀子 G	柴胡 H
1	0	0	0	0	0	0	0	0
2	3	3	3	3	3	3	3	3

题 8-2　因素 A、B 是 4 水平,C、D 是 2 水平。(1)用混合表作表头设计;(2)把 C、D 虚拟为 4 水平作表头设计。

题 8-3　为提高某药的产量,确定考察的 4 因素 2 水平如表 8-39 所示,考虑交互作用 $A \times B$、$A \times C$ 及 $B \times C$,进行表头设计。若用正交表 $L_8(2^7)$ 安排试验,A、B、C、D 依次放在 1、2、4、7 列,各号试验的产量 Y(g/100g)依次为:86、95、91、94、91、96、83、88,试分析试验结果。

表 8-39　　提高某药产量的因素水平

因素水平	原料配比	反应温度	反应时间	pH 值
1	1.2:1	70℃	2h	8
2	1.5:1	60℃	3h	10

表 8-40　　提取芫花叶总黄酮的因素水平

因素水平	提取温度 A	乙醇浓度 B	提取次数 C
1	30℃	70%	2
2	50℃	80%	3
3	回流	工业醇	4

题 8-4　芫花叶总黄酮提取工艺研究,考察 3 因素 3 水平如表 8-40 所示,不计交互作用。若把 A、B、C 放在 $L_9(3^4)$ 表的第 1、2、3 列上,所得总黄酮产量 Y(g/100g)依次为 0.55、0.95、0.96、0.48、0.58、0.79、0.75、1.02、1.65,试对试验结果进行分析。

题 8-5　为提高甘草酸产量,确定试验因素及水平如表 8-41 所示,并考虑交互作用 $A \times B$、

$B \times C$。若用正交表 $L_{16}(4 \times 2^{12})$ 安排试验,A、B、C、D、E 放在 1、2、6、9、13 列,各号试验的产量 Y(g/100g) 依次为:2.67、4.28、3.45、6.03、3.76、4.25、8.05、6.73、1.51、2.03、3.87、2.19、4.31、6.53、9.86、11.27,试分析试验结果。

表 8-41 　　　　　　　　　　提高甘草酸收率的试验因素水平

水平	溶剂种类 A	溶剂用量 B	加酸种类 C	加热温度 D	加热时间 E
1	0.25%氯气	300ml	1%硝酸	60℃	120min
2	0.5%氨水	600ml	10%硫酸	100℃	60min
3	10%乙醇				
4	蒸馏水				

题 8-6 对题 8-3 重复试验,各号试验的产量 Y(g/100g) 依次为:83、97、89、93、92、96、85、91,试对试验结果做方差分析。

题 8-7 对题 8-4 重复试验,各号试验的产量 Y(g/100g) 依次为:0.60、0.91、0.93、0.54、0.67、0.83、0.89、0.91、1.23,试对试验结果做方差分析。

题 8-8 为提高某产品质量,把考察因素 A、B、C、D、E 及交互作用 $A \times B$ 放在 $L_8(2^7)$ 的 1、2、4、5、6、3 列,每号试验取 10 个样品记录正品、外观差、性能不好产品的数目。正品为 1、4、9、3、6、5、8、2,外观差为 3、5、1、6、1、5、2、7,性能不好为 6、1、0、1、9、0、0、1。三项指标同等重要,分别用加权评分法及综合平衡法对试验结果进行分析。

题 8-9 考查影响大黄渗漉液中总蒽醌含量的 3 因素 7 水平,如表 8-42 所示。若 A、B、C 放于 $U_7(7^3)$ 表的 1、2、3 列,试验结果 Y 为 5.5104、5.5112、5.2667、6.1025、5.9036、5.2900、4.3044,则建立 Y 关于 X_1、X_2、X_3 的逐步回归方程,确定最优试验方案。

表 8-42 总蒽醌含量的 3 因素 7 水平

因素水平	1	2	3	4	5	6	7
乙醇浓度 X_1	25	35	40	55	70	85	90
乙醇用量 X_2	300	400	500	600	700	800	900
浸润时间 X_3	6	9	12	15	18	21	24

表 8-43 影响滴丸圆整度的 3 因素 5 水平

因素水平	1	2	3	4	5
含药量 X_1	20	25	30	35	40
基质比 X_2	80	60	40	20	0
滴速 X_3	50	60	70	80	90

题 8-10 在预试验基础上,考察影响"米槁心乐"滴丸圆整度的 3 因素 5 水平如表 8-43 所示。若 A、B、C 放于 $U_5(5^3)$ 表的 1、2、3 列,试验结果为圆整度 Y:0.7785、0.8722、0.8437、0.9145、0.7711,则建立 Y 关于 X_1、X_2、X_3 的逐步回归方程,确定最优试验方案。

题 8-11 医疗器械零件有 200 个废品的原因与个数为:变形 120 个、开裂 40 个、尺寸不合格 30 个、碰损 4 个、杂质 4 个、其他 2 个,做出排列图,指出影响产品质量的主要因素及次要因素。

题 8-12 某氨溶液浓度数据(g/ml)如表 8-44 所示,作出 $\overline{X}-R$ 控制图。

表 8-44   某氨溶液浓度数据(g/ml)

样本号	1	2	3	4	5	6	7	8	9	10	11	12
X_1	22	23	21	20	23	19	20	20	20	18	16	17
X_2	20	23	21	19	20	24	20	23	20	17	18	18
X_3	20	19	20	15	18	23	19	22	20	19	20	16

题 8-13 某制药工序抽样 20 组,每组 50 个样品,得废品数见表 8-45,作出 $\hat{p}$ 控制图。

表 8-45   某制药工序抽样废品数

样本号	1	2	3	4	5	6	7	8	9	10	11	12	13	14	15	16	17	18	19	20
废品数	4	2	3	5	1	6	4	3	4	2	5	3	2	4	3	1	4	5	3	2

9 统计在管理学的应用

不加任何干预措施、客观描述总体的统计设计,称为调查设计。调查设计中,调查表是重要的调查工具,以提问方式列出项目的调查表称为问卷。本章介绍调查设计的全过程和问卷调查。

9.1 调查设计的全过程

9.1.1 调查设计的目的与方法

调查设计是常用的统计设计之一。如,调查某地肺癌发病率,是以描述实际情况为目的,研究因素和非研究因素都客观存在。又如,调查两地肺癌发病率,不能用随机分组来平衡两地的性别、年龄构成并消除非研究因素的影响。

调查设计包括确定方案、组织调查、整理分析的全过程,如图 9-1 所示。确定方案是把研究目的转化为调查项目,并据此确定调查对象、抽样方法和观测指标。组织调查是进行宣传动员、培训调查员、实施调查及复查。整理分析是进行数据的计算机录入和清理工作、资料的分组和分析表的设计。调查设计按研究目的可以划分为描述性研究与分析性研究。描述性研究是从样本推断和评估总体参数,对总体分布做出真实的描述,现况调查是描述性研究中应用最多的类型。现况调查可以对疾病或健康状态在人、时、地的分布和强度进行真实描述,可以了解某种疾病在特定时间、地区和人群中的分布,可以了解人群的某些特征与疾病之间的联系,可以监测疾病与考核防治措施的效果。分析性研究主要用于探索和验证病因假说,可分为前瞻性调查与回顾性调查两种。前瞻性调查是一种“由因索果”的研究方法,可以直接观察到人群暴露于病因的情况与结局,从而确定危险因素与疾病的关系。回顾性调查是一种“由果溯因”的研究方法,主要用于探索疾病的危险因素,检验病因假设。

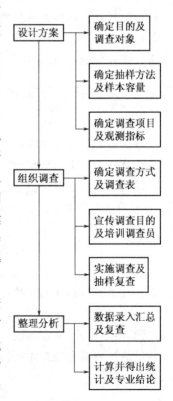

图 9-1 调查设计的全过程

调查方法可分为普查、抽样调查、典型调查 3 种。

普查也称全面调查:就是对总体进行调查。普查一般用于了解总体在某一特定"时点"上的情况,如年中人口数、时点患病率等。理论上只有普查才能取得总体参数且无抽样误差,但往往系统误差和过失误差较大。疾病普查的适用范围一般是:发病率较高的疾病,或具有灵敏度和特异度较高的检查或诊断方法,或普查方法便于操作、易于接受且具有实施条件。普查一般应尽可能在短时间内完成,且不适于病程较短的急性病。普查成本高,除非十分必要,一般不宜采用。

　　抽样调查:是一种非全面调查,它是医学科研中最为常用的方法。抽样调查是从总体中抽取一定数量的观察单位组成样本,然后根据样本信息来推断总体特征。抽样调查中,通常采用随机抽样的方法获得样本,使样本对总体具有较好的代表性。抽样调查只观察总体中的一部分观察单位,节省人力、物力和时间,并可获得较为深入细致和准确的资料,在实际工作中应用最多,是值得提倡的研究方法,并且许多医学问题只能作抽样调查,如药物疗效观察等。此外,抽样调查还可用于评价普查的质量。

　　抽样调查的方法,有单纯随机抽样、系统抽样、整群抽样、分层抽样等方法。在探索性研究或研究的初期,或无法确知总体的调查,也可以使用偶遇抽样、配额抽样、立意抽样、雪球抽样等非概率抽样。

　　典型调查:亦称案例调查。即在对事物进行全面分析的基础上,选择典型的人或单位进行调查。如调查疾病的个别典型患者,研究其病理损害等;调查几个卫生先进或后进单位,用以总结经验教训。典型常常是同类事物特征的集中表现,有利于对事物特征进行深入的研究,若与普查相结合,则可分别从深度和广度说明问题。由于典型调查没有贯彻随机抽样的原则,不宜进行统计推断,但在一定条件下,结合专业知识,可对总体特征作经验推论。

9.1.2　随机与系统抽样

　　单纯随机抽样(simple random sampling),是把调查总体的全部观察单位进行编号,再用随机数表或抽签等方法随机抽取部分观察单位组成样本。随机抽样是最基本的抽样方法,优点是计算样本数字特征比较简单,缺点是要对所有观察单位编号,费时费力,实际工作困难。

　　随机抽样时,总体例数为 N,样本例数为 n,样本均数为 $\overline{X}$,样本率为 $\hat{p}$,样本标准差为 S,则 n/N 称为抽样比,$1-n/N$ 称为有限总体校正数,样本均数及样本率的标准误分别为

$$S_{\overline{X}}=\sqrt{\left(1-\frac{n}{N}\right)\frac{S^2}{n}},\ S_{\hat{p}}=\sqrt{\left(1-\frac{n}{N}\right)\frac{\hat{p}(1-\hat{p})}{n-1}} \tag{9-1}$$

　　有限总体的标准误与无限总体抽样计算不同,去掉校正数即可用于无限总体抽样误差的计算。有了有限总体抽样的标准误,就可对总体均数或总体率做出区间估计。

　　在抽样设计时,还必须考虑样本容量。样本例数过少,所得指标不稳定,推断总体的精度差,检验的效能低;样本例数过多,不但造成浪费,而且给质量控制带来困难。随机抽样时,样本容量估计要对有限总体进行校正。总体均数、总体率的样本容量估计校正式分别为

$$n_{\overline{X}}=\frac{n}{1+n/N},\quad n_{\hat{p}}=\frac{n}{1+(n-1)/N} \tag{9-2}$$

　　在抽样比 n/N 很小,如小于 0.05 时,样本容量估计的校正可以省略。其他抽样方法的样本容量估计,可用完全随机抽样的方法作出粗略估计。在保证同样精度的条件下,所用抽样方

法的抽样误差越大,所需样本容量相对越多。各种抽样方法的抽样误差规律是

$$整群抽样 \geqslant 随机抽样 \geqslant 系统抽样 \geqslant 分层抽样 \tag{9-3}$$

系统抽样(systematic sampling)又称为机械抽样或等距抽样,是把总体观察单位按一定顺序分为 n 个部分,从第一个部分随机抽取第 k 位次的观察单位,再从每一部分中抽取相同位次的观察单位,由这些观察单位组成样本。

系统抽样的优点是:简单易行,容易得到一个按比例分配的样本,抽样误差小于单纯随机抽样。系统抽样的缺点是:①系统抽样抽取各个观察单位不是彼此独立,总体的观察单位有周期趋势或单调增减趋势时,抽样方法会出现明显的偏性。如学生按身高次序编号,进行抽样调查,编号与身高有很大的关系,这样抽出的样本就具有很大的偏性。②实际工作中,一般按单纯随机抽样方法估计其抽样误差,由于系统抽样抽取各个观察单位不是彼此独立,因此,对抽样误差的估计只是近似的。

例 9-1 在某校 3000 学生中,随机抽取 100 人,检查乙肝表面抗原 HBsAg 阳性率,用随机数表进行抽样。若查得乙肝表面抗原阳性样本率为 10%,求总体率的 95% 置信区间。

解 把全校学生编为 0、1、…、2999 号,查统计用表 1,任意指定某行某列,以相邻 4 个数字为一个 4 位数,除以 3000 取余数为抽取的编号,后面出现与前面有相同的数字者弃去。如从第 9 行第 5 列顺序取 100 个 4 位数,即

$$1234 \quad 2978 \quad 6456 \quad 0782 \quad 5242 \quad 0744 \quad 3815 \quad 5100 \quad 1342 \quad 9966\cdots$$

除以 3000 取余,随机抽样编号为

$$1234 \quad 2978 \quad 0456 \quad 0782 \quad 2242 \quad 0744 \quad 0815 \quad 2100 \quad 1342 \quad 0966\cdots$$

现在 $N=3000$,$n=100$ 为大样本,样本率 $\hat{p}=0.1$,其标准误为

$$S_{\hat{p}} = \sqrt{(1-100/3000) \times 0.1 \times 0.9/99} = 0.0296$$

故总体率的 95% 置信区间为

$$\hat{p} \mp u_{0.052/2} S_{\hat{p}} = 0.1 \mp 1.96 \times 0.0296 = (0.0419, 0.1581)$$

例 9-2 欲调查某社区贫血患病情况,该社区有居民 1000 人,试按系统抽样方法,抽取例数为 100 的样本。

解 先将 1000 名居民按某一特征的顺序编号,总体例数 $N=1000$,样本例数 $n=100$,抽样间隔 1000/100=10,在 1~10 之间随机确定一个数字,比如 7,每间隔 10 个观察单位抽取一个,即抽取 7、17、27、…、997 组成样本。

9.1.3 整群与分层抽样

整群抽样(cluster sampling)是把总体 N 个观察单位分为 K 个"群",每个群包含若干观察单位,随机抽取 k 个"群",用这些群中的全部观察对象组成样本。

整群抽样的最大优点是便于组织,节省经费,容易控制调查质量。它的缺点是当样本例数一定时,其抽样误差一般大于单纯随机抽样,这是因为样本观察单位并非广泛地散布在总体中。为降低抽样误差,可采用增加抽取的"群"数,减少"群"内观察单位数的方法进行抽样,即重新划分"群"组,使每个"群"更小。例如调查农村儿童生长发育状况,如以乡为抽样的基本单位,一般而言,比以村为抽样单位的抽样误差大。但后者提高了调查和质量控制难度,研究者

应根据实际情况在两种划分中作出选择。在实际工作中,往往缺乏现存可靠的观察单位名单,而地域区划、业务单位、社会集团等,则是范围清楚的可资利用的"群"组,故整群抽样方法较为常用。

整群抽样时,样本均数及其标准误分别为

$$\overline{X} = \frac{K}{Nk}\sum X_i, \quad S_{\overline{X}} = \frac{N}{K}\sqrt{\left(1-\frac{k}{K}\right)\cdot\frac{1}{k(k-1)}\cdot\sum_{i=1}^{k}(T_i-\overline{T})^2} \tag{9-4}$$

其中,$\sum X$ 为各群全部观察单位之和;T_i 为样本第 i 群内观察值之和;$\overline{T}$ 为各 T_i 的均数。

整群抽样时,样本率及其标准误分别为

$$\hat{p} = \frac{K}{Nk}\sum a_i, \quad S_{\hat{p}} = \frac{N}{K}\sqrt{\left(1-\frac{k}{K}\right)\cdot\frac{1}{k(k-1)}\cdot\sum_{i=1}^{k}(a_i-\overline{a})^2} \tag{9-5}$$

其中,$\sum a_i$ 为各群阳性数之和;$\overline{a}$ 为各 a_i 的均数。

分层抽样(stratified sampling)又称分类抽样,是把总体按影响观察值变异较大的某种特征分为若干类型或组别,称为"层",再从每一层内随机抽取一定数量的观察单位,合起来组成样本。分层抽样的优点是:减小抽样误差,不同的层可以采用不同的抽样方法,不同的层可以采用不同的分析方法。但当研究资料各层之间的差距小时,就不需要分层抽样。

分层设计时,先确定总样本容量 n,再用按比例或最优法确定第 i 层样本容量 n_i。

按比例分配,是由总体第 i 层的观察单位数 N_i 占总体所有观察单位数的比例 N_i/N 决定样本各层的容量 n_i,即

$$n_i = \frac{nN_i}{N} \tag{9-6}$$

最优分配,是由总体第 j 层观察单位数 N_j 和标准差 σ_j 的大小决定样本各层的容量 n_j,均数抽样和率抽样的公式分别为

$$n_j = n\frac{N_j\sigma_j}{\sum N_i\sigma_i}, \quad n_j = n\frac{N_j\sqrt{p_j(1-p_j)}}{\sum N_i\sqrt{p_i(1-p_i)}} \tag{9-7}$$

其中,σ_i 为第 i 层总体标准差;p_i 为第 i 层总体率,可根据文献资料或小范围试查估计。

分层抽样中,样本均数及其标准误分别为

$$\overline{X} = \sum N_i\overline{X}_i/N, \quad S_{\overline{X}} = \sqrt{\sum(1-n_i/N_i)N_i^2 S_{\overline{X}_i}^2}/N \tag{9-8}$$

其中,$\overline{X}_i$ 为第 i 层的样本均数;$S_{\overline{X}_i}$ 为第 i 层的样本均数的标准误。

分层抽样中,样本率及其标准误分别为

$$\hat{p} = \sum N_i\hat{p}_i/N, \quad S_{\hat{p}}\sqrt{\sum(1-n_i/N_i)N_i^2 S_{p_i}^2}/N \tag{9-9}$$

其中,$\hat{p}$ 为第 i 层的样本率;$S_{\hat{p}}$ 为第 i 层的样本率的标准误。

分层抽样具有如下优点:抽样误差小于前三种抽样方法,便于对不同层采用不同的抽样方法,便于对各层独立进行分析。分层增加了层内同质性,观察指标的变异减小,各层的抽样误差减小,样本含量相同时,标准误一般均小于单纯随机抽样、系统抽样和整群抽样的标准误。只有抓住对观察指标最主要的影响特征进行分层,才能做到层内变异较小,层间变异较大,抽样误差较小;如果分层特征选择不当,层内变异较大,层间变异较小,抽样误差大到一定程度,

分层抽样就失去意义。

实际问题中,常常把两种或几种抽样方法结合起来使用,如分层整群随机抽样等。随机抽样计算的标准误,用于无限总体抽样时,只需去掉公式中的校正数 $1-n/N$。

例 9-3 在某校 40 个班 3000 学生中,随机抽查 4 个班,学生人数分别为 60、80、90、120 人,用锡克试验检查白喉易感情况,查得阳性人数分别为 12、11、15、17,试以 $\alpha=0.05$ 水准估计该校学生的锡克试验阳性率。

解 这是整群抽样,$N=3000,K=40,k=4,a_1=12,a_2=11,a_3=15,a_4=17$。

计算平均阳性人数、样本率、标准误,得到

$$\bar{a}=(12+11+15+17)/4=55/4=13.75$$

$$\sum(a_i-\bar{a})^2=(12-13.75)^2+(11-13.75)^2+(15-13.75)^2+(17-13.75)^2=22.75$$

$$\hat{p}=\frac{40}{3000\times4}\times55=0.1833,\quad S_{\hat{p}}=\frac{40}{3000}\times\sqrt{\left(1-\frac{4}{40}\right)\times\frac{1}{4\times(4-1)}\times22.75}=0.0174$$

总体率 95% 的置信区间为 $0.1833\mp1.96\times0.0174=(0.1492,0.2174)$。

例 9-4 某地 0~19 岁人群共 14 万人,欲调查其 HBsAg 阳性率,已知各年龄组分组、人数及既往阳性率,如表 9-1 的 1、2、4 列所示。若确定样本例数为 1000 人,试分别按比例分配和最优分配确定各年龄组的调查人数。

表 9-1 各年龄组抽取人数 n_j 的计算

年龄组	人数 N_j	比例分配 n_j	最优分配		
			p_j	$N_j\sqrt{p_j(1-p_j)}$	n_j
0~	25000	179	0.03	4264.68	111
5~	31000	221	0.08	8410.09	219
10~	38000	271	0.10	11400.00	296
15~19	46000	329	0.11	14392.93	374
合计	140000	1000		38467.70	1000

解 这是分层抽样,按年龄组分为四层。

按比例分配时,$N=140000,N_1=25000,N_2=31000,N_3=38000,N_4=46000$。计算得到

$$n_1=1000\times25000/140000=178.57,\quad n_2=221.43,\quad n_3=271.43,\quad n_4=328.57$$

最优分配时,以既往阳性率为各层总体率 p_j 的估计值。计算得到

$$N_1\sqrt{p_1(1-p_1)}=25000\times\sqrt{0.03\times(1-0.03)}=4264.6805$$

$$n_1=1000\times4264.6805/38467.6985=110.8639$$

类似计算 $n_2=218.6273,n_3=296.3525,n_4=374.1562$。

按比例及最优分配的计算结果分别记入表 9-1 的第 3 列及 5、6 列。

9.2　问卷调查

9.2.1　问卷设计

调查设计中,调查表是重要的调查工具,以提问方式列出项目的调查表称为问卷。问卷一般由说明、提问、编码、备查项目几部分组成。

说明部分,是在问卷前说明调查主办者是谁,调查的目的及意义,填表方式,对调查内容保密等,客气地要求被调查对象配合。这一部分说明,力求简明扼要。采用信函方式调查时,说明部分非常重要。若由培训后的调查员进行面谈调查,则可省略说明。

提问部分,是调查表的主要内容,通常包括背景资料、人口学项目和研究项目。背景资料是调查对象姓名、住址、单位、电话等内容,人口学项目是年龄、性别、民族、婚姻状况、文化程度、职业等项目,研究项目是根据研究目的和观察指标确定的具体调查内容。

例 9-5　调查表的说明部分及背景资料如表 9-2 所示。

表 9-2　　　　　　　　　　　　**调查表的说明部分及背景资料**

本调查"属于私人家庭的单项调查资料,非经本人同意不得泄漏"

《统计法》第三章十四条

表　　号:国中医药 6 表

制表机关:国家中医药管理局

批准机关:国家统计局

批准文号:国统字(2001)号

有效期截止时间:

十省市中医医疗需求与服务调查

家庭健康调查表

户主姓名_____行政区划与乡镇(街道)村住户编号_____

县(市或市区)_____乡(街道)_____村_____住户

问卷的核心部分是提问,提问可以分为开放式与封闭式两种。所谓开放式,是只向被调查对象提问,而不提供选择答案,由被调查者自由回答。开放式特点是易于设计,适于不了解内容的探索性研究,但难以获得定量资料。所谓封闭式,是向被调查对象提问的同时,给出两种以上选择答案,让其选择回答。封闭式特点是设计较复杂,适于对研究问题的影响因素基本了解,可以探索作用强度,能收集定量资料。提问设计关系调查成败,必须注意以下方面。

（1）提问必须依据研究目的提出。

（2）避免双重提问。在一个问题中不包含两个或两个以上的提问,使被调查者容易作出回答。如"你抽烟喝酒吗?"这种提问会让只抽烟或只喝酒的人不易回答。

（3）避免含糊不清。

（4）避免抽象问题。当涉及抽象的难于回答的问题时,最好给出一些具体的看法,让回答者仅回答赞成与否。如,"您认为医生应具有的医德基本原则是哪些?"可以改为

您认为医生应具有的医德基本原则是:

    A.生命价值原则   B.有利无伤原则   C.救死扶伤原则
    D.人道主义原则   E.防病治病原则

（5）避免诱导或强制的问题。

（6）敏感性问题的处理宜慎重。敏感问题的设计,可以使用对象转移法或假定法。对象转移法,是把直接提问改为对他人的评价。如,"您对大学生在校期间结婚如何看?"这个提问可以改为"对大学生在校期间结婚,有的人认为不好,有的人认为无所谓。您同意哪种看法?"假定法,是以假设方式提问,如,"大学生在校期间结婚"这个提问可以改为"假如大学生可以结婚,您愿意在校期间结婚吗?"

（7）问题的排列要按一定的逻辑顺序。提问要符合人们的思维方式,一般问题在前,特殊问题在后;易答题在前,难答题在后;敏感问题一般放在最后。

例 9-6　调查表的提问部分如表 9-3 所示。

表 9-3　　　　　　　　　　　过去一年住院情况调查表(部分提问)

编　码	调 查 内 容
Rh4-1	您住院原因: (1)疾病　(2)损伤中毒　(3)疾病康复　(4)计划生育　(5)正常分娩　(6)住院体检　(7)其他
Rh4-2	您因疾病或损伤中毒等住院的疾病名称(填写疾病名称/编码)
Rh4-3	最近一次住院的入院时间(日/月/年)
Rh4-4	这次住院医院类别: (1)乡镇街道卫生院　(2)县(市区)西医院　(3)县(市区)中医院　(4)地市级西医院　(5)地市级中医院　(6)省级西医院　(7)省级中医院　(8)部队医院　(9)中医专科医院　(10)西医专科医院　(11)其他

编码部分,是对提问及选择答案用数字编号,这是为了快速、准确地将资料输入计算机。设计提问要便于编码,以便进行计算分析。在印制问卷时,每个问题后面应有整齐的所需数量的小方格,以便对问题进行编码和输码。在条件许可时,还可以使用机读卡。

备查项目部分,一般包括调查者、回答者、填表者、调查日期、被调查者住址等。备查项目的完整,有利于调查表的逻辑检查、错误校正、缺项补充、责任追查、复查随访等。

例 9-7　调查表的备查项目部分如表 9-4 所示。

表 9-4　　　　　　　　　　　　　调查表的备查项目部分

访问次数	访问日期	开始时间	结束时间	完成调查	部分完成	拒绝回答	其他	调查员姓名
1	月　日	时　分	时　分	1	2	3	4	
2	月　日	时　分	时　分	1	2	3	4	
3	月　日	时　分	时　分	1	2	3	4	
	调查员核实	2001 年　　月　　日		调查员签名				
	核查日期	2001 年　　月　　日		调查指导员签名				

调查研究是一项具有一定社会性的工作,进行时会遇到很多意想不到的事件发生,故而要做好组织计划工作。选择适当的调查方式与数据整理方式,都直接关系问卷调查的质量。

常用的问卷调查方式,有分发问卷法、集合调查法、邮寄法、网络法、面访法等多种。

9.2.2　问卷信度分析

问卷调查的质量,一般从信度、效度、可接受性、区分性等方面进行评价。

信度(reliability)是指调查工具对调查对象测量的可靠程度,反映调查的稳定性或一致性,包括:重测信度、评定者间信度、内部一致性信度、分半信度、复本信度等。

重测信度(test-retest reliability)是同一调查者使用同一种测量工具,对同一调查对象进行两次测试的检查结果的一致性。重测信度用重测相关系数 r 表示,要求 $r \geq 0.7$,两次间隔 9 至 24 小时或数天。

评分者间信度(interrater reliabilities)是不同的调查员(评分者)使用同一种测量工具,对随机抽取的 20 至 30 个调查对象分别进行测试的检查(评分)结果的一致性,可用组内相关系数表示。调查员之间评分不一致就无法做到公平评价。多位评分者之间的一致性用 Kendall 和谐系数进行评价;两个评分者间评分的一致性的高低用 Kappa 值(适于两分类数据)表示,Kappa 值>0.75 时信度高,0.4 至 0.75 时信度较好,<0.4 时信度差。

内部一致性信度的克朗巴哈 α 系数(Cronbach's alpha),用于测定问卷或试卷条目间的内部一致性,即同质性信度,一般要求 $\alpha > 0.7$。在量表的项目数 k、第 i 个项目的方差 S_i^2 及总方差 S^2 已知,或将项目标准化使其有相同的方差且项目间平均系数 $\bar{r}$ 已知,计算公式分别为

$$\alpha = \frac{k}{k-1}\left(1 - \frac{\sum S_i^2}{S^2}\right), \quad \alpha = \frac{k\bar{r}}{1+(k-1)\bar{r}} \tag{9-10}$$

分半信度(split-half reliability),将受试者的测量结果,按调查项目分开为两部分,计算其相关程度,即为分半信度。一般用于试卷的信度分析,但要求试卷足够长,分半后的两部分试题基本对称。由于量表的长度为原来量表的一半,估计可靠性降低,因此需要校正。在分半法计算的相关系数 r 已知,或两部分的项目数不等但两部分方差 S_a^2、S_b^2 及总方差 S^2 已知,Spearman-Brown 校正式分别为

$$r_C = \frac{2r}{1+r}, \quad r_{ab} = \frac{2(1-S_a^2-S_b^2)}{S^2} \tag{9-11}$$

例 9-8 对例 7-3 某班 45 名同学的统计软件考试成绩,作信度分析。

解 全部项目的 Cronbach α 系数 $=0.8124>0.8$,标准化 α 系数 $=0.8585>0.8$,信度较高,可以认为该试卷是一份较好的统计软件试卷。

若删除能力题,则能力题与总分的相关系数为 $0.6927>0.5$,该题得分与总分相关性较大,说明该题的难度设计适当;α 系数改变为 $0.8240>0.8124$,信度提高,说明该题区分性不太好。分析原因,是由于能力题在课外完成,多数学生对于电子邮件完成实际问题的分析兴趣浓厚,得分偏高;个别学生缺乏独立钻研能力,照搬同学完成的题型,得分拉不开差距。

类似分析,选择题、简答题、操作题的难度设计都比较适当,区分性也比较好。

9.2.3 问卷效度分析

效度(validity)是调查工具对调查对象测量的有效程度或准确程度,反映调查的真实性。常用指标有内容效度、结构效度、效标效度、表面效度等。

内容效度(content validity):又称一致性效度或吻合效度,指测量内容(如问卷、量表或试卷)与评价所要求的适合性、相符性、一致性。如教学工作评估请几位专家独立评价。

结构效度(construct validity):又称构想效度,即根据研究者所构想的量表结构(或试卷)与测定结果吻合的程度。一般用多元统计的因子分析方法进行评价,量表中的每一问题各作为一个指标,对这些指标进行因子分析。如分析结果显示,所提取的若干公因子所包含的条目存在设计者所预想的连带关系或逻辑关系,则认为该量表具有结构效度,同时具有内容效度。若整个量表的各个条目都能反映出良好的真实性,则量表的结构效度好。

效标效度(criterion validity):又称标准关联效度、平行效度、同期效度。适用于有"金标准"作为参考的情况。将一个预选测量指标 x 和一个公认效度高的"金标准"指标 y 同时测量同一对象,计算 x 和 y 的相关系数 r,如果 r 有统计学意义时,认为 x 和 y 有相似的平行效度。

表面效度(face validity):是指测量方法或观测效果所说明的问题符合公众的认识。如用学位说明知识水平。

在问卷调查中,最简单的情况是每个提问只要求被调查者选择两个答案。如在民意调查或市场调查中,常需要被调查者对某个提问圈定等级,回答"是"或"否"。这时,可以把问卷调查的情况扩展,使用 Cochran 检验。

一般考虑随机配伍设计的一个极重要的特殊情况,处理组分为 r 组,配伍组分为 s 组,观察值仅为两个值之一。以 1 表示"是"、"+"、"成功"等,以 0 表示"否"、"-"、"失败"等,于是每一个配伍组由 r 个 0 或 1 构成。

Cochran 检验的 H_0 为:各个处理组的效果相同,卡方统计量为

$$Q_c = \frac{r(r-1)\sum(B_i-\sum B_i/r)^2}{r\sum L_j - \sum L_j^2} \sim \chi^2_{(r-1)} \tag{9-12}$$

其中,B_i 表示第 i 个处理组中 1 的个数,L_j 表示第 j 个配伍组中 1 的个数。

例 9-9 在婴儿哭闹时,可以采用不同的哄法,如 A(喂水)、B(轻轻摇晃)、C(哄以橡皮奶

头)、D(说话逗他)。对 12 名未满一月的婴儿用这 4 种方法进行试验,以 1 表示哄法有效、0 表示无效,结果如表 9-5 所示。判断这 4 种哄婴儿方法的效果是否不同。

表 9-5　　　　　　　　　　　　4 种哄婴儿方法的效果

婴儿编号	1	2	3	4	5	6	7	8	9	10	11	12	B_i
哄法 A	0	0	0	0	1	0	1	0	0	0	1	1	4
哄法 B	0	1	1	0	1	1	1	1	1	1	1	1	8
哄法 C	0	0	0	0	1	1	0	0	1	1	0	1	6
哄法 D	0	0	0	0	1	1	0	1	1	0	1	1	6
L_j	0	1	1	0	4	3	2	2	3	1	3	4	

解　以哄法为处理组、婴儿为配伍组,则 $r=4$,$s=12$。H_0:四种哄婴儿方法的效果相同。计算得到

$$\sum B_i/r=(4+8+6+6)/4=6,\sum L_j=24,\sum L_j^2=70$$

$$Q_C=\frac{4\times3\times\left[(4-6)^2+(8-6)^2+(6-6)^2+(6-6)^2\right]}{4\times24-70}=3.6923,df=3$$

查统计用表 6,单侧概率 $P>0.05$,不能以 $\alpha=0.05$ 水准单侧检验拒绝 H_0。不能认为 4 种哄婴儿方法的效果不同。

9.3　综　合　评　价

通过对照某些标准来判断观察结果,给这些结果赋予一定意义和价值的过程,称为评价或评判。常用评价方法有综合评判、模糊评判、主成分评判、灰色关联投影法等多种。

根据一个复杂系统同时受到多种因素影响的特点,在综合考察多个有关因素时,依据多个有关指标对复杂系统进行总评价的方法,称为综合评价或综合评判。常用综合评判方法有 Topsis 法、层次分析法、综合指数法、综合评分法等。

9.3.1　Topsis 法

Topsis(Techenical for order preference by similarity to ideal solution,逼近理想解的排序法),是常用的综合评判方法。实际工作中,多用于效益评价、卫生决策和卫生管理等领域。

设有 n 个评价对象、m 个评价指标,原始数据可写为矩阵 $X=(X_{ij})_{n\times m}$。

首先,对越大越好的高优指标和越小越好的低优指标值 X_{ij},分别进行变换,即

$$r_{ij}=\frac{X_{ij}}{\sqrt{\sum_{i=1}^m X_{ij}^2}},\quad r_{ij}=\frac{1/X_{ij}}{\sqrt{\sum_{i=1}^m (1/X_{ij}^2)^2}} \tag{9-13}$$

然后,以各指标变换值的最大、最小值,构成最优、最劣向量,分别记为 R^+、R^-,即

$$R^+ = (r_{\max1}\ r_{\max2}\cdots r_{\max m}),\quad R^- = (r_{\min1}\ r_{\min2}\cdots r_{\min m}) \tag{9-14}$$

记 W_i 为第 i 个指标的权重,第 j 个评价对象与最优、最劣向量的加权欧氏距离,可以分别定义为

$$d_j^+ = \sqrt{\sum_{i=1}^m W_i(r_{\max j} - r_{ij})^2}\ ,\quad d_j^- = \sqrt{\sum_{i=1}^m W_i(r_{\min j} - r_{ij})^2} \tag{9-15}$$

第 j 个评价对象与最优向量的贴近度 C_j,用 $Harming$(海明距离)定义为

$$C_j = \frac{d_j^-}{d_j^- + d_j^+} \tag{9-16}$$

最后,根据贴近原则(alternating near principle),贴近度越大,判断为综合评价越好。

贴近原则　集合 X、Y 之间的贴近度越接近 1,集合 X、Y 就越贴近。若贴近度(Y_j, X)为 n 个集合 $Y_1, Y_2, \cdots, Y_n$ 与 X 贴近度中的最大者,则 Y_i 与 X 最贴近。

例 9-10　某市 14 所中医医院 1997 至 2004 年 6 项营运指标的平均值见表 9-6,试用 Topsis 法作出评价。

表 9-6　　　　　　　　　**某市 14 所中医医院 8 年的 6 项营运指标平均值**

名称	中西	医大	体院	中研	成华	金骨	金中	锦骨	锦江	龙泉	青羊	新都	青白	温江
床用率	76.6	71.7	89.1	52.7	68.5	65.6	52.5	106.1	55.3	75.1	73.7	72.2	60.6	52.5
床日费	282.7	252.6	227.2	161.3	72.7	104.3	188.2	80.6	85.9	174.7	89.1	223.9	191.3	110.3
门诊数	387.6	557.0	523.4	504.5	486.3	1181.7	1063.5	2339.3	996.7	908.4	571.1	1178.0	335.6	678.0
门诊费	100.8	77.8	85.9	99.5	57.1	41.4	43.8	31.3	118.9	32.9	36.7	39.1	22.1	21.7
均收入	7.9	9.4	12.5	8.5	4.6	8.5	5.5	7.4	5.8	6.7	6.3	8.0	2.6	3.8
药比例	55.6	60.0	28.1	68.0	48.5	35.2	53.0	42.0	61.9	41.4	33.3	40.1	42.2	52.3

解　床日费、门诊费、药比例为低优指标,其余为高优指标,作变换,如

$$r_{11} = 76.6 / \sqrt{76.6^2 + 71.7^2 + 89.1^2 + \cdots + 60.6^2 + 52.5^2} = 0.29$$

变换后的值,如表 9-7 所示。

表 9-7　　　　　　　　　　　**中医医院营运指标的变换值**

名称	中西	医大	体院	中研	成华	金骨	金中	锦骨	锦江	龙泉	青羊	新都	青白	温江
床用率	0.29	0.27	0.34	0.20	0.26	0.25	0.20	0.40	0.21	0.28	0.28	0.27	0.23	0.20
床日费	0.11	0.13	0.14	0.20	0.44	0.31	0.17	0.40	0.37	0.18	0.36	0.14	0.17	0.29
门诊数	0.11	0.15	0.14	0.14	0.13	0.32	0.29	0.64	0.27	0.25	0.16	0.32	0.09	0.19
门诊费	0.10	0.13	0.12	0.10	0.18	0.25	0.23	0.33	0.09	0.31	0.28	0.26	0.46	0.47
均收入	0.29	0.34	0.45	0.31	0.17	0.31	0.20	0.27	0.21	0.24	0.23	0.29	0.09	0.14
药比例	0.21	0.19	0.41	0.17	0.24	0.33	0.22	0.27	0.19	0.28	0.35	0.29	0.27	0.22

变换值各行最大、最小值构成的最优、最劣向量分别为

$$R^+=(0.40 \quad 0.44 \quad 0.64 \quad 0.47 \quad 0.45 \quad 0.41)$$
$$R^-=(0.20 \quad 0.11 \quad 0.010 \quad 0.09 \quad 0.09 \quad 0.17)$$

权重全取 1,计算与最优、最劣向量的距离及与最优向量的贴近度,如中西医院,得到

$$d_1^+=\sqrt{(0.29-0.40)^2+(0.11-0.44)^2+\cdots+(0.29-0.45)^2+(0.21-0.41)^2}=0.78$$
$$d_1^+=\sqrt{(0.29-0.20)^2+(0.11-0.11)^2+\cdots+(0.29-0.09)^2+(0.21-0.17)^2}=0.22$$
$$C_1=0.22/(0.78+0.22)=0.22$$

14 所中医医院依 C_i 值的大小排序,如表 9-8 所示。锦骨医院最好,中西医院最差。

表 9-8 中医医院 8 年的营运情况排序

医院	中西	医大	体院	中研	成华	金骨	金中	锦骨	锦江	龙泉	青羊	新都	青白	温江
d^+	0.78	0.73	0.68	0.75	0.69	0.47	0.63	0.27	0.66	0.57	0.59	0.54	0.74	0.64
d^-	0.22	0.27	0.46	0.24	0.36	0.44	0.28	0.72	0.34	0.35	0.40	0.38	0.40	0.44
C	0.22	0.27	0.40	0.24	0.34	0.48	0.31	0.72	0.34	0.38	0.40	0.41	0.35	0.41
排序	14	12	6	13	9	2	11	1	10	7	5	3	8	4

9.3.2 综合指数法与层次分析法

1.综合指数法

用来测定一个或一组变量对某个特定变量值大小的相对数,称为指数。反映某一事物或现象动态变化的指数,称为个体指数;综合反映多种事物或现象动态平均变化程度的指数,称为总指数。如某一病种的治愈指数、门诊挂号费的价格指数是个体指数,医院收入指数、住院质量指数是总指数。综合指数是编制总指数的基本计算形式,能定量地反映几个指标的综合平均变动程度。利用综合指数的计算形式,定量地对某现象进行综合评价的方法称为综合指数法。综合指数法可用于环境评价、营养评价、医院工作效率评价等。

综合指数法,用实测值 X 与标准值 M 按高优、低优指标计算个体指数 Y,即

$$Y=\frac{X}{M}, \quad Y=\frac{M}{X} \tag{9-17}$$

根据实际问题,确定加权相加法或组内相乘组间加权相加法计算综合指数 P,如

$$P=\frac{1}{n}\sum_{i=1}^{m}W_iY_i \quad 或 \quad P=\sum_{i=1}^{k}W_i\prod_{y=1}^{l}Y_{ij} \tag{9-18}$$

其中 Y 为个体指数,m 为指标个数,n 为分组数,k 为指标类别个数,l 为各类内的指标个数。

模型建立后,要用已知评价结果的历史资料计算总体指数,对比符合程度。

例 9-11 对例 9-10 某市中医医院 8 年 6 项营运指标平均值数据,分为病房、门诊、效益三类指标,见表 9-9。用综合指数法作出综合评价。

表 9-9　　　　　　　　　　　　　　　中医医院营运指标分类

分类	病房		门诊		效益	
指标	床用率	床日费	门诊数	门诊费	均收入	药比例

解　计算 14 所医院 6 项指标的算术平均值 69.44、160.34、836.51、57.79、6.96、47.26，作为该指标的标准值 M。床日费、门诊费、药比例为低优指标，按 M/X 计算个体指数 Y；其余为高优指标，按 X/M 计算个体指数 Y。各医院的个体指数 Y 值，填入表 9-10。

表 9-10　　　　　　　　　　　　　　中医医院营运指标的个体指数

名称	中西	医大	体院	中研	成华	金骨	金中	锦骨	锦江	龙泉	青羊	新都	青白	温江
床用率	1.10	1.03	1.28	0.76	0.99	0.94	0.76	1.53	0.80	1.08	1.06	1.04	0.87	0.76
床日费	0.57	0.63	0.71	0.99	2.21	1.54	0.85	1.99	1.87	0.92	1.80	0.72	0.84	1.45
门诊数	0.46	0.67	0.63	0.60	0.58	1.41	1.27	2.80	1.19	1.09	0.68	1.41	0.40	0.81
门诊费	0.57	0.74	0.67	0.58	1.01	1.40	1.32	1.85	0.49	1.76	1.57	1.48	2.61	2.66
均收入	1.14	1.35	1.80	1.22	0.66	1.22	0.79	1.06	0.83	0.96	0.91	1.15	0.37	0.55
药比例	0.85	0.79	1.68	0.70	0.97	1.34	0.89	1.13	0.76	1.14	1.42	1.18	1.12	0.90

用组内相乘组间相加法计算综合指数，如中西医院的综合指数为

$$P_1 = 1.10 \times 0.57 + 0.46 \times 0.57 + 1.14 \times 0.85 = 1.86$$

14 所中医医院的营运综合指数，见表 9-11。锦骨医院最好，中西医院最差。

表 9-11　　　　　　　　　　　　中医医院营运的综合指数评价结果

名称	中西	医大	体院	中研	成华	金骨	金中	锦骨	锦江	龙泉	青羊	新都	青白	温江
P	1.86	2.21	4.34	1.95	3.41	5.06	3.03	9.40	2.70	4.00	4.27	4.18	2.20	3.75
排序	14	11	3	13	8	2	9	1	10	6	4	5	12	7

2. 层次分析法

层次分析法（analytic hierarchy process），由美国 T. L. Satty 于 20 世纪 70 年代提出。该法把总评价目标分解为不同层次，并用目标树图表示。各层次两两比较评分构成优选矩阵。优选矩阵各行元素 a_{i1}、a_{i2}、…、a_{in} 取几何平均得到初始权重 W_i'，并计算归一权重 W_i，即

$$W_i = \frac{W_i'}{\sum\limits_{j=1}^{s} W_j'}, \quad W_i' = \sqrt[n]{a_{i1} a_{i2} \cdots a_{im}} \tag{9-19}$$

最后，r 个层次的权重相乘得到组合权重 C_i，以最下层 s 个指标 P_i 计算综合指数 P，即

$$P = \sum_{i=1}^{s} C_i P_i, \quad C_i = W_{1i} W_{2i} \cdots W_{ri} \tag{9-20}$$

为保证各层结果的有效性、合理性，要计算随机一致性比率 CR 并作单层一致性检验，即

$$CR = \frac{CI}{RI}, \quad CI = \frac{\bar{\lambda} - m}{m - 1} \tag{9-21}$$

其中,$\bar{\lambda}$ 为 m 阶优选矩阵特征根平均值,CI 称一致性指数,RI 称同阶平均随机一致性指数,可以查表 9-12 得到。CI 及 CR 绝对值<0.10,可以认为有满意的一致性。

m 阶优选矩阵的特征根及平均值可以用目标值及权重计算,即

$$\bar{\lambda} = \frac{1}{m} \sum_{i=1}^{m} \lambda_i, \quad \lambda_i = \frac{1}{W_i} \sum_{j=1}^{m} X_{ij} W_j \tag{9-22}$$

表 9-12　优选矩阵的平均随机一致性指数

阶数	3	4	5	6	7	8	9
RI	0.58	0.90	1.12	1.24	1.32	1.41	1.45

可以由多名专家制订权重,获得多个优选矩阵。没有通过单层一致性检验者,返回给专家重新调整。最后,取各位专家初始权重的几何平均,作为最终初始权重,再计算归一权重。

例 9-12　对例 9-10 某市中医医院 8 年 6 项营运指标平均值数据,以病房、门诊、效益为第一层次,各项指标为第二层次,见图 9-2。用层次分析法作出综合评价。

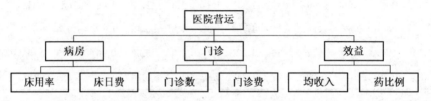

图 9-2　14 所中医医院 8 年营运目标树图

解　第一层子目标,效益最重要、病房与门诊稍次之。第二层子目标,床用率较床日费稍重,门诊数较门诊费稍重,均收入较药比例稍重。按重要性确定两两比较评分标准,用比分列成如表 9-13 所示的优选矩阵。

表 9-13　各层子目标成对比较优选矩阵

第一层	病房	门诊	效益		床用率	床日费		门诊数	门诊费		均收入	药比例
病房	1/1	1/1	1/2									
门诊	1/1	1/1	1/2	床用率	1/1	2/1	门诊数	1/1	2/1	均收入	1/1	2/1
效益	2/1	2/1	1/1	床日费	1/2	1/1	门诊费	1/2	1/1	药比例	1/2	1/1

第一层子目标,由优选矩阵的各行取几何均数得初始权重,即

$$W_1' = \sqrt[3]{1 \times 1 \times 0.5} = 0.79, \quad W_2' = 0.79, W_3' = 1.59$$

计算各初始权重所占比例,化为归一权重,得到

$$W_1 = 0.79 / (2 \times 0.79 + 1.59) = 0.25, \quad W_2 = 0.25, W_3 = 0.50$$

类似可得第二层子目标归一权重为 0.67、0.33。

按照目标树,用归一权重相乘得到 6 项指标的组合权重,即

$$C_1 = 0.25 \times 0.67 = 0.17, \quad C_2 = 0.25 \times 0.33 = 0.08, C_3 = 0.17$$

$$C_4 = 0.08, C_5 = 0.5 \times 0.67 = 0.33, \quad C_6 = 0.5 \times 0.33 = 0.17$$

综合评价指数 P 为目标树最下层 6 项指标的个体指标以组合权重为系数的加权平均,如中西医院 6 项指标的个体指标,由表 9-5 为 1.10、0.57、0.46、0.57、1.14、0.85,得到

$P=0.17\times1.10+0.08\times0.57+0.17\times0.46+0.08\times0.57+0.33\times1.14+0.17\times0.85=0.88$

计算得到,CI、CR 的绝对值 $=0.000033$、$0.000057<0.10$,可以认为优选矩阵有满意的一致性。层次分析评价结果转置,如表 9-14 所示。锦骨医院最好,青白医院最差。

表 9-14　中医医院营运的层次分析评价结果

名称	中西	医大	体院	中研	成华	金骨	金中	锦骨	锦江	龙泉	青羊	新都	青白	温江
P	0.88	0.98	1.31	0.88	0.91	1.27	0.93	1.59	0.93	1.09	1.11	1.17	0.80	0.93
排序	13	7	2	12	11	3	8	1	9.5	6	5	4	14	9.5

9.3.3　模糊评价与组合评价

1. 模糊评价

将评价目标看成是由多种因素组成的模糊集合,称为**因素集 X**。再设定这些因素所能选取的评审等级,组成评语的模糊集合,称为**评判集 Y**。分别求出各因素对各个评审等级的归属程度,称为**模糊关系 R**。最后根据各个因素的**权重 W**,作先取小后取大的 ∧∨ 型或先乘后加的 ×＋ 型合成 **W·P**,求出**评判值 P**。根据最大隶属原则对评判值 **P** 作出结论。若评判值 **P** 有两个相同的最大元,则称综合评判失效,可以改用其他型合成。

例 9-13　对例 9-10 某市中医医院 8 年 6 项营运指标平均值数据,作模糊评价。

解　参评因素集 **X** 及评判集 **Y** 分别为

$$X=\{床日率,床日费,\cdots,药比例\},\quad Y=\{中西,医大,\cdots,温医\}$$

对越大越好的高优指标和越小越好的低优指标值 X_{ij},按式 9-1 变换,再归一化计算,得到 **X** 到 **Y** 的模糊关系 **R** 见表 9-15,确定 **X** 上权重 **W** $=(0.2,0.1,0.2,0.1,0.3,0.1)$。

表 9-15　X 到 Y 的模糊关系 R

名称	中西	医大	体院	中研	成华	金骨	金中	锦骨	锦江	龙泉	青羊	新都	青白	温江
床用率	0.08	0.07	0.09	0.05	0.07	0.07	0.05	0.11	0.06	0.08	0.08	0.07	0.06	0.06
床日费	0.03	0.04	0.04	0.04	0.13	0.09	0.05	0.12	0.11	0.05	0.11	0.04	0.05	0.08
门诊数	0.04	0.05	0.04	0.04	0.04	0.10	0.09	0.20	0.08	0.08	0.05	0.10	0.03	0.06
门诊费	0.03	0.04	0.04	0.04	0.05	0.08	0.07	0.10	0.03	0.05	0.08	0.08	0.14	0.14
均收入	0.08	0.10	0.13	0.09	0.07	0.06	0.06	0.06	0.07	0.06	0.06	0.06	0.02	0.04
药比例	0.06	0.06	0.11	0.06	0.07	0.05	0.06	0.07	0.05	0.08	0.10	0.08	0.07	0.06

用权重关系 **W** 与模糊关系 **R** 作 ∧∨ 型合成,就是用权重与各中医医院的归一化对应值先取小后取大,如对中西医院的评价计算为

$(0.2 \wedge 0.08) \vee (0.1 \wedge 0.03) \vee (0.2 \wedge 0.04) \vee (0.1 \wedge 0.03) \vee (0.3 \wedge 0.08) \vee (0.1 \wedge 0.06) =$
$0.08 \vee 0.03 \vee 0.04 \vee 0.03 \vee 0.08 \vee 0.06 = 0.08$

对 14 所中医医院的评价依大小排序,见表 9-16。锦骨医院最好,中西医院最差。

表 9-16　　　　　　　　　　中医医院营运情况模糊评价结果

医院	中西	医大	体院	中研	成华	金骨	金中	锦骨	锦江	龙泉	青羊	新都	青白	温江
P	0.08	0.10	0.13	0.09	0.10	0.10	0.09	0.20	0.10	0.09	0.10	0.10	0.10	0.10
排序	14	6.5	2	12	6.5	6.5	12	1	6.5	12	6.5	6.5	6.5	6.5

2. 组合评价

单一方法评价的结论,常常不一定相同。表 9-17,列出常用评价方法的优缺点。

表 9-17　　　　　　　　　　常用评判方法的优缺点

名称	类别	优点	缺点
Topsis 法	综合评判	评价对象描述比较精确	无法涉及有模糊因素的评价
层次分析法	综合评判	可靠度较高,误差较小	评价对象因素一般不超过 9 个
综合指数法	综合评判	较简单,便于计算	综合指数有主观性
模糊评判	模糊数学	评价模糊性的对象	描述不太精确

对多种方法的评价结果进行综合,使评价结果更具有代表性和一致性,使结论更为合理和科学,称为**组合评价法**。一般的组合评价方法,有平均值法、Borda 法、Copeland 法等。

平均值法,是用排序打分法把每种方法排序名次 r_{ij} 换为分数 R_{ij},即

$$R_{ij} = n - r_{ij} + 1 \quad (i=1,2,\cdots,n; j=1,2,\cdots,m) \tag{9-23}$$

再按组合评价的均值大小(大者为优)及标准差(小者为优)重新排序。

Borda 法或 Copeland 法,是少数服从多数的评价方法。若各个评价中,认为方案 i 优于方案 j 的个数多于认为方案 j 优于方案 i 的个数,则记为 $_iS_j$。按得分重新排序,即

$$b_i = \sum_{j=1}^{n} b_{ij}, \quad b_{ij} = \begin{cases} 1 & _iS_j \\ 0 & 其他 \end{cases}; \quad c_i = \sum_{j=1}^{n} c_{ij}, \quad c_{ij} = \begin{cases} 1 & _iS_j \\ 0 & 其他 \\ -1 & _jS_i \end{cases} \tag{9-24}$$

组合评价使用时,先对几种单一评判方法排序结果的相关系数进行事前检验,有统计学意义时作组合评价。再对组合评价结果进行事后检验,有统计学意义时接受组合评价结论。

事前检验,用 Kendall 协同系数检验几种评价方法的密切程度,统计量为

$$\chi^2 = \frac{12 \sum_{i=1}^{n} \left(\sum_{j=1}^{m} Y_{ij} \right)^2}{mn(n+1)} - 3m(n+1), \quad df = n-1 \tag{9-25}$$

其中,Y_{ij} 为第 i 个评价单位在第 j 个评价方法的排序值,n 为评价对象个数,m 为方法个数。

事后检验,用组合评价排序与原始方法排序之间的 Spearman 相关系数完成检验。

例 9-14 例 9-10、例 9-11、例 9-12、例 9-13 的排序结果见表 9-18,作出组合评价。

表 9-18 四种单一评判方法的排序结果

名称	中西	医大	体院	中研	成华	金骨	金中	锦骨	锦江	龙泉	青羊	新都	青白	温江
Topsis	14	12	6	13	9	2	11	1	10	7	5	3	8	4
综合指数	14	11	3	13	8	2	9	1	10	6	4	5	12	7
层次分析	13	7	2	12	11	3	8	1	9.5	9	5	4	14	9.5
模糊评价	14	6.5	2	12	6.5	6.5	12	1	6.5	12	6.5	6.5	6.5	6.5

解 计算得到,Kendall 协同系数卡方 $=33.4714$,$P=0.0014<0.01$,事前检验有统计学意义,可以作平均法组合评价。把每种方法排序名次换为分数 $R_{ij}=15-r_{ij}$,见表 9-19。

表 9-19 四种单一评判方法所得分数

名称	中西	医大	体院	中研	成华	金骨	金中	锦骨	锦江	龙泉	青羊	新都	青白	温江
Topsis	1	3	9	2	6	13	4	14	5	8	10	12	7	11
综合指数	1	4	12	2	7	13	6	14	5	9	11	10	3	8
层次分析	2	8	13	3	4	12	7	14	5.5	9	10	11	1	5.5
模糊评价	1	8.5	13	3	8.5	8.5	3	14	8.5	3	8.5	8.5	8.5	8.5

计算各医院得分的均数、标准差,按均数越大越好、标准差越小越好排序,见表 9-20。

表 9-20 中医医院营运平均法组合评价结果

名称	中西	医大	体院	中研	成华	金骨	金中	锦骨	锦江	龙泉	青羊	新都	青白	温江
均数	1.25	5.88	11.75	2.50	6.38	11.63	5.00	14.00	6.00	7.25	9.88	10.38	4.88	8.25
标准差	0.5	2.78	1.89	0.58	1.89	2.14	1.83	0	1.68	2.87	1.03	1.49	3.47	2.25
排序	14	10	2	13	8	3	11	1	9	7	5	4	12	6

组合评价与原评价的 Spearman 相关系数 $=0.9033$、0.9736、0.8977、0.7635,$P=0.0000$、0.0000、0.0000、0.0015,平均法组合评价有统计学意义。锦骨医院最好,中西医院最差。

小 结 9

本章介绍统计在管理学中的应用,主要介绍调查设计、问卷和综合评判。

1. 调查设计的全过程包括确定方案、组织调查、整理分析。调查方法分为普查、抽样调查、典型调查。抽样调查,有单纯随机抽样、系统抽样、整群抽样、分层抽样,无法确知总体的调查也可用偶遇、配额、立意、雪球等非概率抽样。抽样误差规律是

$$整群抽样 \geqslant 随机抽样 \geqslant 系统抽样 \geqslant 分层抽样$$

2. 有限总体的抽样,都要在无限总体抽样的基础上进行校正。单纯随机抽样时,样本均数与样本率的标准误及样本容量的校正式为

$$S_{\bar{X}} = \sqrt{\left(1 - \frac{n}{N}\right)\frac{S^2}{n}}, \quad S_{\hat{p}} = \sqrt{\left(1 - \frac{n}{N}\right)\frac{\hat{p}(1-\hat{p})}{n-1}}, \quad n_{\bar{X}} = \frac{n}{1 + n/N}, \quad n_{\hat{p}} = \frac{n}{1 + (n-1)/N}$$

3. 提问方式列出项目的调查表称为问卷,一般由说明、提问、编码、备查项目几部分组成。问卷调查的质量,一般从信度、效度、可接受性、区分性等方面进行评价。信度是指调查工具对调查对象测量的可靠程度,反映调查的稳定性或一致性,包括:重测信度、评分者间信度、内部一致性信度、分半信度、复本信度等,一般要求内部一致性信度克朗巴哈 $\alpha > 0.7$。

4. 常用综合评价方法有 Topsis 法、层次分析法、综合指数法、综合评分法等。一般先要对高优和低优指标进行变换,根据贴近原则或最大隶属原则作出评价。Topsis 法描述对象比较精确、是首选方法,层次分析法可靠度较高、误差较小,综合指数法较简单、便于计算。

5. 将评价目标看成是由多种因素组成的模糊集合,用各因素的权重与模糊关系作先取小后取大的 ∧∨ 型或先乘后加的 ×＋ 型合成,求出评判值,称为模糊评判。

6. 对多种方法的评价结果进行综合,使评价结果更具有代表性和一致性,使结论更为合理和科学,称为组合评价法,常用平均值法。

习 题 9

题 9-1 已知藏族中 HBsAg 阳性感染率为 14.78%,现欲抽样调查某地区 40 万藏族的 HBsAg 阳性感染率,要求误差不超过 1%,$\alpha = 0.05$,问需调查多少人?

题 9-2 为了解某县某病感染率,从全县 125 个村共 30000 人,随机抽取 10 个村对全部人口进行调查,结果如表 9-21 所示,据此估计该县农村人口感染率的 95% 置信区间。

表 9-21 　　　　　　　　　　　　　某县某病感染率调查数据

各村人数	138	156	176	184	194	215	274	329	350	370
感染人数	41	48	56	70	75	86	90	101	109	121

题 9-3 某县进行学龄前儿童百日咳、白喉、破伤风疫苗接种率调查,据已掌握情况,把全县各乡分为好、中、差三类,分别从 7371、14899、9308 名学龄前儿童随机抽取 723、1478、930 人调查,疫苗接种率分别为 0.8174、0.6969、0.3022,据此估计该县疫苗接种率的 95% 置信区间。

题 9-4 调查员按态度分为 A(兴趣、友好、热情)、B(拘谨、节制、殷勤)、C(冷漠、粗鲁、俗套)3 种类型。把有关情况相似的每 3 户家庭构成一组,共选 18 组进行调查。回答或拒绝回

答分别记为1或0,结果如表9-22所示,判断调查员态度对被访者是否回答有无影响。

表 9-22　　　　　　　　　　调查员态度对被访者是否回答的影响

家庭组编号	1	2	3	4	5	6	7	8	9	10	11	12	13	14	15	16	17	18
态度 A	0	1	0	0	1	1	1	0	1	0	1	1	1	1	1	1	1	1
态度 B	0	1	1	0	0	1	1	1	0	0	1	1	1	1	1	1	1	1
态度 C	0	0	0	0	0	0	0	0	0	0	0	1	1	0	0	0	1	0

题 9-5　某医院11项指标的分类见表9-23,1998年各指标的实际值见表9-24,用综合指数法分析。

表 9-23　　　　　　　　　　某医院 11 项指标的分类

指标类型	序号	指标名称	指标类型	序号	指标名称	指标类型	序号	指标名称
动态指标	1	出院病人数	床位利用	5	平均住院日	诊断水平	9	门诊住院诊断符合率
医疗质量	2	治疗有效率		6	床位周转率		10	出入院诊断符合率
	3	病死率		7	病床工作日	护理质量	11	陪住率
	4	无菌手术感染数		8	病床使用率			

表 9-24　　　　　　　　　　某医院 1998 年各月 11 项指标实际值

	指标1	指标2	指标3	指标4	指标5	指标6	指标7	指标8	指标9	指标10	指标11
1 月	650	90.8	3.08	3.00	20.6	1.41	28.7	92.6	99.3	100	18.0
2 月	560	91.1	3.04	4.00	21.6	1.24	28.7	92.7	98.6	100	17.6
3 月	609	91.7	1.97	4.00	20.5	1.33	27.3	97.6	98.0	99	17.0
4 月	587	92.7	2.39	3.00	25.6	1.25	30.0	96.9	98.3	96	17.1
5 月	651	88.0	4.30	4.00	23.3	1.30	28.3	94.5	97.3	97	18.0
6 月	601	89.7	2.50	10.00	19.8	1.30	29.3	94.6	97.9	96	17.0
7 月	584	90.0	2.91	5.00	26.3	1.30	28.0	93.2	96.9	97	18.0
8 月	620	90.7	2.90	2.00	22.0	1.37	28.7	92.5	97.9	96	19.0
9 月	626	90.2	2.24	4.00	22.0	1.37	29.2	94.3	98.3	98	18.0
10 月	604	91.9	2.96	5.00	20.6	1.34	27.9	93.1	99.1	99	18.5
11 月	653	90.5	3.37	2.00	19.5	1.44	29.4	94.8	99.5	99	21.0
12 月	599	90.8	3.64	5.00	23.5	1.29	28.7	95.8	89.1	99	18.8
均值	612	90.7	2.94	4.25	22.1	1.33	28.7	94.4	97.5	98	18.2

题 9-6　某医院1995～1997年的10项指标值见表9-25,用 Topsis 法评价该院医疗质量。

表 9-25　　　　　　　　　　某医院 1995～1997 年 10 项指标的实际值

年份	病床周转数	病床使用率	平均住院日	住院诊断率	手术诊断率	三日确诊率	治愈好转率	病死率	抢救成功率	院内感染率
1995	20.97	113.81	18.73	99.42	99.80	97.28	96.08	2.57	94.53	4.60
1996	21.41	116.12	18.39	99.32	99.14	97.00	95.65	2.72	95.32	5.99
1997	19.13	102.85	17.44	99.49	99.11	96.20	96.50	2.02	96.22	4.79

题 9-7　某公共场所 1991～1995 年 7 项指标见表 9-26,以 Topsis 法评价卫生监督工作质量。

表 9-26　　　　　　　　　　某公共场所 1991～1995 年 7 项指标的实际值

年份	监督率(公)	监督率(水)	体检率	培训率	监督合格率(公)	监督合格率(水)	调离率
1991	160.0	95.0	95.0	95.0	95.0	95.0	95.0
1992	240.0	100.0	90.0	90.0	90.0	100.0	100.0
1993	254.3	97.0	97.3	94.6	90.3	90.0	94.6
1994	270.9	98.4	98.1	90.3	93.2	95.4	97.8
1995	294.4	100.0	97.4	92.5	94.3	98.7	98.8

题 9-8　对某单位无疾病的人进行健康统计,见表 9-27,X 上的权重关系 $W = (0.2, 0.1, 0.3, 0.2, 0.2)$,试作综合评价。

表 9-27　　　　　　　　　　某单位无疾病的人健康统计(%)

	好	一般	不好	很差	合计
气色	70	20	10	0	100
力气	50	40	10	0	100
食欲	40	30	20	10	100
睡眠	30	50	0	20	100
精神状态	40	30	20	10	100

题 9-9　某医药公司选择文秘,考察刘、张、王三人,结果见表 9-28,权重关系 $W = (0.05, 0.05, 0.05, 0.05, 0.15, 0.15, 0.12, 0.12, 0.14, 0.06, 0.06)$,试作综合评价。

表 9-28　　　　　　　　　　某医药公司选择文秘的考察结果(%)

	性别	年龄	学历	政策照顾	工作态度	政策水平	写作能力	表达能力	业务能力	领导反映	群众反映
刘	0.8	0.6	0.2	0.1	0.3	0.3	0.2	0.4	0.3	0.5	0.2
张	0.1	0.3	0.4	0.5	0.4	0.4	0.4	0.3	0.4	0.4	0.3
王	0.1	0.1	0.4	0.4	0.3	0.4	0.4	0.3	0.3	0.2	0.5

10 统计在医学的应用

生存分析,是对受试者存活时间与部分存活时间的数据进行分析的一系列统计方法。寿命表,也称为生命表,是根据特定人群的年龄组死亡率编制出来的一种统计表。本章介绍生存率的计算及寿命表的使用。

10.1 生存率

10.1.1 生存率的计算

实际工作中,需要对受试者存活时间与部分存活时间的数据进行分析。例如临床医生对出院的癌症病人进行随访调查,统计一定时间后的生存和死亡情况,用以判断疗效。

例 10-1 6 名肝癌病人在 1~12 月进入观察,记录如表 10-1 所示。

表 10-1　　　　　　　　　　生存时间观察记录表

病人	开始月	终止月	生存天数	结局	病人	开始月	终止月	生存天数	结局
A	1	5	150	死亡	D	4	8	120	死亡
B	2	12	330	生存	E	5	9	120	死亡
C	3	7	120	失访	F	7	12	180	生存

可以看出,A、D、E 等 3 人在研究结束前死亡,C 由于某种原因失访,B、F 到研究结束仍未获得确切的生存时间,如图 10-1 所示。

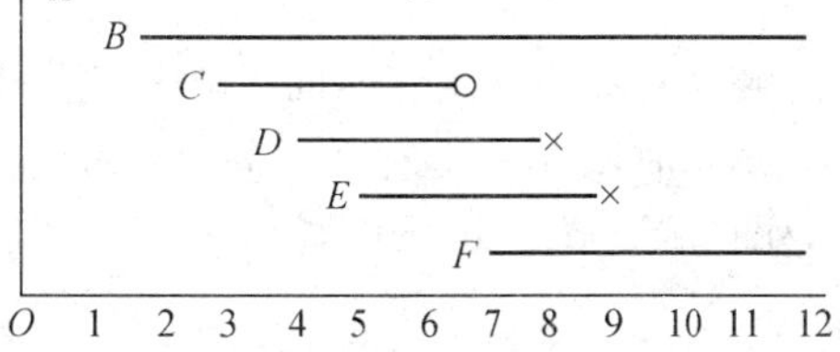

生存时间,广义来讲是指从某事件开始发生到出现某种反应所经历的时间。例如从开始治疗到痊愈,从手术成功到疾病复发,从出院到死亡所观察到的存活时间,可分为完全数据与截尾数据两种类型。完全数据,是指从起点到死亡所经历的时间,提供观察对象确切的生存时间,是生存分析的主要依据。病人发生迁移或死于其他疾病造成失访,或者改变方案,结束时间尚未发生等情况统称为截尾。从起点至截尾点所经历的时间称为截尾数据。提供观察对象生存时间的部分信息,说明病人在某时刻之前没有死亡。

图 10-1　生存时间观察图

描述生存时间的分布规律,可以使用死亡密度函数、生存函数、危险函数等 3 种方法。死亡密度函数 $f(t)$ 表示患者在时间 t 的瞬间死亡概率,生存函数 $S(t)$ 表示患者生存时间大于 t 的累积概率,危险函数 $h(t)$ 表示生存时间已到 t 的瞬间死亡概率,即

$$f(t) = \lim_{\Delta t \to 0} \frac{P(t < T < t + \Delta t)}{\Delta t}, \quad S(t) = P(T > t), \quad h(t) = \frac{f(t)}{S(t)} \tag{10-1}$$

以 t 为横轴、$S(t)$ 为纵轴绘制的曲线,称为生存率曲线或 Kaplan-Meier 曲线,如图 10-2 所示。生存率曲线是一条下降的曲线,下降坡度越陡,表示生存率越低或生存时间越短。生存率的计算,有非参数方法与参数方法。参数方法虽然效率较高,但对生存时间的分布要求符合某种类型,而且计算复杂。非参数方法,主要有寿命表与概率乘积两种方法,由于计算比较容易,因而应用广泛。

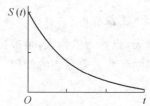

图 10-2　生存率曲线

概率乘积法,也称为乘积极限法,是对不分组的资料用概率乘法估计生存率,1958 年由 Kaplan-Meier 提出。这种方法,先把生存时间 t 从小到大排序,重复数据只列一次。分别计算各时段的初始例数 n 及该时段的死亡例数 d,得到死亡概率 q 及生存概率 p,即

$$q = d/n, \quad p = 1 - q \tag{10-2}$$

生存概率 p 与生存率 $S(t)$ 在名称上只是一字之差,但生存概率 p 是单个时段的概率,生存率 $S(t)$ 是 0 至 t 多个时段的累积概率。假定病人在各时段生存的事件独立,i 时段的生存概率为 p_i,由独立事件乘法定理,可得生存率 $S(t_k)$ 的估计式与标准误,即

$$S(t_k) = P(T \geqslant t) = p_1 p_2 \cdots p_k, \quad S = S(t_k) \sqrt{\sum_{i=1}^{k} \frac{q_i}{p_i n_i}} \tag{10-3}$$

概率乘积法只估计死亡时点的生存率,其图形是左连续的阶梯形曲线。

例 10-2　用某中药加化疗(中药组)与化疗法(对照组)两种疗法治疗白血病,生存时间(月)如表 10-2 所示,估计两组的生存率。

表 10-2　　　　　　　　　　中药组与对照组治疗白血病的生存时间(月)

中药组	5	17	22	31	37	37	39	28+	36+	40+	40+
对照组	2	4	9	9	10	16	24	27	27	4+	40+

解　对照组按生存时间 t 排序,并分段进行计算。

第 1 时段,$t_1 = 2$,存活时间 $\geqslant 2$ 的例数为 11,死亡时间为 2 的例数为 1,得初始例数 $n_1 = 11$,死亡例数 $d_1 = 1$,死亡概率 $q_1 = 1/11$,生存概率 $p_1 = 1 - 1/11 = 10/11$,计算得到

$$\text{生存率 } S(t_1) = p_1 = \frac{10}{11}, \quad \text{标准误 } S_1 = \frac{10}{11} \times \sqrt{\frac{1/11}{11 \times 10/11}} = 0.0867$$

第 2 时段,$t_2 = 4$,存活时间 $\geqslant 2$ 的例数为 10,死亡时间为 2 的例数为 1,截尾例数为 1,得初始例数 $n_2 = 10$,死亡例数 $d_2 = 1$,死亡概率 $q_2 = 1/10$,生存概率 $p_2 = 9/10$,计算得到

$$S(t_2) = p_1 p_2 = \frac{10}{11} \times \frac{9}{10} = \frac{9}{11}, \quad S_2 = \frac{9}{11} \times \sqrt{\frac{1/11}{11 \times 10/11} + \frac{1/10}{10 \times 9/10}} = 0.1163$$

第 3 时段，$t_3=9$，存活时间 $\geqslant 9$ 的例数为 8，死亡时间为 9 的例数为 2，初始例数 $n_3=8$，死亡例数 $d_3=2$，…，其余类似计算，得到如表 10-3 所示的结果。

表 10-3　　　　　　　　　　　概率乘积法估计生存率

序号 k	生存月数 t	初始例数 n	死亡例数 d	死亡概率 q	生存概率 p	生存率 $S(t)$	标准误 S
1	2	11	1	1/11	10/11	0.9091	0.0867
2	4	10	1	1/10	9/10	0.8182	0.1163
3	4	9	0	0	1	0.8182	0.1163
4	9	8	2	2/8	6/8	0.6136	0.1526
5	10	6	1	1/6	5/6	0.5114	0.1578
6	16	5	1	1/5	4/5	0.4091	0.1559
7	24	4	1	1/4	3/4	0.3068	0.1467
8	27	3	2	2/3	1/3	0.1023	0.0968
9	40	1	0	0	1	0.1023	0.0968

类似地，可以计算出中药组的生存率。根据计算的结果，绘制两组的生存率图形如图10-3所示。其中，实线为对照组图形、虚线为中药组的图形。可以看出，两组图形无交叉，分辨度好。

10.1.2　生存率的检验

1. 时序检验

时序检验，也称为对数秩检验（log-rank test），可用于两组或多组生存时间的比较，条件是各组生存率曲线不能交叉。有交叉时，应采用分层处理或多因素分析来校正混杂作用。

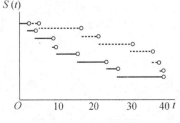

图 10-3　两组的生存率图形

时序检验的基本思想是，若 $k(\geqslant 2)$ 组的生存时间相同，则在 t_i 点有相同死亡率 d_i/n_i，其中 n_i、d_i 为合并组的初始、死亡例数。由此算出第 j 组在 t_i 时点的理论死亡例数 E_{ji}，即

$$E_{ji}=n_{ji}d_i/n_i \tag{10-4}$$

第 j 组理论数 E_j 与实际数 O_j 构成卡方统计量，并在理论数小于 5 时修正，即

$$\chi^2=\sum_{j=1}^{k}\frac{(Q_j-E_j)^2}{E_j},\quad \chi^2=\sum_{j=1}^{k}\frac{(|Q_j-E_j|-0.5)^2}{E_j},\quad df=k-1 \tag{10-5}$$

在检验有统计学意义时，可以从生存率曲线目测判断，或半数生存期比较，或相对危险度比较几方面来考察效果的好坏。

例 10-3　对例 10-2 数据，用时序检验比较两组的生存时间是否相同。

解　由图 10-3，两组图形分辨度好，可以使用时序检验，H_0：两组生存时间相等。

两组数据混合排序,分别计算两组及合计组的 n、d,并分段计算。第一时段,$n_1=22$、$d_1=1$,中药组 $E_{11}=11\times1/22=0.5$,对照组 $E_{21}=0.5$。其余类似计算,结果填入表 10-4。

表 10-4　　　　　　　　　　　时序检验计算

编号	月数 t	中药 n_{1i}	中药 d_{1i}	对照 n_{2i}	对照 d_{2i}	合计 n_i	合计 d_i	理论 E_{1i}	理论 E_{2i}
1	2	11	0	11	1	22	1	0.5000	0.5000
2	4	11	0	10	1	21	1	0.5238	0.4762
3	4	11	0	9	0	20	0	0.0000	0.0000
4	5	11	1	8	0	19	1	0.5789	0.4211
5	9	10	0	8	2	18	2	1.1111	0.8889
6	10	10	0	6	1	16	1	0.6250	0.3750
7	16	10	0	5	1	15	1	0.6667	0.3333
8	17	10	1	4	0	14	1	0.7143	0.2857
9	22	9	1	4	0	13	1	0.6923	0.3077
10	24	8	0	4	1	12	1	0.6667	0.3333
11	27	8	0	3	2	11	2	1.4545	0.5455
12	28	8	0	1	0	9	0	0.0000	0.0000
13	31	7	1	1	0	8	1	0.8750	0.1250
14	36	6	0	1	0	7	0	0.0000	0.0000
15	37	5	2	1	0	6	2	1.6667	0.3333
16	39	3	1	1	0	4	1	0.7500	0.2500
17	40	2	0	1	0	3	0	0.0000	0.0000
18	40	1	0	0	0	1	0	0.0000	0.0000

死亡例数各列分别竖加,计算得到

$$O_1=7, O_2=9, E_1=10.825, E_2=5.175$$

$$\chi^2=(7-10.825)\times2/10.825+(9-5.175)\times2/5.175=4.1787, \quad df=2-1=1$$

$\chi^2>3.8415=\chi^2_{0.05(1)}$,单侧概率 $P<0.05$,以 $\alpha=0.05$ 水准拒绝 H_0,接受 H_1,两组的生存时间不等,可以认为中药加化疗方法治疗白血病的效果优于单纯化疗方法。

2. Gehan 比分检验

在各组生存分布之间呈比例风险关系,即 $h_1(t)/h_2(t)$ 保持相对稳定水平时,时序检验效率较高。若 $h_1(t)/h_2(t)$ 没有保持相对稳定水平,则应使用 Gehan 比分检验。

Gehan 比分检验,是 Wilcoxon 秩和检验的推广,可对两组或多组生存时间进行比较。

首先,把各组数据按生存时间由小到大统一排序,在时间 t_i,各组死亡例数与截尾例数之和记为 m_{ji},各组合计数记为 m_i。在计算表中,从上到下统计各生存时间小于 t_i 的例数,记为

R_{1i}，从下到上统计各生存时间大于 t_i 的例数，记为 R_{2i}。

然后，以 $V_{ji}=m_{ji}(R_{1i}-R_{2i})$ 为各组在时间 t_i 的比分，$V_i^2=m_i(R_{1i}-R_{2i})$ 为合计数在时间 t_i 的比分。记 $N_j=\sum m_{ji}$，$N=\sum m_i$，$\sum V_{1i}=-\sum V_{2i}$，用比分构成标准正态变量进行检验，即

$$Z=\frac{\sum V_{1i}}{\sqrt{\dfrac{N_1 N_2}{N(N-1)}\sum V_i^2}} \tag{10-6}$$

例 10-4 对例 10-2 数据，用 Gehan 比分检验比较两组的生存时间是否相同。

解 H_0：两组的生存时间相等，H_1：两组的生存时间不等。

两组数据混合排序，关键是 R_{1i} 与 R_{2i} 的计算。如 R_{1i} 从上到下统计，$t_1=2$ 时，无生存时间小于 2 的，$R_{11}=0$；$t_4=5$ 时，不能肯定 4^+ 比它小，$R_{14}=2$。又如 R_{2i} 从下到上统计，$t_{17}=40^+$ 时，截尾数据无法判断确切的生存时间，$R_{2,17}=0$；$t_{16}=39$ 时，生存时间大于 39 的有 3 例，$R_{2,16}=3$。其余类似计算，结果填入表 10-5。计算得到

$$N_1=11,N_2=11,N=22,\sum V_{1i}=66,\sum V_{2i}=-66,\sum=3034,Z=2.34$$

双侧概率 $P<0.05$，以 $\alpha=0.01$ 水准拒绝 H_0，两组的生存时间不等，可以认为中药加化疗方法治疗白血病的效果优于单纯化疗方法。

表 10-5   **Gehan 比分检验计算**

月数 t ①	m_1 ②	m_2 ③	m ④	R_1 ⑤	R_2 ⑥	R_1-R_2 ⑦=⑤−⑥	V_1 ⑧=②×⑦	V_2 ⑨=③×⑦	V^2 ⑩=④×⑦²
2		1	1	0	21	−21	0	−21	441
4		1	1	1	20	−19	0	−19	361
4^+		(1)	1	2	0	2	0	2	4
5	1		1	2	18	−16	−16	0	256
9		2	2	3	16	−13	0	−26	338
10		1	1	5	15	−10	0	−10	100
16		1	1	6	14	−8	0	−8	64
17	1		1	7	13	−6	−6	0	36
22	1		1	8	12	−4	−4	0	16
24		1	1	9	11	−2	0	−2	4
27		2	2	10	9	1	0	2	2
28^+	(1)		1	12	0	12	12	0	144
31	1		1	12	7	5	5	0	25
36^+	(1)		1	13	0	13	13	0	169
37		2	2	13	4	9	0	18	162
39	1		1	15	3	12	12	0	144
40^+	(2)	(1)	3	16	0	16	32	16	768
合计	11	11					66	−66	3034

10.1.3　Cox 回归

英国统计学家 Cox 于 1972 年提出 Cox 比例风险模型,又称为 Cox 回归。风险函数 $h(t, \boldsymbol{X})$ 表示时刻 t 暴露于危险因素状态 $(X_1, X_2, \cdots, X_p)$ 的风险大小,即

$$h(t, \boldsymbol{X}) = h_0(t)\exp(\beta_1 X_1 + \cdots + \beta_p X_p) \text{ 或 } \ln\frac{h(t, X)}{h_0(t)} = \beta_1 X_1 + \cdots + \beta_p X_p \tag{10-7}$$

其中,$h_0(t)$ 称为危险因素状态 $(0, 0, \cdots, 0)$ 的基线风险函数。

Cox 回归的流行病学意义:$X_j = 1$ 与 $X_j = 0$ 在任意时刻 t 的相对危险度是一个常数,即

$$RR = \frac{h_0(t)\exp(\beta_1 X_1 + \cdots + \beta_j \times 1 + \cdots + \beta_p X_p)}{h_0(t)\exp(\beta_1 X_1 + \cdots + \beta_j \times 0 + \cdots + \beta_p X_p)} = e^{\beta_j} \tag{10-8}$$

应用 Cox 比例风险模型,要验证"等比例条件"是否成立。常用验证方法有三种。

一是绘制协变量不同水平的 Kaplan-Meier 曲线,若曲线相交,则等比例风险不成立。

二是绘制协变量不同水平 $\lg[-\lg(\text{生存率})]$ 与时间趋势图,曲线平行时等比例风险成立。

三是在模型中增加协变量与时间的交互作用项,若该交互作用项无统计学意义,则等比例风险成立。这时,也需考虑协变量与时间的适宜尺度。

例 10-5　对例 10-2 中药组与对照组生存时间数据,作生存率的 Cox 回归。

解　由图 10-3 知,两组图形无交叉,等比例风险成立。建立生存、截尾、分组排列的数据,用 DPS 软件分析。模型卡方为 4.1160,$P = 0.0425 < 0.05$,Cox 回归方程有统计学意义。$Z = 2.0251$、$P = 0.0429$,X_1 应当留在方程中。Cox 回归方程为 $h(t, X) = h_0(t)\exp(1.0582X_1)$。

对照组与中药组在时刻 t 的死亡相对危险度为 $RR = 2.8811$,对照组死亡风险是中药组的 2.88 倍,可以认为中药组治疗白血病的效果优于对照组。

10.2　寿命表

10.2.1　简略寿命表

寿命表,也称为生命表,是根据特定人群的年龄组死亡率编制出来的一种统计表,1662 年由 John Graunt 提出,可分为现时寿命表与定群寿命表两类。

现时寿命表也简称为寿命表,是从一个断面看问题的寿命表。假定有同时出生的"一代人",按照某人群现时人口实际年龄组死亡率陆续死去,直到死完为止,现时寿命表可以计算出"这代人"在不同年龄组的尚存人数、死亡人数、生存人年数及预期寿命。根据年龄分组不同,现时寿命表又分为完全寿命表与简略寿命表两种。完全寿命表年龄分组的组距是 1 岁,简略寿命表年龄分组的组距是 5 岁,0 岁作为一个独立组。简略寿命表年龄分组少,每个年龄组人口数较多,年龄组死亡率较稳定,实际工作中常用。

定群寿命表也称队列寿命表,是对特定人群的每一个人记录实际死亡过程的寿命表。由于人的生命周期很长,定群寿命表研究人群的生命过程或死亡过程,随访需要的工作量大、时间长,在实际工作中,常用来编制某种疾病确诊或手术后的定群寿命表。

简略寿命表以日历年度的人口资料为依据,一般应分性别编制。统计的数字准确与否,直接关系寿命表指标的准确性与可靠性。因此,对编制简略寿命表的人口、死亡资料,特别是婴儿死亡率必须认真核查、补漏和校正。计算中,通常保留6位小数。

寿命表中,年龄组起始岁数记为 X,年龄组的平均人口数为 P_X,实际死亡人数为 DX,则年龄组死亡率 m_X 表示该年龄组人口在一年内的平均死亡率,即

$$m_X = D_X / P_X \tag{10-9}$$

年龄组距为 n,死亡概率 q_X 表示 X 岁尚存者在今后死亡的可能性大小,0岁组死亡概率用婴儿死亡率代替,最后一组为1,中间各组用 m_X 计算,即

$$q_0 = D_0 / P_0, \quad q_w = 1, \quad q_X = \frac{2nm_X}{2 + nm_X} \tag{10-10}$$

通常令0岁组尚存人数为十万,X 岁尚存数 l_X、死亡数 d_X,用死亡概率 q_X 递推计算,即

$$l_0 = 100000, \quad d_X = l_X q_X, \quad l_{X+n} = l_X - d_X \tag{10-11}$$

X 岁尚存者在今后 n 年的生存人年数 L_X,表示 l_X 曲线下 X 至 $X+n$ 的面积,0岁组及最后一组用经验值计算,中间各组用梯形面积近似,即

$$L_0 = l_1 + 0.15 d_0, \quad L_w = l_w / m_w, \quad L_X = n(l_X + l_{X+n})/2 \tag{10-12}$$

T_X 为 X 岁及以上 L_X 的总和,最后一组等于 L_w,其他各组进行递推,即

$$T_w = L_w, \quad T_X = T_{X+n} + L_X \tag{10-13}$$

平均预期寿命 e_X 为生存总人年数 T_X 与尚存人数 l_X 的商,即

$$e_X = T_X / l_X \tag{10-14}$$

例 10-6 某地1982年男性居民资料如表10-6的①、②、③列所示,编制简略寿命表。

表 10-6   编制某地1982年男性简略寿命表

年龄 X①	年均人口 P_X②	实际死亡 D_X③	死亡率 m_X ④=③/②	死亡概率 q_X⑤	尚存人数 l_X⑥	死亡人数 d_X⑦=⑤⑥	生存人年 L_X⑧	生存总人年 D_X⑨	期望寿命 e_X⑩=⑨/⑥
0～	30005	429	0.0143	0.0143	100000	1430	98785	6891768	68.9177
1～	86920	105	0.0012	0.0048	98570	475	393331	6792984	68.9152
5～	102502	81	0.0008	0.0039	98095	387	489508	6399653	65.2393
10～	151494	113	0.0007	0.0037	97708	364	487632	5910145	60.4877
15～	182932	157	0.0009	0.0043	97345	417	485681	5422513	55.7043
20～	203107	215	0.0011	0.0053	96928	512	483359	4936832	50.9331
25～	190289	221	0.0012	0.0058	96416	558	480685	4453472	46.1902
30～	147076	181	0.0012	0.0061	95858	588	477819	3972788	41.4446
35～	99665	160	0.0016	0.0080	95270	762	474445	3494969	36.6850
40～	90891	234	0.0026	0.0128	94508	1209	469519	3020524	31.9605
45～	105382	417	0.0040	0.0196	93299	1828	461927	2551006	27.3422

续表

年龄 X①	年均人口 P_X②	实际死亡 D_X③	死亡率 m_X ④=③/②	死亡概率 q_X⑤	尚存人数 l_X⑥	死亡人数 d_X⑦=⑤⑥	生存人年 L_X⑧	生存总人年 D_X⑨	期望寿命 e_X⑩=⑨/⑥
50~	86789	602	0.0069	0.0341	91471	3118	449561	2089079	22.8386
55~	69368	919	0.0132	0.0641	88353	5665	427603	1639518	18.5564
60~	51207	1328	0.0259	0.1218	82688	10069	388268	1211914	14.6564
65~	39112	1691	0.0432	0.1951	72619	14167	327677	823647	11.3421
70~	20509	1561	0.0761	0.3197	58452	18689	245538	495970	8.4851
75~	9301	1126	0.1211	0.4647	39763	18477	152624	250433	6.2981
80~	3463	631	0.1822	0.6259	21286	13324	73122	97809	4.5949
85~	834	269	0.3225	1.0000	7963	7963	24687	24687	3.1004

解 ④列按④=②/③计算,如 $m_0 = D_0/P_0 = 429/30005 = 0.01430$。

⑤列,0岁组死亡概率用婴儿死亡率代替,最后一组为1,中间各组用 m_X 计算,即

$$q_0 = m_0 = 0.01430, \quad q_{85} = 1.0000$$

$$q_1 = 8m_1/(2+4m_1) = 8 \times 0.001208/(2+4 \times 0.001208) = 0.004820$$

$$q_5 = 10m_5/(2+5m_5) = 10 \times 0.000790/(2+5 \times 0.000790) = 0.003943$$

⑥、⑦列,0岁组 $l_0 = 100000$,其他按⑦=⑤×⑥、⑥=上行⑥−⑦计算,如

$$d_0 = l_0 q_0 = 100000 \times 0.01430 = 1430, \quad l_1 = l_0 - d_0 = 100000 - 1430 = 98570$$

⑧列,0岁组及最后一组用经验值计算,中间各组用梯形面积近似,即

$$L_0 = l_1 + 0.15d_0 = 98570 + 0.15 \times 1430 = 98785, L_{85} = l_{85}/m_{85} = 7962/0.3225 = 24685$$

$$L_1 = 4(l_1 + l_5)/2 = 4 \times (98570 + 98095)/2 = 393330$$

$$L_5 = 5(l_5 + l_{10})/2 = 5 \times (98095 + 97708)/2 = 489508$$

⑨列从下向上累加,即

$$T_{85} = L_{85} = 24685, T_{80} = T_{85} + L_{80} = 24685 + 73124 = 97809$$

⑩列按⑩=⑨/⑥计算,如

$$e_0 = T_0/l_0 = 6891746/100000 = 68.92$$

10.2.2 去死因寿命表

研究某种死因对居民生命的影响,比较合理的方法是使用去死因寿命表。

去死因寿命表,是分析某种死因对平均预期寿命等指标影响程度的一种寿命表。这种寿命表的优点是,可以通过平均预期寿命、尚存人数等的损失量,综合说明某死因对人群生命的影响程度;可以不受人口年龄结构的影响,既说明某死因对全人口的综合作用,又表达对某年龄组人口的作用。

编制去死因寿命表,在各有关符号的右上角使用上标"i"表示某死因,用"$-i$"表示去某死

因。若 X 岁年龄组的平均人口数为 P_X、全死因死亡人数为 D_X,则全死因死亡概率、生存概率分别为 q_x、$p_x = 1 - q_x$。若某死因死亡人数为 D_X^i,则去死因后的死亡比例 r_X^{-i} 及去死因后的生存概率 p_x^{-i} 分别为

$$r_X^{-i} = 1 - D_X^i / D_X, \quad p_x^{-i} = (p_x)^{r_{\bar{x}}^i} \tag{10-15}$$

令 0 岁组去死因尚存人数为十万,其他去死因尚存人数 l_X^{-i}、死亡人数 d_X^{-i} 递推计算,即

$$l_0^{-i} = 100000, \quad l_{X+n}^{-i} = l_X^{-i} \cdot p_X^{-i}, \quad d_X^{-i} = l_X^{-i} - l_{X+n}^{-i} \tag{10-16}$$

去死因后的生存人年数 L_X^{-i}、生存总人年数 T_X^{-i}、平均预期寿命 e_X^{-i} 计算,与全死因类似。

例 10-7 某地 1982 年男性资料见表 10-7 的①至④列,编制去肿瘤死因简略寿命表。

表 10-7　　　　　　　　　　　　编制某地 1982 年男性去肿瘤死因简略寿命表

年龄组 X①	年均人口 P_X②	全因死亡 D_X③	肿瘤死亡 D_X^i④	去肿瘤死亡率 r_X^i⑤= 1-④/③	全死因死亡率 q_X⑥	全死因生存率 p_X⑦= 1-⑥	去肿瘤生存率 p_X^i⑧= ⑦⑤	去肿瘤尚存人数 t_X^i⑨	去肿瘤死亡人数 d_X^i⑩	去肿瘤生存人年数 L_X⑪	去瘤生存总人年数 T_X⑫	去瘤平均期望 e_X⑬
0～	30005	429	2	0.9953	0.0143	0.9857	0.9858	100000	1423	98790	7121513	71.2151
1～	86920	105	4	0.9619	0.0048	0.9952	0.9954	98577	457	393393	7022722	71.2411
5～	102502	81	8	0.9012	0.0039	0.9961	0.9964	98120	349	489727	6629329	67.5637
10～	151494	113	11	0.9027	0.0037	0.9963	0.9966	97771	329	488033	6139602	62.7958
15～	182932	157	13	0.9172	0.0043	0.9957	0.9961	97442	383	486255	5651569	57.9991
20～	203107	215	21	0.9023	0.0053	0.9947	0.9952	97060	462	484142	5165314	53.2180
25～	190289	221	36	0.8371	0.0058	0.9942	0.9952	96597	468	481815	4681172	48.4608
30～	147076	181	41	0.7735	0.0061	0.9939	0.9953	96129	456	479503	4199357	43.6847
35～	99665	160	44	0.7250	0.0080	0.9920	0.9942	95672	555	476974	3719855	38.8812
40～	90891	234	80	0.6581	0.0128	0.9872	0.9916	95117	802	473580	3242881	34.0935
45～	105382	417	142	0.6595	0.0196	0.9804	0.9870	94315	1223	468517	2769301	29.3623
50～	86789	602	210	0.6512	0.0341	0.9659	0.9777	93092	2079	460263	2300784	24.7151
55～	69368	919	315	0.6572	0.0641	0.9359	0.9574	91013	3879	445369	1840521	20.2226
60～	51207	1328	360	0.7289	0.1218	0.8782	0.9097	87134	7869	415999	1395152	16.0115
65～	39112	1691	381	0.7747	0.1951	0.8049	0.8452	79265	12266	365661	979153	12.3529
70～	20509	1561	248	0.8411	0.3197	0.6803	0.7232	66999	18544	288633	613492	9.1568
75～	9301	1126	127	0.8872	0.4647	0.5353	0.5744	48454	20621	190718	324859	6.7044
80～	3463	631	60	0.9049	0.6259	0.3741	0.4107	27833	16401	98162	134140	4.8195
85～	834	269	4	0.9851	1.0000	0.0000	0.0000	11432	11432	35978	35978	3.1472

解　⑤列按⑤＝1－④/③计算，如 r_0^{-i}＝1－2/429＝0.9953。

⑦列按⑦＝1－⑥计算，如 p_0＝1－0.01430＝0.9857。

⑧列按⑧＝⑦⑤计算，如 p_0^{-i}＝0.9857$^{0.9953}$＝0.9858。

⑨列 l_0^{-i}＝100000，其他组按⑨＝上行⑧×⑨计算，如 l_1^{-i}＝100000×0.985768＝98577。

⑩列按⑩＝⑨－下行⑨计算，如 d_0^{-i}＝100000－98577＝1423。

其他各列计算同例1，得到表10-7各列。比较表10-6与表10-7的0岁组，得到

$$71.2151－68.9177＝2.2974,\quad 2.2974/68.9177＝0.0333$$

可以看出，该地1982年男性因肿瘤减少的平均预期寿命为2.2974岁。若肿瘤死亡得到有效控制，则该地男性的平均预期寿命可增加3.33%。

10.2.3　寿命表的应用

1. 估计生存率

当样本例数足够多时，可用寿命表的频率代替概率，类似于乘积概率法估计生存率。在历史上，估计生存率的寿命表方法，虽然先于乘积概率法，但实际是乘积概率法的一种近似。

例10-8　某恶性肿瘤随访资料如表10-8的①、②、③、④列所示，生存时间长于5年者为31－8＝23例，用寿命表方法估计生存率。

表 10-8　　　　　　　　　　寿命表方法估计生存率

序号 k①	术后年数 t②	死亡例数 d③	截尾例数 w④	初始例数 n⑤＝下⑤＋③＋④	校正例数 m⑥＝⑤－④/2	死亡概率 q⑦＝③/⑥	生存概率 p⑧＝1－⑦	生成率 $S(t)$⑨	标准误 S⑩
1	0～	68	8	233	229.0	0.2969	0.7031	0.7031	0.0302
2	1～	61	7	157	153.5	0.3974	0.6026	0.4237	0.0332
3	2～	38	3	89	87.5	0.4343	0.5657	0.2397	0.0293
4	3～	16	1	48	47.5	0.3368	0.6632	0.1589	0.0254
5	4～5	8	0	31	31.0	0.2581	0.7419	0.1179	0.0226

解　⑤列由下向上按⑤＝下行⑤＋③＋④计算，如 n_5＝23，n_4＝23＋8＋0＝31。

⑥列按⑥＝⑤－④/2计算，如 m_0＝233－8/2＝229。

⑦列按⑦＝③/⑥计算，如 q_0＝68/229＝0.2969。

⑧列按⑧＝1－⑦计算，如 p_0＝1－0.2969＝0.7031。

其他各列均与例10-7计算相同，得到结果填入表10-8各列。从⑦列可以看出，前三年死亡概率逐年增加，往后呈下降趋势。相应⑨列生存率反映半数以上的病人活不到2年，说明此癌对病人威胁大。⑩列生存率的标准误较小，说明此生存率具有代表性。

2. 寿命表分析

寿命表的指标尚存人数 l_x、死亡人数 d_x、死亡概率 q_x、平均预期寿命 e_x 等,都可以用来评价居民健康状况。

尚存人数 l_x 反映在一定年龄组死亡率基础上,一代人口的生存过程。在尚存人数 l_x 曲线图中,曲线头部高,曲线头部曲度小,都反映年龄组死亡率低,如图 10-4 所示。不同年龄组尚存人数的比值 l_{x+n}/l_x 称为生存率比或生存比,l_x 为 $l_0/2$ 时的年龄称为尚存半数年龄或寿命表中位年龄,也可以用来反映年龄组死亡率高低。人群健康水平提高,尚存半数年龄后移。

死亡人数 d_x 反映在一定年龄组死亡率基础上,一代人口的死亡过程。一般用横坐标为年龄、纵坐标为死亡人数的直方图表示。婴幼儿段高峰的降低、老年段高峰位置的后移,说明年龄组死亡率下降。

死亡概率 q_x 反映一定年龄组的死亡率,一般用横坐标为年龄、纵坐标为死亡概率对数的半对数曲线图表示。健康水平较高的地区,死亡概率曲线较低。

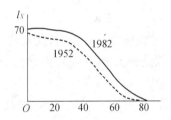

图 10-4　尚存人数 l_x 曲线

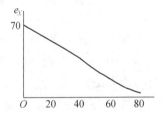

图 10-5　平均预期寿命 e_x 曲线

平均预期寿命 e_x 是评价居民健康状况的主要指标,是国内外评价不同地区、不同时期居民健康水平的重要指标之一。在平均预期寿命 e_x 曲线图中,若婴儿死亡率下降,则曲线头部上升,曲线头部曲度变小,如图 10-5 所示。

出生时的平均预期寿命 e_0,简称平均寿命,是各年龄组死亡率的综合反映,可概括地说明某人群的健康水平。平均寿命实际是同时出生的一批人 l_0,以各年龄组死亡人数 d_x 为权数的加权平均岁数。若低年龄组死亡人数 d_x 的比重增大,则平均寿命就会降低;反之,平均寿命就会增高。

综上所述,寿命表中的各项指标,都是根据年龄组死亡率计算出来的,可以说明人群的死亡水平,而且不受人口年龄结构的影响,具有良好的可比性。尤其是平均预期寿命,既能综合反映各年龄组的死亡率水平,又能以预期寿命的长短从正面说明人群的健康水平,是评价不同国家及地区居民健康状况的主要统计指标之一。

此外,根据女性寿命表中的尚存人数 l_x 及育龄期的生存人年数 L_x,计算净再生育率,可以研究人口再生产情况。根据寿命表指标,可以进行一个国家或地区的人口预测,可以预见人口的老年化及受抚养人口的增长问题,可以为编制国民经济计划及卫生保健规划提供人口资料。寿命表方法,还可用于研究人群的生育、发育及疾病发展规律。如随访一群确诊(手术或出院)的慢性病人,观察每个病人的结局(失访、死亡或存活),用定群寿命表方法,分析这群人在确诊后不同时期的生存率及平均生存期。

10.3   Logistic 回归

Logistic 回归,是研究分类因变量与多个影响因素之间关系的一种多变量分析方法。

10.3.1   两分类 Logistic 回归

设 Y 是两分类变量,影响 Y 的危险因素为协变量 $X_1,X_2,\cdots,X_m$。在 m 个危险因素暴露条件下,概率 $P(Y=1)$ 简写为 P,变换为 $\ln[P/(1-P)]$,称为 logit 变换,记为 $\mathrm{logit}(P)$,即

$$\mathrm{logit}(P)=\ln\frac{P}{P-1}=\beta_0+\beta_1 X_1+\cdots+\beta_m X_m=\beta_0+\boldsymbol{\beta}^T\boldsymbol{X} \tag{10-17}$$

称为两分类 Logistic 回归,$\beta_1,\beta_2,\cdots,\beta_m$ 称为偏回归系数。Logistic 回归也可写为

$$P=\frac{\exp(\beta_0+\boldsymbol{\beta}^T\boldsymbol{X})}{1+\exp(\beta_0+\boldsymbol{\beta}^T\boldsymbol{X})}\ \text{或}\ P=\frac{1}{1+\exp[-(\beta_0+\boldsymbol{\beta}^T\boldsymbol{X})]} \tag{10-18}$$

偏回归系数 β_i 与比数比 OR 联系密切,检验暴露因素对疾病是否有作用,就要检验 OR 是否为 1。对 Logistic 回归来说,就是要检验变量的回归系数是否为 0,一般有似然比、Wald、比分检验三种检验方法。

偏回归系数 β_i 与暴露因素 X_i 的量化方法也密切相关,需要区分协变量为:连续变量、有序分类变量、无序分类变量等不同情形。

暴露因素 X_i 为连续变量时,e^{β_i} 表示 X_i 变化一个计量单位时的比数比。在暴露因素 X_i 为有序分类变量时,e^{β_i} 表示 X_i 变化一个等级时的比数比。

在暴露因素 X_i 为无序 k 分类时,要转换为 $k-1$ 个二分类哑变量(dummy variable)表示。特别地,暴露因素 X_i 为 2 水平时,视为无序 2 分类,使用 1 个哑变量。如:性别,用 1 个哑变量以 1、0 表示男、女。这时,偏回归系数 β_i 是暴露与非暴露比数比的对数值,即

$$\beta_i=\ln OR\ \text{或}\ OR=\exp(\beta_i) \tag{10-19}$$

例 10-9   对例 5-7 数据,判断不加牛黄、加牛黄两组的疗效是否不同。

解   疗效为两分类因变量,治愈为 1、未愈为 0。疗法为两分类协变量,加牛黄为 1、不加牛黄为 0。软件分析得到,似然比卡方 $=7.2240$,$P=0.0072$,Logistic 回归有统计学意义。Pearson 卡方 $=204.0000$,$P=0.0001$,Logistic 回归拟合效果不好。疗法的似然卡方 $=7.2240$,$P=0.0072$,应当留在方程中。$\beta_0=-0.3629$,$\beta_1=0.7816$、$OR=2.31850$,Logistic 回归方程为

$$P=\frac{1}{1+\exp(0.3629-0.7816\times\text{疗法})}$$

疗法的 $OR=2.1850$,表示加牛黄的治愈频数与未愈频数之比,是不加牛黄比数的 2.1850 倍。故,加牛黄组的疗效高于不加牛黄组。疗法代入 1、0,可得牛黄组、不加牛黄组的治愈概率 $P=0.6032$、0.4103,也可以说明加牛黄组的疗效高于不加牛黄组。

列联表资料或分层列联表资料,都可以用 Logistic 回归进行研究。可以证明,四格表资料

直接计算的 *OR* 值,就是 Logistic 回归的 *OR* 极大似然估计。

10.3.2 其他两分类 Logistic 回归

1.协变量为连续变量

协变量为连续变量,可以直接使用到 Logistic 回归方程。

例 10-10 采用病例-对照研究方法调查 234 名心肌梗死病人与 1742 名对照者使用口服避孕药状况,资料如表 10-9 所示。试用 Logistic 回归分析患病与服药、年龄的关系。

表 10-9　　　　　心肌梗死(1 为患病)与年龄、避孕药(1 为服用)关系调查结果

例数	4	2	9	12	4	33	6	65	6	93	62	224	33	390	26	330	9	362	5	301
患病	1	1	1	1	1	1	0	0	0	0	0	0	0	0	0	0	1	1	1	1
服药	1	0	1	0	1	0	1	0	1	0	1	0	1	0	1	0	1	0	1	0
年龄	27	27	32	32	37	37	42	42	47	47	27	27	32	32	37	37	42	42	47	47

解　心肌梗死为两分类因变量,患病为 1、未患为 0。服药为两分类协变量,服用为 1、未服为 0。年龄为连续变量,直接使用到 Logistic 回归方程。软件分析得到,似然比卡方 $= 832.8381$,$P = 0.0001$,Logistic 回归有统计学意义。Pearson 卡方 $= 2501.2891$,$P = 0.0001$,Logistic 回归拟合效果不好。服药、年龄的似然卡方 $= 26.8080$、806.0301,$P = 0.0001$,应当留在方程中。$\beta_0 = -8.8858$,$\beta_1 = 1.2281$,$OR = 0.2929$、$\beta_2 = -0.2456$、$OR = 1.2784$,Logistic 回归方程为

$$P = \frac{1}{1 + \exp(8.8858 + 1.2281 \times 服药 - 0.2456 \times 年龄)}$$

服药的 $OR = 0.2929$,表示口服避孕药的心肌梗死病发生频数与不发生频数之比,是不服药比数的 0.2929 倍。年龄以 1 岁为间隔,$OR = 1.2784$ 表示某岁的心肌梗死病发生与不发生频数之比,是小一岁比数的 1.2784 倍。

若年龄以等距 10 岁为间隔,则年龄视为有序分类协变量。

2.协变量为有序多分类

协变量为有序多分类,可以按序编号。

例 10-11　胃康宁三种方案治疗胃溃疡患者的疗效观察资料,见表 10-10,作 Logistic 回归。(《中国新药与临床》2006 年 3 月)

解　疗效为两分类因变量,有效为 1,无效为 0。疗法为有序 3 分类协变量,A、B、C 可以分别用 0、1、2 表示。软件分析得到,似然比卡方 $= 17.3225$,$P = 0.0002$,Logistic 回归有统计学意义。疗法的似然卡方 $= 17.3225$,$P = 0.0001$,应当留在方程中。$\beta_0 = 0.6649$,$\beta_1 = 2.1974$、$OR = 9.0013$,Logistic 回归方程为

表 10-10　胃康宁三种方案的疗效比较

分类	无效	有效
A 低剂量	10	20
B 中剂量	2	28
C 高剂量	0	30

$$P = \frac{1}{1 + \exp(-0.6649 - 2.1974 \times 疗法)}$$

A、B、C 视为从低到高的等级,疗法的 $OR=9.0013$,表示一个等级有效频数与无效频数之比,是低一个等级比数的 9.0013 倍。故,用药剂量越高,疗效越好。

疗法代入 0、1、2,可得 A、B、C 的有效概率 $P=0.6604$、0.9460、0.9937,也可以说明用药剂量越高疗效越好。

3. 协变量为无序多分类

例 10-12　对例 10-11 胃康宁疗效资料,视为无序分组,作 Logistic 回归。

解　疗效为两分类因变量,有效为 1,无效为 0。疗法视为无序 3 分类,设置 2 个哑变量疗法 1、疗法 2,见表 10-11。哑变量疗法 1、疗法 2 取值 0 和 0,1 和 0,1 和 1 时,表示低、中、高剂量组,记为 (0,0)、(0,1)、(0,0)。

表 10-11　无序 3 分类设置 2 个哑变量

	疗法 1	疗法 2	表示
A 低剂量	1	0	(0,0)
B 中剂量	0	1	(1,0)
C 高剂量	0	0	(1,1)

软件分析得到,似然比卡方 $=10.0031$,$P=0.0185$,Logistic 回归有统计学意义。疗法 1 的似然卡方 $=7.1616$,$P=0.0074$,应当留在方程中。$\beta_0=0.6931$,$\beta_1=1.9459$、$OR=7.0001$,$\beta_2=12.3860$、$OR=239425$,Logistic 回归方程为

$$P=\frac{1}{1+\exp(-0.6931-1.9495\times 疗法1-12.3860\times 疗法2)}$$

哑变量疗法 1、疗法 2 代入 (0,0)、(0,1)、(0,0),可得低、中、高剂量有效概率 $P=0.6667$、0.9333、1.0000。故,用药剂量越高,疗效越好。

可以看出,协变量的连续、有序分类与无序分类可由用户认定或转化,等级、哑变量的取值可由用户认定,建立的 Logistic 回归不一定相同,但得到的解释可以大体一致。

10.3.3　多分类 Logistic 回归

1. 有序多分类 Logistic 回归

设 Y 为有序 k 分类因变量,则有序多分类 Logistic 回归方程为

$$\mathrm{logit}P(Y\geq j\mid \boldsymbol{X})=\ln\frac{P(Y\geq j\mid \boldsymbol{X})}{1-P(Y\geq j\mid \boldsymbol{X})}=\alpha_j+\boldsymbol{\beta}^T\boldsymbol{X}\quad (j=1,2,\cdots,k-1)\qquad (10\text{-}20)$$

有序 k 分类因变量拟合 $k-1$ 个 Logistic 回归方程,如,有序 3 分类因变量拟合 2 个方程,即

$$\ln\frac{p_1}{1-p_1}=\ln\frac{p_1}{p_2+p_3}=\alpha_1+\boldsymbol{\beta}^T\boldsymbol{X},\quad \ln\frac{p_1+p_2}{1-p_1-p_2}=\ln\frac{p_1+p_2}{p_3}=\alpha_1+\boldsymbol{\beta}^T\boldsymbol{X}\qquad (10\text{-}21)$$

例 10-13　中医辨治面部脂溢性皮炎疗效观察,数据见表 10-12,分析红花甘草散对三种病型硬结的治疗效果有无不同。(《辽宁中医杂志》2004 年第 31 卷第 9 期)

解　分层列联表,疗效为有序 4 分类因变量,痊愈、显效、好转、无效分别表示为 1、2、3、4。病型为 3 分类无序协变量,用 2 个哑变量病型 1、病型 2,三种证型分别表示为 (0、0)、(1、0)、(0、1)。分组为 2 分类无序协变量,用 1 个哑变量,治疗、对照分别表示为 1、0。

软件分析得到,Pearson 卡方 $=25.8972$,$P=0.0067<0.01$,模型拟合效果好。病型的 $OR=1.4082$、1.1312,各证型的疗效相近。分组的 $OR=3.5623$,治疗组疗效优于对照组。

病型	分组	痊愈	显效	好转	无效
风热上受型	治疗组	8	13	9	2
(0,0)	对照组	6	8	8	2
肺胃郁热型	治疗组	26	43	6	4
(1,0)	对照组	6	14	7	4
肝郁化热型	治疗组	20	22	3	2
(0,1)	对照组	1	4	13	4

表 10-12　　　　　　　　　　　　中医辨治面部脂溢性皮炎

分组的 Wald 卡方＝20.6114、P＝0.0001，应留在方程中。病型的 Wald 卡方＝1.1815、0.1290，P＝0.2770、0.7195，不应留在方程中。Logistic 回归方程模型为

$$\ln \frac{p_1}{p_2+p_3+p_4}=-2.0814+0.3424\times 病型 1+0.1233\times 病型 2+1.2704\times 分组$$

$$\ln \frac{p_1+p_2}{p_3+p_4}=0.0034+0.3424\times 病型 1+0.1233\times 病型 2+1.2704\times 分组$$

$$\ln \frac{p_1+p_2+p_3}{p_4}=1.6264+0.3424\times 病型 1+0.1233\times 病型 2+1.2704\times 分组$$

如，某风热上受型病人用治疗组方法治疗，$X_1=1$、$X_2=0$、$X_3=1$，代入方程解得 $p_1=0.3077$，$p_2=0.4737$，$p_3=0.1663$，$p_4=0.0523$，即痊愈率为 30.77%，显效率为 47.37%，好转率为 16.63%，无效率为 5.23%。该病人痊愈率与显效率之和为 78.04%，预测其治疗效果较好。

2. 无序多分类 Logistic 回归

设 Y 为无序 k 分类因变量，若以 $Y=0$ 为参照组，则无序多分类 Logistic 回归方程为

$$\text{logit}P(Y=j|\boldsymbol{X})=\ln \frac{P(Y=j|\boldsymbol{X})}{P(Y=0|\boldsymbol{X})}=\alpha_j+\boldsymbol{\beta}_j^T\boldsymbol{X} \quad (j=1,2,\cdots,k-1) \tag{10-22}$$

无序 k 分类因变量拟合 $k-1$ 个 Logistic 回归方程，其他的则可以通过减法得到。如，无序 3 分类因变量拟合 2 个方程，即

$$\ln \frac{P(Y=1|\boldsymbol{X})}{P(Y=0|\boldsymbol{X})}=\alpha_1+\boldsymbol{\beta}_1^T\boldsymbol{X}, \quad \ln \frac{P(Y=2|\boldsymbol{X})}{P(Y=0|\boldsymbol{X})}=\alpha_2+\boldsymbol{\beta}_2^T\boldsymbol{X} \tag{10-23}$$

两式相减，可以得到 $Y=1$ 与 $Y=2$ 的比较，即

$$\ln \frac{P(Y=1|\boldsymbol{X})}{P(Y=2|\boldsymbol{X})}=\ln \frac{P(Y=1|\boldsymbol{X})}{P(Y=3|\boldsymbol{X})}-\ln \frac{P(Y=2|\boldsymbol{X})}{P(Y=3|\boldsymbol{X})}$$

$$=(\alpha_1-\alpha_2)+(\boldsymbol{\beta}_1-\boldsymbol{\beta}_2)^T\boldsymbol{X} \tag{10-24}$$

例 10-14　调查 933 例产后出血情况，出血量＞400ml 者为病例，子宫因素出血为 155 人，胎盘因素出血为 33 人。影响因素为有无妊高征和有无人工流产史，资料见表 10-13，作 Logistic 回归分析。

解   分层列联表,分组为无序 3 分类因变量,子宫、胎盘、对照分别表示为 2、1、0。妊高征、人流史为 2 分类无序协变量,有、无分别表示为 1、0。

软件分析得到,模型卡方 $=23.8136$、$P=0.0001<0.01$,模型有统计学意义。2 个 Logistic 回归方程为

表 10-13   产后出血与妊高征、人流史的关系

妊高征	人流史	子宫因素	胎盘因素	对照
无症	无史	121	18	575
	有史	21	9	143
有症	无史	10	1	18
	有史	3	5	9

$$\ln \frac{p_{子宫}}{p_{对照}} = -1.5563 + 0.9324 \times 妊高 - 0.3747 \times 人流$$

$$\ln \frac{p_{胎盘}}{p_{对照}} = -3.5436 + 1.5798 \times 妊高 + 0.9260 \times 人流$$

由此,计算出比数比 OR,即

$$e^{0.9324} = 2.5406, \quad e^{-0.3747} = 0.6875, \quad e^{1.5798} = 4.8540, \quad e^{0.9260} = 2.5244$$

有妊高征产妇发生子宫因素出血和胎盘因素出血的危险性分别是无妊高征产妇的2.5406倍和4.8540倍。有人流史产妇发生胎盘因素出血的危险性是无人流史产妇的2.5244倍,但还不能认为有人流史对子宫因素出血有何影响。

小 结 10

本章介绍统计在医学中的应用,主要介绍生存分析、寿命表和 Logistic 回归。

1. 描述生存时间的分布规律,可以使用死亡密度函数、生存函数、危险函数等 3 种方法。生存率的计算,常用寿命表与概率乘积法。时序检验,也称为对数秩检验,可用于两组或多组生存时间的比较,条件是各组生存率曲线不能交叉。Gehan 比分检验,是 Wilcoxon 秩和检验的推广,也可对两组或多组生存时间进行比较。

2. Cox 比例风险模型,又称为 Cox 回归,称风险函数,称基线风险函数,即

$$h(t, \boldsymbol{X}) = h_0(t) \exp(\beta_1 X_1 + \cdots + \beta_p X_p) \text{ 或 } \ln \frac{h(t, \boldsymbol{X})}{h_0(t)} = \beta_1 X_1 + \cdots + \beta_p X_p$$

3. 寿命表,是根据特定人群的年龄组死亡率编制出来的一种统计表,分为现时寿命表与定群寿命表两类。现时寿命表中,年龄分组的组距是 5 岁的称为简略寿命表,分析某种死因影响程度的称为去死因寿命表。出生时的平均预期寿命 e_0,简称平均寿命,是各年龄组死亡率的综合反映,可概括地说明某人群的健康水平。

4. 建立两分类 Logistic 回归方程,无序 k 分类协变量要转换为 $k-1$ 个二分类哑变量,即

$$\mathrm{logit}(P) = \ln \frac{P}{1-P} = \beta_0 + \boldsymbol{\beta}^T \boldsymbol{X} \text{ 或 } P = \frac{1}{1 + \exp[-(\beta_0 + \boldsymbol{\beta}^T \boldsymbol{X})]}$$

偏回归系数 β_i 与比数比 OR 联系密切,连续协变量的 e^{β_i} 表示 X_i 变化一个计量单位时的比数比,有序分类协变量的 e^{β_i} 表示 X_i 变化一个等级时的比数比。

5. 有序 k 分类因变量,建立 $k-1$ 个 Logistic 回归方程,即

$$\text{logit}P(Y\geq j\,|\,\boldsymbol{X})=\ln\frac{P(Y\geq j\,|\,\boldsymbol{X})}{1-P(Y\geq j\,|\,\boldsymbol{X})}=\alpha_j+\boldsymbol{\beta}^T\boldsymbol{X}\quad(j=1,2,\cdots,k-1)$$

6. 无序 k 分类因变量，以 $Y=0$ 为参照组，建立 $k-1$ 个 Logistic 回归方程，即

$$\text{logit}P(Y=j\,|\,\boldsymbol{X})=\ln\frac{P(Y=j\,|\,\boldsymbol{X})}{P(Y=0\,|\,\boldsymbol{X})}=\alpha_j+\boldsymbol{\beta}_j^T\boldsymbol{X}\quad(j=1,2,\cdots,k-1)$$

习 题 10

题 10-1 两组横纹肌肉瘤病人，分别用两种方法治疗，复发月数如表 10-14 所示。绘制生成率曲线，用时序检验判断两组的复发月数是否不同。

表 10-14　　　　　　　　　两组横纹肌肉瘤病人的复发月数

甲组	3	4	9	10	10	15	15^+	18^+	25^+	31^+	38^+	
乙组	8	15	19	24^+	26^+	31^+	40^+	40^+	54^+	57^+	60	62^+

题 10-2 对题 10-1 数据，用 Cox 回归判断两组的复发月数是否不同。

题 10-3 我国 1989 年小城镇的男性平均人口数及死亡人数如表 10-15 所示，编制简略寿命表及去肿瘤死因寿命表。

表 10-15　　　　　　　　1989 年小城镇的男性平均人口数及死亡人数

年龄组	人口数	死亡数	肿瘤死亡	年龄组	人口数	死亡数	肿瘤死亡
0～	3040503	53684	181	45～	5887935	29376	10074
1～	11634055	20869	488	50～	5544831	44723	18712
5～	12646986	9999	930	55～	4930635	64394	30420
10～	12165009	7530	1017	60～	3846198	85628	36810
15～	14637442	15135	1142	65～	2802451	100167	38913
20～	14616681	20372	1693	70～	1793199	105145	20020
25～	11423699	15893	3209	75～	1030048	87571	12204
30～	10907437	18703	4005	80～	433342	57444	5687
35～	9973794	22457	5198	85～	154219	39931	309
40～	7225153	23583	6081				

题 10-4 某研究人员收集 26 例肾癌患者资料，见表 10-16。$Y=1$ 表示肾癌细胞转移，X_1 为肾癌细胞血管内皮生长因子四个等级，X_2 为肾癌细胞核组织四个等级。作 Logistic 回归分析。

表 10-16　　　　　　　　　　　　　26 例肾癌患者资料

Y	0	0	0	1	1	0	0	0	0	0	0	0	1	0	0	1	0	1	0	1	0	0	1	1	0	1	0	1	0	0	1
X_1	2	1	2	3	3	1	1	1	1	3	3	2	1	1	3	1	3	1	1	3	2	2	3	2	1	3					
X_2	2	1	2	4	3	2	1	3	1	2	4	4	1	2	3	2	3	2	2	4	4	2	3	2	4	4					

题 10-5　对例 5-10 小儿双清颗粒疗效资料,作 Logistic 回归分析。

题 10-6　对例 5-14 脑神经生成素疗效资料,作 Logistic 回归分析。

11　统计在心理学的应用

因子分析(factor analysis),是多元统计分析中的一种重要方法,主要特点在于探索不易观测或不能关观测的潜在因素,即在众多变量中用几个彼此独立的公因子表示变量本质,广泛应用于社会调查、教育测量、心理分析等各个领域。本章介绍因子分析的原理和应用。

11.1　因子分析原理

11.1.1　因子分析模型

因子分析(factor analysis)由 Charles Spearman 于 1904 年首次提出,最早用于社会科学领域,特别是心理测验学,后来扩展到自然科学领域。例如,学生各门功课考试成绩是可以直接测量的变量,成绩变量却受智力、计算能力、表达能力、灵活性等因子的支配,而这些因子隐含在成绩变量的幕后不能直接测量。因子分析,可以找出这些支配成绩变量的因子。

应用因子分析的范例很多,如:把求职人员能力 15 项考核指标归结为工作能力、经验、交往、学术能力等 4 个因子,把成衣制作 16 项人体特征指标归结为长度、围度、畸形等 3 个因子,把奥运会 10 项全能归结为短跑速度、臂力、长跑耐力、腿力等 4 个基本体力因子,把评酒的 33 项指标归结为辛辣、总品质、香醇等 8 个因子,把收缩压、舒张压、心跳间隔、呼吸间隔和舌下温度等 5 个生理指标归结为交感神经、副交感神经等 2 个因子。

下面着重介绍因子分析中最常用也是最主要的正交因子模型。

设有 m 个随机变量 $X=\{X_1, X_2, \cdots, X_m\}$。假定 X 为标准化变量,此时的协方差阵与相关矩阵 $R=(r_{ij})$ 相同。若有 $k(k \leqslant m)$ 个因子 $F_1, F_2, \cdots, F_k$,可以表示 X,即

$$X_i = l_{i1}F_1 + l_{i2}F_2 + \cdots + l_{ik}F_k + u_i \tag{11-1}$$

且 F_i 的均数为 0、方差为 1,u_i 的均数为 0、方差为 Ψ_i,$F_i(i=1,2,\cdots,k)$ 与 $F_j(j=1,2,\cdots,m)$ 独立,则称 X 为有 k 个公共因子的**因子模型**,$l_{ij}(i,j=1,2,\cdots,k)$ 称为**因子负荷**。

因子模型可以用矩阵表示为

$$X = LF + u, \quad E(F) = 0, \quad \mathrm{Cov}(F) = 1, \quad E(u) = 0, \quad \mathrm{Cov}(u) = \Psi, \quad \mathrm{Cov}(u, F) = 0 \tag{11-2}$$

满足条件 f_i 与 $f_j(i \neq j)$ 正交的因子模型,称为**正交因子模型**,具有三条性质。

性质 1　正交因子模型中,变量 X_i 的方差可以表示为共同度 h_i^2(k 个公共因子对变量 X_i 的贡献)与特殊方差 Ψ_i(不能由公共因子解释的部分)之和,即

$$\mathrm{Var}(X_i) = 1 = l_{i1}^2 + l_{i2}^2 + \cdots + l_{ik}^2 + \Psi_i = h_i^2 + \Psi_i \tag{11-3}$$

由性质 1 可以看出,因子分析实际上是对原变量的方差进行分解。

性质 2　正交因子模型中,变量 X_i、X_j 的协方差可以表示为

$$\mathrm{Cov}(X_i, X_j) = r_{ij} = l_{i1}l_{j1} + l_{i2}l_{j2} + \cdots + l_{ik}l_{jk} \tag{11-4}$$

由性质 1、2，可以得到

$$\boldsymbol{R} = \boldsymbol{L}\boldsymbol{L}^T + \boldsymbol{\Psi} \tag{11-5}$$

性质 3　正交因子模型中，原变量与公共因子的协方差等于因子负荷，即

$$\mathrm{Cov}(X_i, F_j) = l_{ij} \tag{11-6}$$

由性质 3，得到因子负荷和特殊方差，就可以确定因子。

综上所述，因子分析有三个基本问题：

(1)把每个变量表示为 k 个公共因子及 1 个特殊因子的线性组合，即

$$\boldsymbol{X} = \boldsymbol{L}\boldsymbol{F} + \boldsymbol{u} \tag{11-7}$$

(2)当因子难以得到合理解释时，寻找一个变换函数 T，对因子的坐标系进行旋转，即

$$\boldsymbol{L}^* = \boldsymbol{L}\boldsymbol{T} \tag{11-8}$$

(3)把每个因子表示为 m 个变量的线性组合，即

$$\boldsymbol{F} = \boldsymbol{B}\boldsymbol{X} \tag{11-9}$$

其中，矩阵 B 的元 b_{ij} 称为因子得分系数，算得的值称为因子得分。

11.1.2　因子分析的主成分法

因子分析要求变量间的关系是线性的，样本含量应达到变量数的 10 至 20 倍。但只要相关系数稳定、可靠，不必苛求太多的样本含量。因子分析计算，常用主成分法、极大似然法、主因子法、迭代主因子法。除极大似然法要求正态分布外，其他方法没有限定变量的分布。

设 m 个变量 $\boldsymbol{X} = \{X_1, X_2, \cdots, X_m\}$ 为标准化变量，相关矩阵 $\boldsymbol{R} = (r_{ij})$ 的 $k(k \leqslant m)$ 个非 0 特征根为 $\lambda_1, \lambda_2, \cdots, \lambda_k$，对应的特征向量为 $\{a_{ij}\}$，则第 j 个因 F_j 的负荷系数的主成分估计，就是对应特征根的平方根与对应特征向量的乘积，即

$$l_{ij} = \sqrt{\lambda_j}\, a_{ij} \quad (i = 1, 2, \cdots, m; j = 1, 2, \cdots, k) \tag{11-10}$$

当因子的意义不是十分明确时，采用方差极大正交旋转或斜交旋转，同时用因子得分探查离群值。方差极大正交旋转，由 Kaiser 于 1958 年提出，使公共因子相对负荷(l_{ij}/h_i^2)的方差之和达到最大，且保持原共性因子的正交性及公共方差总和不变。斜交旋转，由 Hendrickson 和 White 于 1964 年提出，不保持正交性，方差总和也可以改变。

例 11-1　某小学 10 名 9 岁男学生六个项目的智力测验得分如表 11-1 所示，用主成分法作因子分析。

表 11-1　　　　　某小学 10 名 9 岁男学生六个项目的智力测验得分

学生编号	1	2	3	4	5	6	7	8	9	10
常识 X_1	14	10	11	7	13	19	20	9	9	9
算术 X_2	13	14	12	7	12	14	16	10	8	9
理解 X_3	28	15	19	7	24	22	26	14	15	12
填图 X_4	14	14	13	9	12	16	21	9	13	10
积术 X_5	22	34	24	20	26	23	38	31	14	23
译码 X_6	39	35	39	23	38	37	69	46	46	46

解 统计软件指定主成分法、因子个数为2,方差极大正交旋转后,得到因子模型为

常识 $=\underline{0.9116}F_1+0.2869F_2$,算术 $=\underline{0.7737}F_1+0.5223F_2$,理解 $=\underline{0.9223}F_1+0.1160F_2$

填图 $=\underline{0.8276}F_1+0.4206F_2$,积木 $=0.1479F_1+\underline{0.9332}F_2$,译码 $=0.3816F_1+\underline{0.6784}F_2$

可以看出,常识 X_1、算术 X_2、理解 X_3、填图 X_4 在第一个因子上有较大负荷,可以抽象为智力因子;积木 X_5、译码 X_6 在第二个因子上有较大负荷,可以抽象为能力因子。

11.1.3 因子分析的极大似然法

假定原变量服从正态分布且为标准化变量,公共因子和特殊因子也服从正态分布,则因子负荷和特殊方差的极大似然估计为

$$\ln L(\boldsymbol{L},\boldsymbol{\Psi})=\boldsymbol{C}-\frac{1}{2}n\big[\ln|\boldsymbol{L}\boldsymbol{L}^T+\boldsymbol{\Psi}|+\mathrm{tr}(\boldsymbol{L}\boldsymbol{L}^T+\boldsymbol{\Psi})^{-1}\boldsymbol{R}\big] \qquad (11\text{-}11)$$

极大似然法提取因子时,常出现特征根为负值、公因子方差等于或超过1,称为 Heywood 现象。这时,累积贡献没有意义,要让公因子方差在超过1时等于1,求出极大似然解。因子数目的确定,取决于所选因子是否解释了每个变量,以及残差矩阵的大小,即

$$\boldsymbol{R}_{RES}=\boldsymbol{R}-\boldsymbol{L}\boldsymbol{L}^T-\boldsymbol{\Psi} \qquad (11\text{-}12)$$

例 11-2 对例 11-1 小学生六个项目的智力测验数据,用极大似然法作因子分析。

解 统计软件指定极大似然法、因子个数为2,斜交旋转后,得到因子模型为

常识 $=\underline{0.9454}F_1+0.4581F_2$,算术 $=\underline{0.9144}F_1+0.7192F_2$,理解 $=\underline{0.8627}F_1+0.3281F_2$

填图 $=\underline{0.9035}F_1+0.5355F_2$,积木 $=0.4699F_1+\underline{0.9981}F_2$,译码 $=\underline{0.5584}F_1+0.4854F_2$

可以看出,常识 X_1、算术 X_2、理解 X_3、填图 X_4、译码 X_6 在第一个因子上有较大负荷,可以抽象为智力因子;积木 X_5 在第二个因子上有较大负荷,可以抽象为能力因子。

主成分法与极大似然法相关矩阵残差输出结果为

主成分法相关矩阵残差 R(下三角)						极大似然法相关矩阵残差 R(下三角)					
0.0868						0.1043					
-0.0209	0.1285					-0.0180	0.0843				
-0.0620	0.0073	0.1359				-0.0100	0.0336	0.2346			
-0.0016	-0.0299	-0.1029	0.1381			0.0225	-0.0167	-0.0597	0.1784		
0.0028	0.0919	0.0337	-0.0585	0.1073		-0.0008	0.0150	0.0011	-0.0328	0.0000	
-0.0129	-0.1993	0.0148	0.0361	-0.1892	0.3941	0.0115	-0.1242	-0.0034	0.1162	0.0380	0.6369

可以看出,极大似然法残差矩阵的相关系数普遍小于主成分法残差矩阵。故,可以认为极大似然法优于主成分法。

11.2 因子分析应用

11.2.1 肝功能指标

例 11-3 某医院测 20 例肝病患者的四项肝功能指标:SGPT(转氨酶)、IND(肝大指数)、ZnT(锌浊度)、AFP(甲球蛋白),数据见表 11-2,作因子分析。

表 11-2　　　　　　　　　　　　20 例肝病患者的四项肝功能指标

编号	1	2	3	4	5	6	7	8	9	10	11	12	13	14	15	16	17	18	19	20
SGPT	40	10	120	250	120	10	40	270	280	170	180	130	220	160	220	140	220	40	20	120
IND	2.0	1.5	3.0	4.5	3.5	1.5	1.0	4.0	3.5	3.0	3.5	2.0	1.5	1.5	2.5	2.0	2.0	1.0	1.0	2.0
ZnT	5	5	13	18	9	12	19	13	11	9	14	30	17	35	14	20	14	10	12	20
AFP	20	30	50	0	50	50	40	60	60	60	40	50	20	60	30	20	10	0	60	0

解　统计软件指定主成分法、因子个数 2。前 2 个因子的累计贡献率＝0.7029，接近 80%，取前 2 个因子是适宜的。方差极大正交旋转后，因子模型为

$$SGPT = 0.8723F_1 + 0.3015F_2, \quad IND = 0.9476F_1 - 0.0875F_2$$
$$ZnT = -0.0985F_1 + 0.9474F_2, \quad AFP = 0.1369F_1 + 0.3585F_2$$

可以看出，SGPT、IND 在第一个因子上有较大负荷，ZnT、AFP 在第二个因子上有较大负荷。

11.2.2　十项全能得分

例 11-4　Linden 于 1977 年对二次大战以来的奥林匹克十项全能得分作因子分析，每项运动得分标准化变换近似服从正态分布，160 组数据算出的相关矩阵见表 11-3，作因子分析。

表 11-3　　　　　　　　　　　　十项全能得分的相关矩阵

项目	百米	跳远	铅球	跳高	400 米	百米跨栏	铁饼	撑竿跳高	标枪	1500 米
百米	1	0.59	0.35	0.34	0.63	0.40	0.28	0.20	0.11	−0.07
跳远	0.59	1	0.42	0.51	0.49	0.52	0.31	0.36	0.21	0.09
铅球	0.35	0.42	1	0.38	0.19	0.36	0.73	0.24	0.44	−0.08
跳高	0.34	0.51	0.38	1	0.29	0.46	0.27	0.39	0.17	0.18
400 米	0.63	0.49	0.19	0.29	1	0.34	0.17	0.23	0.13	0.39
百米跨栏	0.40	0.52	0.36	0.46	0.34	1	0.32	0.33	0.18	0.00
铁饼	0.28	0.31	0.73	0.27	0.17	0.32	1	0.24	0.34	−0.02
撑竿跳高	0.20	0.36	0.24	0.39	0.23	0.33	0.24	1	0.24	0.17
标枪	0.11	0.21	0.44	0.17	0.13	0.18	0.34	0.24	1	0.00
1500 米	−0.07	0.09	−0.08	0.18	0.39	0.00	−0.02	0.17	0.00	1

解　统计软件指定极大似然法、因子个数 4、样本数量 160。前 4 个因子的累计贡献率＝73.3169%，接近 80%，取前 4 个因子是适宜的。方差极大正交旋转后，因子模型为

$$百米 = 0.1614F_1 + 0.8560F_2 - 0.1366F_3 + 0.2472F_4, \quad 跳远 = 0.2216F_1 + 0.4770F_2 + 0.0077F_3 + 0.5851F_4$$

铅球$=0.9393F_1+0.1562F_2-0.0704F_3+0.2135F_4$，跳高$=0.2082F_1+0.1698F_2+0.0981F_3+0.6408F_4$

400 米$=0.0675F_1+0.7109F_2+0.3311F_3+0.2322F_4$，跨栏$=0.2102F_1+0.2703F_2-0.0641F_3+0.5885F_4$

铁饼$=0.7129F_1+0.1254F_2-0.0166F_3+0.1875F_4$，撑杆$=0.1807F_1+0.0725F_2+0.1282F_3+0.4977F_4$

标枪$=0.4180F_1+0.0277F_2+0.0205F_3+0.1764F_4$，1500$=-0.0506F_1+0.0559F_2+0.9908F_3+0.1109F_4$

铅球、铁饼、标枪在第一个因子上有较大负荷,抽象为爆发性臂力因子;百米、400 米在第二个因子上有较大负荷,抽象为短跑速度因子;1500 米在第三个因子上有较大负荷,抽象为耐力因子;跳远、跳高、跨栏、撑杆在第四个因子上有较大负荷,抽象为爆发性腿力因子。

11.2.3 课程考试成绩

例 11-5 Lawley 和 Maxwell 对 220 名男生 6 门课程成绩,算出相关矩阵见表 11-4,作因子分析。

表 11-4 　　　　　　　　220 名男生 6 门课程考试成绩的相关矩阵

项目	盖尔语	英语	历史	算术	代数	几何
盖尔语	1	0.439	0.410	0.288	0.329	0.248
英语	0.439	1	0.351	0.354	0.320	0.329
历史	0.410	0.351	1	0.164	0.190	0.181
算术	0.288	0.354	0.164	1	0.595	0.470
代数	0.329	0.320	0.190	0.595	1	0.464
几何	0.248	0.329	0.181	0.470	0.464	1

解 统计软件指定主成分法、因子个数 2、样本数量 220。前 3 个因子累计贡献率$=74.6305\%$,接近 80%,取前 3 个因子是适宜的。方差极大正交旋转后,因子模型为

盖尔语$=0.3470F_1+0.7241F_2+0.2806F_3$,英语$=0.3967F_1+0.6204F_2+0.3527F_3$

历史$=0.1977F_1+0.5609F_2+0.2004F_3$,算术$=0.9461F_1+0.4511F_2+0.5095F_3$

代数$=0.6436F_1+0.4605F_2+0.4886F_3$,几何$=0.5517F_1+0.4170F_2+0.9982F_3$

算术、代数在第一个因子上有较大负荷,抽象为运算因子;盖尔语、英语、历史在第二个因子上有较大负荷,抽象为文史因子;几何在第三个因子上有较大负荷,抽象为图形因子。

小 结 11

本章介绍统计在心理学中的应用,主要介绍因子分析。

1.因子分析的基本思想是在众多变量中用几个彼此独立的公因子表示变量本质。X 有 k 个公共因子的因子模型可以用矩阵表示为 $X=LF+u$,$\quad l_{ij}(i,j=1,2,\cdots,k)$ 称为因子负荷。

2.因子分析要解决三个问题:提取因子的方法、确定因子个数、解释因子的意义。当因子的意义不是十分明确时,采用方差极大正交旋转或斜交旋转,同时用因子得分探查离群值。

3.因子分析的主成分法,根据累积贡献率≥70%或接近80%确定因子个数。当因子的意义不是十分明确时,常用方差极大正交旋转,再根据因子模型进行解释。

4.极大似然法提取因子时,可能出现特征根为负值、公因子方差等于或超过1的Heywood现象。除可以方差极大正交旋转外,还可以斜交旋转。

5.数据类型为相关系数,要指定样本含量。

习 题 11

题 11-1　13名儿童的性别、月龄、身长、体重、胸围、心象面积见表11-5,作因子分析。

表 11-5　　　　　13名儿童的性别(男1,女2)、月龄、身长、体重、胸围、心象面积

编号	性别	月龄	身长	体重	胸围	心象	编号	性别	月龄	身长	体重	胸围	心象
1	1	32	95.5	14.0	53.5	49.64	8	2	30	91.0	11.0	48.0	35.39
2	1	35	92.0	13.0	52.0	41.61	9	2	33	91.0	11.5	47.0	44.98
3	1	33	89.0	12.5	53.5	35.81	10	2	33	91.0	12.5	50.0	29.51
4	1	176	168.0	53.5	82.0	100.14	11	2	176	156.0	55.0	83.0	94.66
5	1	96	117.0	19.7	56.0	67.20	12	2	178	163.0	54.0	79.0	87.42
6	1	96	113.0	18.1	55.0	60.00	13	2	84	130.0	25.0	58.0	62.00
7	1	96	122.0	21.6	57.3	58.00							

题 11-2　某班学生闭卷与开卷(标*)考试成绩,见表11-6,作因子分析。

表 11-6　　　　　　某班学生闭卷与开卷(标*)考试成绩

编号	模型	高数	线代*	软件*	统计*	编号	模型	高数	线代*	软件*	统计*	编号	模型	高数	线代*	软件*	统计*
1	71	82	67	67	81	8	59	70	68	62	56	15	31	55	60	57	73
2	63	78	80	70	81	9	62	60	58	62	70	16	60	64	56	54	49
3	75	73	71	66	81	10	64	72	60	62	45	17	44	69	53	53	53
4	55	72	63	70	68	11	52	64	60	63	54	18	42	69	61	55	45
5	63	63	65	70	63	12	55	67	59	62	44	19	62	46	61	57	46
6	53	64	72	64	73	13	50	50	64	55	63	20	31	49	62	63	62
7	51	67	65	65	68	14	49	58	56	56	37	21	44	61	52	62	46

续表

编号	模型	高数	线代*	软件*	统计*	编号	模型	高数	线代*	软件*	统计*	编号	模型	高数	线代*	软件*	统计*
22	49	41	61	49	64	30	32	45	49	57	64	38	45	42	55	56	40
23	12	58	61	63	67	31	30	69	50	52	45	39	42	60	54	49	33
24	49	53	49	62	47	32	46	59	53	59	37	40	40	63	53	54	25
25	51	49	56	47	53	33	40	27	54	61	61	41	23	55	59	53	44
26	54	53	46	59	44	34	31	42	48	54	68	42	48	48	49	51	37
27	44	56	55	61	31	35	36	59	51	45	51	43	41	63	49	46	34
28	18	44	50	57	81	36	56	56	51	54	35	44	46	52	53	41	40
29	46	52	65	50	35	37	46	56	57	49	32	45	77	82	67	67	81

题 11-3 调查 609 例全口缺牙病人牙槽弓 10 个指标的相关系数见表 11-7,作因子分析。

表 11-7 **609 例全口缺牙病人的牙槽弓 10 个指标的相关系数**

指标	G_1	G_2	G_3	G_4	G_5	G_6	G_7	G_8	G_9	G_{10}
G_1	1	0.89	0.67	0.40	0.40	0.44	0.21	0.62	0.63	0.34
G_2	0.89	1	0.84	0.35	0.31	0.37	0.18	0.54	0.56	0.31
G_3	0.67	0.84	1	0.26	0.15	0.21	0.12	0.37	0.40	0.22
G_4	0.40	0.35	0.26	1	0.24	0.21	0.68	0.28	0.24	0.89
G_5	0.40	0.31	0.15	0.24	1	0.87	0.24	0.73	0.76	0.23
G_6	0.44	0.37	0.21	0.21	0.87	1	0.21	0.82	0.84	0.20
G_7	0.21	0.18	0.12	0.68	0.24	0.21	1	0.22	0.19	0.80
G_8	0.62	0.54	0.37	0.28	0.73	0.82	0.22	1	0.79	0.26
G_9	0.63	0.56	0.40	0.24	0.76	0.84	0.19	0.79	1	0.23
G_{10}	0.34	0.31	0.22	0.89	0.23	0.20	0.80	0.26	0.23	1

题 11-4 根据下面的罗森柏格(Rosenberg)自尊量表,在学生中进行调查,对调查数据作因子分析。

(1)大体来说,我对我自己十分满意。　(2)有时我会觉得自己一无是处。

(3)我觉得自己有许多优点。　(4)我自信我可以和别人表现得一样好。

(5)我时常觉得自己没有什么好骄傲的。　(6)有时候我的确感到自己没有什么用处。

(7)我觉得自己和别人一样有价值。　(8)我十分看重自己。

(9)我常会觉得自己是一个失败者。　(10)我对我自己持积极的态度。

12　DPS 统计实验

DPS(Data Processing System,数据处理系统,浙江大学唐启义教授编制),具有中文界面、操作方便的特点。本章介绍 DPS9.50 的统计实验内容。

12.1　计量资料实验

12.1.1　实验目的

熟悉 DPS 单组资料的统计描述和统计推断,掌握 DPS 的两组计量资料比较,了解完全随机资料及随机区组资料的方差分析。

12.1.2　计量资料统计描述

1. 随机分组

在 Windows 运行 DPS 的 Setup.exe 程序,完成安装,桌面出现太极八卦图的 DPS 图标。鼠标双击 DPS 图标,打开如图 12-1 所示的 DPS 窗口。顶部是菜单栏及常用、矩阵工具栏,中部是数据运算的电子表格,底部是数学建模的公式区。电子表格与公式区,可用鼠标拖动窗框调整大小。在 DPS 电子表格,用工具栏"表格尺寸"按钮可以设置行数及列数,"打开"按钮可以打开数据文件,"另存"按钮或可以存为.cll 文件。电子表格的每一格称为单元格,第 A 列第 1 行单元格的坐标记为 A1,左上及右下角分别为 A1 及 B2 的区域记为 A1：B2。用鼠标单击或拖动,可以选定单元格对象。用鼠标单击左上角单元格,再按住 Shift 键不放击右下角单元格,可以选定连续区域。按住 Ctrl 键不放用鼠标击或拖动,可以选定多个区域。对选定

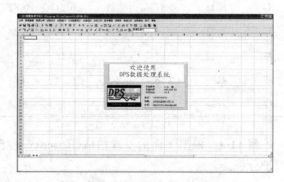

图 12-1　DPS9.50 窗口

对象,用工具栏"设置数值格式"或"调整小数位数"按钮可以指定位数,"剪切"、"复制"、"粘贴"按钮可以删除或复制。相应操作,也可以用菜单完成。用文件菜单的"新建"命令可以打开新的空白电子表格,简记为:→文件→新建。标题栏"关闭"按钮,或→文件→退出(快捷键 Alt＋F4),可以退出 DPS。

选定单元格，→试验设计→样本含量估计、或完全随机分组、或单因素**随机区组设计**、或多点完全随机分组，可以估计样本容量、或实现完全随机设计分组、**配伍设计**分组、**分层**完全随机设计分组。

例 12-1 把 6 个试验对象，分为：①完全随机等分为 3 组；②2 个处理组、3 个配伍组；③完全随机等分为两大组、每大组内处理组与对照组人数比例为 2∶1。

解 ①→试验设计→完全随机分组，指定样本数 6、分组数 3，输出见图 12-2(A)。

②在上下相邻两个单元格输入 A、B 表示处理组，选定数据块，→试验设计→选择单因素随机区组设计，指定区组数 3，输出见图 12-2(B)。

③按各大组人数 2、处理组与对照组人数比例 2∶1 输入数据，选定数据块，→试验设计→多点完全随机分组，数据及输出见图 12-2(C)。

编号	组别
1	3
2	1
3	2
4	2
5	1
6	3

	A
1	A
2	B

(A)

编号	区组1	区组2	区组3
1	B	A	A
2	A	B	B

(B)

	A	B
1	3	2
2	3	2

第1点	3个样本	
对照	处理1	处理2
2	1	3

第2点	3个样本	
对照	处理1	处理2
5	4	6

(C)

图 12-2 随机分组

2. DPS 函数

选定单元格，可以按等号键输入表达式。表达式可以包含＋、－、＊、/、＾、()六种运算符号及内置函数，按回车键可以在当前光标下输出计算结果。

选定单元格，用工具栏"输入公式"按钮，可以输入函数表达式。鼠标击"计算"按钮可于对话框显示计算结果，击"确定"按钮可于当前单元格输出计算结果。

常用的统计函数如表 12-1 所示，注意总体概率均是计算累积概率 $P(X \geq k)$ 值。

表 12-1 常用的统计函数

函数	功能	函数	功能
average(区域,条件)	求区域合条件单元的平均值	poisson(k,λ)	泊松分布 $P(X \geq k)$ 值
bin(n,k,p)	二项分布 $P(X \geq k)$ 值	probchi(df,x)	χ^2 分布 $P(X \geq k)$ 值
chitest(df,α)	χ^2 分布单侧界值	probf(df_1,df_2,x)	F 分布 $P(X \geq k)$ 值
ftest(df_1,df_2,x)	F 分布单侧界值	probt(df,x)	t 分布 $P(X \geq k)$ 值
max(区域,条件)	求区域合条件单元的最大值	rand(n)	产生 0 至 n 随机数,$n \leq 16777213$
min(区域,条件)	求区域合条件单元的最小值	sum(区域,条件)	求区域合条件单元的和
norm(x)	标准正态分布 $\Phi(x)$ 值	ttest(df,α)	t 分布单侧界值
pnorm(x)	标准正态分布双侧界值	var(区域)	求区域单元的样本方差

例 12-2　对例 2-23 某药疗效 80%，200 名患者服用，计算有 150～190 人治愈的概率。

解　200 患者的治愈数 $X \sim B(k, 200, 0.8)$，$P(150 \leqslant X \leqslant 190) = P(X \geqslant 150) - P(X \geqslant 191)$，鼠标击空白单元格，用工具栏"输入公式"按钮，输入表达式

$$\text{bin}(200, 150, 0.8) - \text{bin}(200, 191, 0.8)$$

鼠标击"计算"按钮可得计算结果 0.9655，击"确定"按钮可于选定单元格输出结果。

3.计量资料统计描述

Word 文档的表格数据，可直接复制、粘贴到 DPS 电子表格。Word 文档用空格分隔的文本数据，在复制、粘贴后，→文本转换为数值，可以转换为 DPS 数据格式。选定数据块，→编辑→数据行列转换，可以把每一行转换为每一列。

选定数据块，→数据分析→基本参数估计、或次数分布、或正态性检验、或异常值检验、或图表，可以完成统计描述。

例 12-3　对例 2-16 的 148 人血糖数据，从 Word 文档复制到 DPS 并作统计描述。

解　在 Word 文档，用鼠标选定数据块，击"复制"按钮；在 DPS 电子表格，用鼠标选定单元格 A1，击工具栏"粘贴"按钮。若 Word 数据块用空格分隔，则每个单元格都有多个数据，→数据编辑→文本转换为数值，转换为 DPS 数据格式，见图 12-3。

	A	B	C	D	E	F	G	H	I	J	K	L	M	N	O	P	Q	R	S	T
1	493	488	483	490	454	435	412	437	334	495	519	549	525	553	585	632	395	415	451	453
2	485	481	490	497	503	436	547	524	551	598	400	418	441	451	487	481	492	497	505	512
...	...	...	...	...	...	...	...	...	...	...	...	...	...	...	...	...	...	...	...	...
7	461	454	470	473	478	493	514	512	541	544	558	554	378	531	500	509	495	483	470	485
8	417	500	517	503	534	546	416	520												

图 12-3　血糖数据的 DPS 格式

选定数据块，→数据分析→基本参数计算，得到平均值＝491.2230，标准差＝49.1034。→数据分析→次数分布，输入分组数 10，得到频率分布表与图 12-4 所示的直方图。

选定数据块，→数据分析→正态性检验，得到 Shapiro-Wilk 统计量 $W = 0.9957$、$P = 0.9461 > 0.05$，可以认为样本来自正态总体。

12.1.3　正态资料统计推断

1.单组正态资料统计推断

DPS 的单组计量数据，可以排列为多行。在满足正态性时，→试验统计→单样本平均数检验可以完成检验，→数据分析→基本参数估计可以输出可信区间。

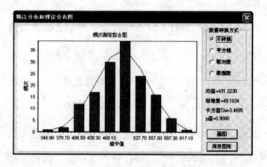

图 12-4　血糖数据直方图

例 12-4　对例 3-9 注射麻疹疫苗后的抗体强度数据，判断平均抗体强度是否高于 1.9？

解 在 DPS 电子表格,抗体强度数据输入为一行,见图 12-5。

	A	B	C	D	E	F	G	H	I	J	K	L	M	N	O	P
1	1.2	2.5	1.9	1.5	2.7	1.7	2.2	2.2	3.0	2.4	1.8	2.6	3.1	2.3	2.4	2.1

图 12-5　抗体强度数据

选定数据块,正态性检验 Shapiro-Wilk 统计量 $W=0.9957$、$P=0.9461>0.05$,可以认为样本来自正态总体。选定数据块,→试验统计→单样本平均数检验,输入总体平均数 1.9,得到

指定的总体平均数 $=1.9000$　样本平均数 $=2.2250$　标准差 $=0.5183$

显著性检验结果　$t=2.5081$　$df=15$　$P=0.0241$　与总体均数的差 $=0.3250$

95% 置信区间　$0.0488 \sim 0.6012$　99% 置信区间　$-0.0568 \sim 0.7068$

单组检验 $t=2.5081$,$P<0.05$。以 $\alpha=0.05$ 水准单侧检验拒绝 H_0,检验有统计学意义。由 $\overline{X}>1.9$,可以认为该厂产品平均抗体强度高于 1.9。

2. 两组正态资料统计推断

DPS 的数据格式特点,"分组为行,变量为列",两组数据各占一行。

配对资料计算数据差并判断正态性,→试验统计→两样本比较→配对两处理 t 检验。

成组资料分组判断正态性,→试验统计→两样本比较→两组平均数 Student t 检验,或样本较少时平均数差异检验。先读 F 检验结论,方差相等时读取成组 t 检验结论,不相等时读取 t' 检验结论。非原始数据,每行按样本均数、标准差、容量顺序输入,选定数据块,→试验统计→两样本比较→根据平均值和标准差进行检验。

例 12-5　对例 3-13 银楂丹桃合剂治疗高血压数据,判断治疗是否有效。

解　在 DPS 电子表格,从单元格 A1 开始,两行分组输入配对数据,见图 12-6。

	A	B	C	D	E	F	G	H	I	J
1	13.6	14.9	17.2	17.3	16.5	14.2	14.5	14.6	13.6	14.9
2	11.9	15.3	13.4	17.2	14.6	11.5	12.2	13.8	11.9	15.3

图 12-6　配对 t 检验数据

选单元格 A3,→工具栏→输入公式按钮,输入表达式"A1-A2",计算第一对数据的差。把 A3 的填充柄拖到 H3,计算各对的数据差。选定数据差作正态性检验,Shapiro-Wilk 统计量 $W=0.9782$、$P=0.9533>0.05$,可以认为数据差来自正态总体。

选定配对数据块,→试验统计→两样本比较→配对两处理 t 检验,得到

配对 t 检验

观察值个数 $=8$　均值 $=1.6125$　标准差 $=1.3902$　标准误 $=0.4915$

95% 置信区间　$0.4503 \sim 2.7747$

配对样本相关系数　0.6949

两处理各样本配对,其均值差异检验　$t=3.2807$　$df=7$　$P=0.0135$

相关系数 $r=0.6949>0$,配对设计 $t=3.2807$、$P=0.0135<0.05$,以 $\alpha=0.05$ 水准拒绝

H_0，检验有统计学意义。差的均值＝1.6125＞0，可以认为银楂丹桃合剂治疗高血压有效。

例 12-6 对例 3-14 淋巴细胞转化值数据，判断两组的总体均数是否不等。

解 在 DPS 电子表格，成组数据两行分组输入，见图 12-7。

	A	B	C	D	E	F	G	H	I	J
1	0.709	0.755	0.655	0.705	0.723					
2	0.617	0.608	0.623	0.635	0.593	0.684	0.695	0.718	0.606	0.618

图 12-7　成组 t 检验数据

分别选定各行数据块，正态性检验 Shapiro-Wilk 统计量 $W=0.9563$、0.8549，$P=0.7817$、0.0664＞0.05，可以认为两组数据均来自正态总体。

选定两行数据块，→试验统计→两样本比较→两组平均数 Student t 检验，得到

两组均数 t 检验

处理	样本个数	均值	标准差	标准误	95％置信区间	
处理 1	5	0.7094	0.0362	0.0162	0.6644	0.7544
处理 2	10	0.6397	0.0432	0.0136	0.6088	0.6706
差值		0.0697	0.0411	0.0225	0.0210	0.1184

两处理方差齐性检验　$F=1.4207$　$P=0.7823$

两处理方差齐性，均值差异检验　$t=3.0931$　$df=13$　$P=0.0086$

方差齐性检验 $F=1.4207$、$P=0.7823＞0.05$，方差相齐，读取成组 t 检验结论。$t=3.0931$、$P=0.0086＜0.01$，检验有统计学意义。处理 1 均值大于处理 2，可以认为实热组淋巴细胞转化值高于虚寒组。

例 12-7 对例 3-17 男女红细胞数据，判断红细胞平均数是否与性别有关。

解 在 DPS 电子表格，每行按样本均数、标准差、容量顺序输入，见图 12-8。

选定数据块，→试验统计→两样本比较→根据平均值和标准差进行检验，得到

如两分布方差相等，其均值差异显著性检验结果　$t=5.7361$　$P=0.0001$

如两分布方差不等，其均值差异显著性检验结果　$t=5.9611$　$P=0.0001$

两分布方差差异显著性检验结果　$F=1.2406$　$P=0.3017$

方差齐性检验 $F=1.2406$、$P=0.3017＞0.05$，方差相齐，读取成组 t 检验结论。$t=5.7361$、$P=0.0001＜0.01$，检验有统计学意义。处理 1 均值大于处理 2，可以认为该地正常成年男子红细胞数高于正常成年女子。

	A	B	C
1	465.13	54.80	156
2	422.16	49.20	74

图 12-8　均数与标准差数据

12.1.4　正态资料方差分析

1.完全随机设计资料分析

在 DPS 电子表格，单因素完全随机资料要逐行输入各处理组数据，两因素无重复试验完

全随机资料要以行代表处理 1、列代表处理 2 输入数据,两因素重复试验完全随机资料要以行代表处理 1、2,列代表重复输入数据。

单因素完全随差资料在各组均满足正态性时,选定数据块,→试验统计→方差齐性测验→0 不转换。若不齐,则再顺次选择 1 平方根、2 取对数、3 反正弦平方根、4 倒数。在方差齐时,→试验统计→完全随机设计→单因素试验统计分析。

两因素通常不用正态性检验,也不用方差齐性检验。→试验统计→完全随机设计→二因素无重复试验统计分析,或二因素有重复试验统计分析。

多重比较结果中,有显著水平与字母标记两种表示。字母标记时,相同字母的两组无统计学意义,不同字母的两组有统计学意义。

例 12-8 对例 4-1 五个浓度提取浸膏量数据,判断五个浓度所得浸膏量是否不同。

解 单因素完全随机资料。在 DPS 电子表格一组数据占一行输入,见图 12-9。

	A	B	C	D
1	67	67	55	42
2	60	69	50	35
3	79	64	81	70
4	90	70	79	88
5	98	96	91	66

图 12-9　单因素完全随机数据

分别选定各行数据,五组正态性检验均有 $P > 0.05$,可认为均来自正态总体。

选定数据块,→试验统计→方差齐性测验→0,Bartlett 卡方 $= 1.5165$、$P = 0.8237 > 0.05$,可以认为五组的总体方差齐性。(若方差不齐,则再依次选择 1、2、3、4)

选定数据块,→试验统计→完全随机设计→单因素试验统计分析→不转换、LSD,得到

方差分析表

变异来源	平方和	自由度	均方	F 值	P 值
处理间	3536.3000	4	884.0750	6.1330	0.0039
处理内	2162.2500	15	144.1500		
总变异	5698.5500	19			

字母标记表示结果

处理	均值	5%显著水平	1%极显著水平
处理 5	87.7500	a	A
处理 4	81.7500	a	AB
处理 3	73.5000	ab	ABC
处理 1	57.7500	bc	BC
处理 2	53.5000	c	C

方差分析 $F = 6.1330$、$P = 0.0039 < 0.01$,检验有统计学意义。由多重比较可知,1 组与 4、5 组无共同字母,2 组与 3、4、5 组无共同字母,故 1 组的冠脉血流量低于 4、5 组,2 组低于 3、4、5 组。可以认为乙醇浓度高于 90% 时,流浸膏量均优于 60% 以下。

2. 配伍设计资料分析

单因素的随机区组资料,在 DPS 电子表格逐行输入各处理组数据。两因素的随机区组资料,行代表处理 1、2,列代表配伍。通常不用正态性检验,也不用方差齐性检验。→试验统计

→随机区组设计→单因素试验统计分析或二因素试验统计分析。配伍组检验无统计学意义时,可以改为完全随机设计方差分析。

例 12-9 对例 4-3 的小白鼠体重增量数据,判断不同营养素的体重增量是否不同。

解 单因素的随机区组资料。在 DPS 电子表格逐行输入各处理组数据,见图 12-10。

	A	B	C	D	E	F	G	H
1	50.10	47.80	53.10	63.50	71.20	41.40	61.90	42.20
2	58.20	48.50	53.80	64.20	68.40	45.70	53.00	39.80
3	64.50	62.40	58.60	72.50	79.30	38.40	51.20	46.20

图 12-10　配伍设计数据

→试验统计→随机区组设计→单因素试验统计分析→不转换、LSD,得到

方差分析表

变异来源	平方和	自由度	均方	F 值	显著水平
区组间	2376.3761	7	339.4823	13.9560	0.0001
处理间	144.9176	2	72.4588	2.9790	0.0836
误差	340.5426	14	24.3245		
总变异	2861.8362	23			

方差分析区组间 $F=13.9560$,$P=0.0001<0.01$,配伍组检验有统计学意义,配伍设计有意义。处理间 $F=2.9790$,$P=0.0836>0.05$,处理组检验无统计学意义,不能认为三种营养素的体重增量不同。

实 验 1

题 12-1 用 DPS 计算题 2-18 保险公司赚到 15000 元以上的概率。

题 12-2 用题 2-12 血清胆固醇数据,计算样本均数及标准差,制订频率表,绘制样本直方图,作正态性检验。

题 12-3 用题 3-7 维生素含铁量数据,判断该批产品含铁量是否合格。

题 12-4 用题 3-9 中药青蓝实验数据,判断该中药是否有改变兔脑血流图的作用。

题 12-5 用题 3-12 胃脘温度数据,判断两组均数是否相同。

题 12-6 用题 3-13 炙甘草中甘草酸含量数据,判断两组的甘草酸含量有无不同。

题 12-7 用题 4-1 桂皮醛含量数据,判断三种样品的桂皮醛含量是否不同。

题 12-8 用题 4-2 配伍设计资料,分析三种疗法治愈时间是否相等。

12.2 分类资料实验

12.2.1 实验目的

熟悉双向无序表及四格表分析,掌握单向有序表的秩和检验及 Ridit 分析,了解双向有序且属性相同表的吻合与一致检验。

12.2.2 双向无序表分析

在 DPS 电子表格,双向无序按照列联表的数据排列输入,→分类数据统计→$R×C$ 列联表卡方检验。理论频数出现<1,或理论频数<5 的格数超过总格数 1/5 时,要增大样本例数,或把理论频数太小的行、列与性质相近的行、列合并,或删去理论频数太小的行、列。

一般四格表按双向无序表进行分析,→分类数据统计→四格表分析。在总频数 $N≥40$ 且所有理论频数≥5 时,读取 Pearson 卡方统计量。在 $N≥40$,理论频数<5 但>1 时,读取校正卡方统计量。在 $N<40$ 或理论频数<1 时,读取 Fisher 精确检验。

例 12-10 对例 5-8 单纯疱疹性角膜炎数据,判断两组的发病类型构成比有无不同。

解 双向无序 $2×4$ 表,在 DPS 电子表格逐行输入数据,见图 12-11。

	A	B	C	D
1	33	19	9	4
2	30	17	8	4

图 12-11 单纯疱疹性角膜炎数据

选定数据块,→分类数据统计→$R×C$ 列联表检验,得到

卡方=0.0225 $df=3$ $P=0.9991$

有 2 个单元格的理论值小于 5,占 25.00%,最小值为 3.8065

列联系数=0.0135 似然比卡方=0.0225 $df=3$ $P=0.9991$

Williams 校正 $G=0.0217$ $df=3$ $P=0.9992$

Fisher 精确检验,$P=1.0000$

理论值小于 5 的单元格占 25%,超过 20%,把性质相近的地图状、盘状两列合并,得到双向无序 $2×3$ 表,再用 DPS 分析。

卡方=0.0037,$P=0.9982>0.05$,检验无统计学意义,不能认为两组的发病类型构成比不同。

例 12-11 对例 5-10 小儿双清颗粒疗效数据,判断其疗效。

解 一般四格表,在 DPS 电子表格逐行输入数据,见图 12-12。选定数据块,→分类数据统计→四格表分析,得到

	A	B
1	44	3
2	5	10

图 12-12 双清颗粒疗效数据

注意:单元格的最小理论值=3.1452,小于 5!

一般卡方=24.9368 $df=1$ $P=0.0001$ 校正卡方=21.4316 $df=1$ $P=0.0001$

似然比卡方=22.2687 $df=1$ $P=0.0001$ 列联系数=0.5356 Cramer 系数=0.6342

Fisher 精确检验左侧$(\pi1<\pi2)Lp=1.0000$ 右侧$(\pi1>\pi2)Rp=0.0000$ 两尾$(\pi1≠\pi2)p=0.0000$

配对设计卡方＝0.1250　df＝1　P＝0.7237

总频数 N＝62＞40，最小理论频数 3.1452＜5 但＞1，读取校正卡方＝21.4316，P＝0.0001＜0.01，疗法与疗效不独立，双清颗粒治疗的疗效高于对照组。

例 12-12　对例 5-11 两种疗法对某病的疗效数据，判断其疗效有无差别。

解　一般四格表，输入疗效数据，见图 12-13。

→分类数据统计→四格表分析，N＝25＜40，读取 Fisher 精确检验右侧（π_1＞π_2）概率 R_p＝0.1589＞0.05，只能认为方法与疗效独立。不能认为两法疗效不同。

	A	B
1	14	1
2	7	3

图 12-13　两种疗法疗效数据

12.2.3　单向有序表分析

单向有序列联表，在 DPS 电子表格输入数据，必须以行表示有序分类，以列表示无序分类。→分类数据统计→单向有序列联表→秩和检验，$P \leqslant 0.05$，可认为各比较组的效果不同。这时，若分类等级为"好"到"差"顺序，则秩和较小的组为好。

单向有序表在各组样本容量均大于 50 时，可以作 Ridit 分析，分两种情形进行。

左边第一列为参照组，→分类数据统计→单向有序列联表→样本和总体比较，给出各比较组置信区间及与参照组的 Z 检验。

左边第一列不是参照组，→分类数据统计→单向有序列联表→两组平均 Ridit 分析，或多组平均 Ridit 分析，自动取合并组为参照组。置信区间无重叠，或检验的 $P \leqslant 0.05$，都可认为各比较组的效果不同。若分类等级为"好"到"差"顺序，则 R 值样本均数较小的为好。

例 12-13　对例 6-8 祖传及一般针灸疗法治疗哮喘病数据，判断祖传针灸疗法的疗效是否高于一般针灸疗法。

解　单向有序且各组容量不大，用秩和检验。行表示有序分类，列表示无序分类，见图 12-14。选定数据块，→分类数据统计→单向有序列联表→秩和检验，得到

组别	组 1	组 2	合计	范围		平均秩	组 1 秩和	组 2 秩和
指标 1	5	3	8	1	8	4.5	22.5	13.5
指标 2	14	15	29	9	37	23.0	322.0	345.0
指标 3	5	16	21	38	58	48.0	240.0	768.0
指标 4	4	12	16	59	74	66.5	266.0	798.0
合计	28	46	74				850.5	1924.5

统计检验 H_C＝5.4586　df＝1　P＝0.0195

	A	B
1	5	3
2	14	15
3	5	16
4	4	12

图 12-14　单向有序 2 组数据

由 H_C＝5.4586，P＝0.0195＜0.05，检验有统计学意义，两总体的分布不同。分类等级为"差"到"好"顺序，一般 T_1＜祖传 T_2，可以认为祖传针灸疗法的疗效高于一般针灸疗法。

例 12-14　对例 6-9 嗜酸性粒细胞数据，判断 4 种病人痰液嗜酸性粒细胞数是否不同。

解　单向有序表且样本容量小，用秩和检验。行表示有序分类，列表示无序分类，见图 12-15。

选定数据块，→分类数据统计→单向有序列联表→秩和检验，由 H_C＝15.5058，P＝0.0014＜0.01，检验有统计学意义，4 总体分布不全相同。多重比较结果为

比较组别	组间差	t 值	p 值
1<->2	14.4000	2.7525	0.0080
1<->3	19.4118	3.8322	0.0003
1<->4	21.2727	3.7226	0.0005
2<->3	5.0118	0.9580	0.3422
2<->4	6.8727	1.1724	0.2460
3<->4	1.8610	0.3257	0.7459

	A	B	C	D
1	0	3	5	3
2	2	5	7	5
3	9	5	3	3
4	6	2	2	0

图 12-15　单向有序 4 组数据

只有 1 组与 2、3、4 组的 $P<0.01$，且 1 组秩和最大，故只有支气管扩张病人痰液中嗜酸性粒细胞数多于其他类型病人。

例 12-15　对例 6-11 中药方剂治疗慢性气管炎疗效数据，判断各方剂疗效有无差异。

解 1　各组频数均≥50，Ridit 分析，不给药组为参照组。在 DPS 电子表格输入数据，行表示有序分类，列表示无序分类，见图 12-16。选定数据块，→分类数据统计→单向有序列联表→Ridit 分析：样本和总体比较，得到

	A	B	C	D
1	114	20	21	33
2	20	45	63	40
3	2	34	35	7

图 12-16　大样本单向有序 4 组数据

与总体相比：

组别	样本数	平均 R 值	Se	95%置信区间	99%置信区间	U 值	p 值
组 1	99	0.8400	0.0186	0.8036~0.8765	0.7921~0.8879	18.2836	0.0000
组 2	119	0.8486	0.0170	0.8154~0.8819	0.8049~0.8923	20.5525	0.0000
组 3	80	0.7156	0.0207	0.6751~0.7562	0.6623~0.7689	10.4229	0.0000

所有给药三组与不给药组比较，样本均数 $\overline{R}$ 值都大于 0.5，且 95% 的置信区间与不给药组无交叠，可以认为所有给药三组的疗效都显著。3 号方组与 1、2 号方组的区间无交叠，由 $\overline{R}_3<\overline{R}_1$、$\overline{R}_2$，可以认为 3 号方组的疗效不如 1、2 号方组。

解 2　合并组为参照组，选定数据块，→分类数据统计→单向有序列联表→多组平均 Ridit 分析，得到

组别	样本数	R	标准误	\multicolumn{2}{}{95%置信区间}	\multicolumn{2}{}{99%置信区间}	U 值	P 值
组 1	136	0.2871	0.0229	0.2422	0.3320	0.2281	0.3461	9.2911	0.0000
组 2	99	0.6412	0.0269	0.5886	0.6938	0.5720	0.7104	5.2577	0.0000
组 3	119	0.6377	0.0245	0.5897	0.6857	0.5746	0.7008	5.6216	0.0000
组 4	80	0.4823	0.0299	0.4238	0.5409	0.4054	0.5593	0.5910	0.2773

卡方值 Chi=125.0361　　$df=3$　　$P=0.0001$

所有给药三组 95% 的置信区间与不给药组无交叠，可以认为所有给药组的疗效都显著。3 号方组与 1、2 号方组的区间无交叠，可以认为 3 号方组的疗效不如 1、2 号方组。

12.2.4　双向有序表分析

在 DPS 电子表格，双向有序表，按排列顺序逐行输入数据。

双向有序且属性相同时，→分类数据统计→双向有序列联表→McNemar 检验及 Kappa 检验，可以完成分析。McNemar 检验称为吻合检验，$P<0.05$ 时两分法的结果不吻合。Kappa 检验也称为一致性检验，0.4 或 0.75 在置信区间内，可以判断两组有一致性或高度一致。

配对四格表按双向有序且属性相同表用 McNemar 检验及 Kappa 检验分析，→分类数据统计→四格表分析或配对病例-对照资料分析，也可以完成分析。

双向有序但属性不同时，→分类数据统计→$R×C$ 列联表卡方检验，或→双向有序列联表→线性趋势分析或列联表对应分析。线性趋势考察两个分类变量的线性关系，对应分析考察两个分类变量的相互关系。若视分组为无序，则可以→单向有序表分析。

例 12-16　对例 5-12 尿路清与四环素敏感性数据，判断两药敏感性是否不同。

解　配对四格表，逐行输入数据，见图 12-17。选定数据块，→分类数据统计→双向有序列联表→McNemar 检验及 Kappa 检验，得到

	A	B
1	1	4
2	30	28

图 12-17　配对四格表数据

McNemar 检验　卡方值 Chi$=18.3823$　$df=1$　$P=0.0001$

Kappa 值$=-0.0940$　标准误$=0.0690$　$U=-1.3614$　$P=0.9133$

95％置信区间-0.2293　0.0413　99％置信区间-0.2718　0.0838

McNemar 检验卡方$=18.3823,P=0.0001<0.01$，两药敏感性不吻合，$\hat{p}_1>\hat{p}_2$，可以认为尿路清的敏感性高于四环素。

由 0.75 在 Kappa 的 95％置信区间$(-0.2293,0.0413)$外，也可认为两种药敏感性不一致。

例 12-17　对例 5-13 检查室壁收缩运动结果，判断两种方法测定结果是否不同。

解　双向有序且属性相同表，在 DPS 电子表格逐行输入数据，见图 12-18。

→分类数据统计→双向有序列联表→McNemar 检验及 Kappa 检验，McNemar 检验卡方值 Chi$=2.8561$，$P=0.4144>0.05$，不能认为两种方法测定结果不吻合。

	A	B	C
1	58	2	2
2	1	42	7
3	8	9	17

图 12-18　双向有序属性相同表数据

由 0.75 在 Kappa 的 95％置信区间$(0.5639,0.7978)$内，也可认为两种方法测定结果一致。

例 12-18　对例 5-14 脑神经生成素疗效，判断 3 种方案的疗效有无差异。

解 1　双向有序且属性不同表，理论数小于 5 的单元格数超过总格数的 20％，把好转与无效合并，在 DPS 电子表格逐行输入数据，见图 12-19。→分类数据统计→$R×C$ 列联表卡方检验，卡方值$=15.7758,P=0.0033<0.01$，可以认为疗法与疗效有相关关系，用药时间越长，疗效越高。

	A	B	C
1	5	7	18
2	9	10	11
3	16	10	4

图 12-19　双向有序属性不同表数据

	A	B	C
1	5	9	16
2	7	10	10
3	10	7	3
4	8	4	1

图 12-20　视为单向有序表数据

解 2　视为单向有序表,好转与无效数据不用合并,以有序分类为行属性输入数据,见图 12-20。→分类数据统计→单向有序列联表→秩和检验,由 $H_c = 15.2584$,$P = 0.0005 < 0.01$,3 总体分布不全相同。多重比较结果,1、3组 $P < 0.01$,2、3组 $P < 0.05$,1、2组 $P > 0.05$,故用药时间长,疗效高。

实　验　2

题 12-9　用题 5-5 治疗咳嗽表寒里热症数据,判断两法疗效有无差异。

题 12-10　用题 5-6 血型构成数据,试判断患鼻咽癌与血型有无关系。

题 12-11　用题 5-10 狗股动脉横断压迫止血试验数据,判断两种止血粉效果是否一致。

题 12-12　用题 6-5 治疗肾阳虚数据,判断两种方法的疗效有无差异。

题 12-13　用题 6-6 指压太冲穴防治肌肉注射疼痛感数据,判断两组疗效是否不同。

题 12-14　用题 6-7 两种肝炎患者血清胆红质数据,判断两组的胆红质是否不同。

题 12-15　用题 6-8 产后泌乳量资料,判断三种产妇的泌乳量有无差别。

题 12-16　用题 5-9 接种两种培养基数据,比较两种培养基的效果是否相同。

12.3　非参数检验及回归方程实验

12.3.1　实验目的

熟悉独立样本的非参数检验 Kruskal-Wallis 检验,了解相关样本的 Friedman 检验,掌握一元回归方程的建立和检验,熟悉多元回归方程的建立和检验。

12.3.2　秩和检验

1. 独立样本秩和检验

独立样本,在 DPS 的电子表格按行输入各组数据。选定数据块,按两组或多组情形,→分类数据统计→非参数检验→两样本 Wilcoxon 检验,或 Kruskal-Wallis 检验。

例 12-19　对例 6-5 接种伤寒杆菌数据,判定接种不同伤寒杆菌的存活天数是否不同。

解 两组独立样本,按行输入两组数据,见图 12-21。

	A	B	C	D	E	F	G	H	I	J
1	6	6	8	5	10	7	12	6	8	
2	7	11	6	6	7	5	10	10	6	

图 12-21 两组独立样本数据

选定数据块,→分类数据统计→非参数检验→两样本 Wilcoxon 检验,得到

Wilcoxon 检验　$N_1=9$　$N_2=10$　秩和 $T=88.00$　$T_{xy}=43$

两组间差异显著检验的精确值　$P=0.9048$

正态近似法:结校正系数$=0.9605$　$U=0.1250$　$P=0.9006$

由 $T=88$,$P=0.9048>0.05$,不能认为接种两种杆菌的存活天数不同。

例 12-20 对例 6-6 三种药物杀灭钉螺数据,判断三种药物杀灭钉螺的效果有无差异。

解 三组独立样本,按行输入三组数据,见图 12-22。

	A	B	C	D	E
1	32.5	35.5	40.5	46	49
2	16	20.5	22.5	29	36
3	6.5	9	12.5	18	24

图 12-22 三组独立样本数据

选定数据块,→分类数据统计→非参数检验→Kruskal-Wallis 检验,得到

方差分析表

变异来源	平方和	自由度	均方	KW 统计量
处理间	194.8	2	97.4	9.74
处理内	85.2	12	7.1	
总变异	280.0	14		

20.0 近似卡方分布的显著性测验,$P=0.0077$

精确概率 $P=0.0014$　Monte Carlo 抽样概率 $P=0.0015$

两两比较结果

比较组别	组间差	U 值	P 值	Nemenyi 法	P 值
1<->2	5.0	1.7678	0.2313	3.1250	0.2096
1<->3	8.8	3.1113	0.0056	9.6800	0.0079
2<->3	3.8	1.3435	0.5373	1.8050	0.4056

统计量$=9.74$、$P=0.0077<0.01$,三个总体分布不全相同。第 1、3 组 U 值$=3.1113$、$P=0.0056<0.01$,可以认为第一种药物杀灭钉螺的效果高于第三种。其他两两之间无差异。

2. 相关样本秩和检验

相关样本,在 DPS 的电子表格按行输入各组数据。选定数据块,按两组或多组情形,→分类数据统计→非参数检验→两样本配对 Wilcoxon 符号秩检验或 Friedman 检验。

例 12-21 对例 6-4 检测谷-丙转氨酶数据,判断两种检测方法有无差异。

解 两组相关样本,按行输入两组数据,见图 12-23。

	A	B	C	D	E	F	G	H	I	J	K	L
1	60	112	195	80	242	180	165	38	202	44	236	65
2	80	152	243	82	204	220	205	38	243	44	192	100

图 12-23 两组相关样本数据

选定数据块,→分类数据统计→非参数检验→两样本配对 Wilcoxon 符号秩检验,得到

$$\text{Wilcoxon 配对检验} \quad \text{秩和} \ T^- = 42.00 \quad T^+ = 13.00 \quad T = 13.00$$

$$\text{符号秩检验确切概率} \quad P = 0.1602$$

$$\text{大样本近似法:结校正系数} = 0.5000 \quad U = 1.4818 \quad P = 0.1384$$

由 $T = 13$、$P = 0.1602 > 0.05$,检验无统计学意义,不能认为两法的检测值不同。

例 12-22 对例 6-7 分 8 个配伍组 4 个教学组数据,比较 4 种教学方式成绩有无不同。

解 四组相关样本,按行输入四组数据,见图 12-24。

	A	B	C	D	E	F	G	H
1	8.4	11.6	9.4	9.8	8.3	8.6	8.9	8.3
2	9.6	12.7	9.1	8.7	8	9.8	9	8.2
3	9.8	11.8	10.4	9.9	8.6	9.6	10.6	8.5
4	11.7	12	9.8	12	8.6	10.6	11.4	10.8

图 12-24 四组相关样本数据

选定数据块,→分类数据统计→非参数检验→Friedman 检验,得到

$$\text{Friedman 检验统计量} = 14.3625 \quad \text{近似卡方分布的显著性测验}, P = 0.0025$$

$$\text{Monte Carlo 抽样概率} \quad P = 0.0007 \quad F \text{统计量} = 10.7671 \quad P = 0.0002$$

两两比较结果

比较组别	组间差	Q统计量	P 值
1<->2	0.3750	0.8216	0.9378
1<->3	1.4375	3.1494	0.1159
1<->4	2.1875	4.7926	0.0039
2<->3	1.0625	2.3278	0.3527
2<->4	1.8125	3.9710	0.0257
3<->4	0.7500	1.6432	0.6510

Friedman 统计量＝14.3625、$P=0.0025<0.01$，四个总体分布不全相同。第1、4组 Q 统计量＝4.7926、$P=0.0039<0.01$，第2、4组 Q 统计量＝3.9710、$P=0.0257<0.05$，可以认为教学方式 A、B 的成绩低于教学方式 D。

12.3.3 一元回归

1. 曲线拟合

在 DPS 电子表格，按自变量、因变量顺序各以一列输入数据。选定数据块，→数学模型→一元非线性回归模型，选择曲线类型击"参数估计"按钮使 F 值尽可能大。若选用默认的直线方程，则应当检验因变量的正态性。若选用曲线回归，则可以不检验因变量的正态性。

例 12-23 对例 7-1 体重与体表面积数据，建立一元回归方程。

解 两组相关样本，按体重与体表面积各一列输入数据，如图 12-25 所示。选定数据块，→数学模型→一元非线性回归模型，出现如图 12-26 所示的曲线拟合对话框。

	A	B
1	11.0	5.283
2	11.8	5.299
3	12.0	5.358
4	12.3	5.602
5	13.1	5.292
6	13.7	6.014
7	14.4	5.830
8	14.9	6.102
9	15.2	6.075
10	16.0	6.411

图 12-25 体重与体表面积数据

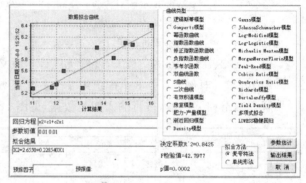

图 12-26 曲线拟合对话框

曲线拟合对话框默认直线类型的 $F=43.13$、$P=0.0002<0.01$，直线方程有统计学意义。不再另外选择，击"输出结果"按钮，得到

方差分析表（线性回归模型适用）

方差来源	平方和	df	均方	F 值	P 值
回归	1.3007	1	1.3007	42.7977	0.0002
剩余	0.2431	8	0.0304		
总的	1.5439	9	0.1715		

$$R=0.9179 \quad RR=0.8425$$

方程系数		标准误 Se	$t_\alpha Se$	t 值	P 值	95％置信区间	
c1	2.6550	0.4727	1.0901	5.6162	0.0005	1.5649	3.7452
c2	0.2285	0.0349	0.0806	6.5420	0.0002	0.1480	0.3091

这是直线回归，选定因变量列数据，→数据分析→正态性检验，Shapiro-Wilk $W=0.8577$，$P=0.0537>0.05$，因变量满足正态性。

由 $F = 42.7977, P = 0.0002 < 0.01$，直线回归方程有统计学意义。$R^2 = 0.8425 > 0.7$，直线回归方程拟合效果较好。回归系数检验 $t = 6.5420, P = 0.0002 < 0.01$，$X$ 应当留在方程中。线性回归方程为 $\hat{Y} = 2.6550 + 0.2285X$。

例 12-24　对例 7-7 保温时间与板蓝根破坏值数据，作曲线拟合。

解　两组相关样本，按保温时间与板蓝根破坏值各一列输入数据，见图 12-27。选定数据块，→数学模型→一元非线性回归模型，比较直线、幂函数、指数、负指数、S 曲线等类型击"参数估计"按钮，选择 F 值最大的负指数函数曲线击"输出结果"按钮。$F = 441.8969$、$P = 0.0023 < 0.01$，回归方程有统计学意义。$R^2 = 0.9955 > 0.7$，回归方程拟合效果好。

	A	B
1	32	4.55
2	64	12.27
3	96	15.45
4	128	18.18

图 12-27　保温时间与破坏值数据

	方程系数	标准误 Se	$t_\alpha Se$	t 值	P 值	95% 置信区间	
c1	28.2230	1.2748	5.4852	22.1386	0.0020	22.7378	33.7082
c2	-56.1586	3.8116	16.3999	14.7337	0.0046	-72.5584	-39.7587

回归系数检验 $t = 14.7337, P = 0.0046 < 0.01$，$X$ 应当留在方程中。负指数回归方程为 $\hat{Y} = 28.2230\exp(-56.1586/X)$。

2. 半数致死量

英国学者 Finney 的 *Probit Analysis* 一书，是生物测定的经典。他在 1947 年提出概率单位分析的经验模型，受试生物组群反应的均数 $E(Y)$ 是对数剂量 $\lg X$ 的标准正态分布函数，即

$$E(Y) = \Phi[A - 5 + B\lg(X)] \tag{12-1}$$

在 DPS 电子表格，计数型按分组、剂量、受试生物数、死亡数顺序输入各列数据，计量型按分组、剂量、死亡率顺序输入各列数据。在只有一种药剂时，分组的一列可以省略。

→专业统计→生物测定→计数型数据机值分析或数量型机值分析，出现对话框询问剂量是否已取对数，是否只计算 LD_{50} 及 LD_{90}。

例 12-25　对例 7-10 不同剂量厚朴注射液小白鼠死亡数据，求 LD_{50} 及其 95% 预测区间。

解 1　在 DPS 电子表格，依次输入剂量、受试只数、死亡只数各列，见图 12-28。

→专业统计→生物测定→计数型数据机值分析，得到

处理	截距 A	斜率 B	SE(B)	相关系数	卡方值	DF	P 值
	0.6270	5.8989	1.6671	0.9830	0.5920	2	0.7438
LD_{50}	对数浓度 = 0.7413		95% 置信区间		0.6602		0.8478
	浓度 = 5.5122		95% 置信区间		4.5728		7.0438
LD_{95}	对数浓度 = 1.0202		95% 置信区间		0.8943		1.4182
	浓度 = 10.4753		95% 置信区间		7.8391		26.1957

半数致死量 LD_{50} 的点估计为 5.5122，95% 置信区间为 (4.5728, 7.0438)。

解 2　在 DPS 电子表格，依次输入剂量、死亡率的百分数各列，见图 12-29。

	A	B	C
1	3.22	10	1
2	4.41	10	3
3	6.04	10	5
4	8.27	10	9

图 12-28　计数型数据

	A	B
1	3.22	10
2	4.41	30
3	6.04	50
4	8.27	90

图 12-29　计量型数据

→专业统计→生物测定→数量型数据机值分析,得到

回归截距 A	标准误	回归系数 B	标准误	相关系数	F 检验值	P 值
0.5822	0.5798	6.0147	0.7955	0.9830	57.1639	0.0170

LD_{50}	对数浓度=0.7345		95%置信区间	0.6945	0.7745
	浓度=5.4263		95%置信区间	4.9491	5.9496

半数致死量 LD_{50} 的点估计为 5.4263,95%置信区间为(4.9491,5.9496)。

12.3.4　多元回归与协方差分析

1. 多元回归

在 DPS 电子表格,按自变量、因变量顺序每个变量一列输入数据。选定数据块,检验因变量的正态性,→多元分析→回归分析→线性回归,或逐步回归,或二次多项式逐步回归,直到建立的回归方程有统计学意义为止。线性回归样本少时,会出现对话框,提示转为逐步回归。逐步回归会出现阈值对话框,选择"Yes"可以继续引入变量到当前方程中,选择"No"可以继续剔除当前方程中的变量,选择"OK"可以确定当前的逐步回归方程。

例 12-26　对例 7-11 影响中药白术出膏量 Y 的数据,建立 Y 对 X_1、X_2、X_3 的回归方程。

解　在 DPS 电子表格,按自变量、因变量顺序逐列输入数据,见图 12-30。

选定因变量列数据,检验正态性,Shapiro-Wilk $W=0.9888$,$P=0.9755>0.05$,因变量满足正态性。选定数据块,→多元分析→回归分析→线性回归或逐步回归。线性回归由于样本小,转为逐步回归。若于出现的逐步回归阈值对话框选择"OK",则得到

	A	B	C	D
1	90	18	500	10.8
2	70	21	600	8.5
3	50	12	400	7.2
4	30	24	450	5.7
5	10	15	550	2.3

图 12-30　多元回归数据

$$Y=1.950+0.099X_1$$

	偏相关	t 值	P 值
$r(Y,X_1)=0.9844$		9.6768	0.0023

复相关系数 $R=0.9844$　　决定系数 $R^2=0.9690$

F 值=93.6401　$df=(1,3)$　P 值=0.0023　剩余标准差 SSE=0.6470

调整后相关系数 $R_a=0.9791$　　调整决定系数 $R_a^2=0.9586$

共线性诊断(截距调整)

No.	特征值	条件指数	指数比
1	1.0000	1.0000	1.0000

由 $F=93.6401$、$P=0.0023<0.01$，回归方程有统计学意义。调整决定系数 $R_a^2=0.9586>0.7$，回归方程拟合效果好。X_1 偏回归系数检验 $t=9.6768$，$P=0.0023<0.01$，应当留在方程中。条件指数 $=1<10$，无共线性。故，建立的逐步回归方程应当为 $\hat{Y}=1.950+0.099X_1$。

2. 协方差分析

在 DPS 电子表格，第 1、2、3 列输入分组、协变量、因变量数据，软件自动标识为 A、X_1、X_3。检验因变量各组的正态性及方差齐性，两次→试验统计→一般线性模型（GLM）。

第一次，把 A、X_1、$A \times X_1$ 送入分析框、Ⅲ型平方和，在交互作用 $A \times X_1$ 无统计学意义时，认为两组斜率相同，可以进行协方差分析。第二次，把 A、X_1 送入分析框、Ⅲ型平方和。

在分组多于两组且各组样本容量相同时，按每组一行反复输入协变量、因变量数据，→试验统计→协方差分析，可以一次性分析得到结论。

例 12-27 对例 7-13 降压糖浆资料，作协方差分析。

解 在 DPS 电子表格，按分组变量 A、协变量 X_1、因变量 X_3 顺序输入数据，见图 12-31。

因变量 X_3 两组 Shapiro-Wilk $W=0.9212$、0.9544，$P=0.2008$、0.6656，均服从正态分布。方差齐性检验 $F=1.5894$，$P=0.4270$，方差齐性。

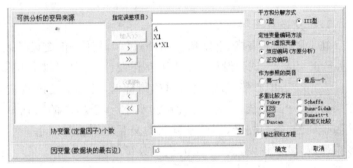

	A	B	C
1	1	13.56	11.96
2	1	13.29	11.96
...	...	...	...
14	1	13.29	12.63
15	1	13.02	10.63
16	2	13.02	13.29
17	2	13.69	12.49
...	...	...	...
28	2	11.96	11.30

图 12-31 协方差数据   图 12-32 协方差分析对话框

选定数据块，→试验统计→一般线性模型（GLM），于如图 12-32 所示的对话框，把 A、X_1、$A \times X_1$ 送入分析框、Ⅲ型平方和。药前与分组交互作用 $A \times X_1$ 的 $F=1.5172$，$P=0.2300$，交互作用无统计学意义，认为两组斜率相同，可以进行协方差分析。

选定数据块，→试验统计→一般线性模型（GLM），把 A、X_1 送入分析框、Ⅲ型平方和。药前 X_1 的统计量 $F=46.2802$，$P=0.0001$，用药前舒张压对用药后舒张压有影响。分组 A 的统计量 $F=11.3758$，$P=0.0024$，修正用药前的影响后，两组治疗后的舒张压不同。由于两组药后样本均数分别为 12.2973、13.2085，故降压糖浆的降压效果优于对照组。

实 验 3

题 12-17 用题 6-1 小鼠肾上腺中抗坏血酸含量数据，判断整个与半个腺体有无差异。

题 12-18 用题 6-3 血浆总皮质醇数据，判断三组血浆总皮质醇是否有差别。

题 12-19 用题 7-4 二陈丸的甘草浓度数据，建立晶纤维数与甘草浓度的回归方程。

题 12-20　用题 7-5 紫草含量数据，建立积分值 H 关于浓度 C 的回归方程。

题 12-21　用题 7-7 二酰肼生成值数据，建立二酰肼生成值 Y 与压力 X 的回归方程。

题 12-22　用题 7-8 蒙药无味甘露胶囊数据，建立芦丁吸光度关于浓度的回归方程。

题 12-23　用题 7-9 小学六年级学生数据，建立 Y 对 X_1、X_2、X_3 的回归方程。

题 12-24　用题 7-10 运动员及大学生数据，进行协方差分析。

12.4　专业实验

12.4.1　实验目的

按照不同专业的要求，药类掌握正交设计，熟悉均匀设计资料分析；管理、计算机类掌握调查资料分析，熟悉综合评价，了解模糊评价；医类掌握生存分析，熟悉 Logistic 回归，心理、体育类掌握因子分析。

12.4.2　统计在药学的应用

1. 正交设计资料分析

在 DPS 电子表格，选定单元格，→试验设计→正交设计表，可以得到指定的正交表。选定 2 水平正交表，→试验设计→2 水平互作设计，可以安排交互作用完成表头设计。

在正交表的右侧，按列输入试验指标值，各次重复试验结果各占一列。选定正交表及试验结果数据，→试验统计→正交试验方差分析，于出现的对话框输入正交表总列数、用空格分隔的因子列号、空白列号、用逗号分隔的交互作用列号（同一交互作用的各列用空格分隔）、LSD 多重比较，可以得到正交试验的极差分析与方差分析。

方差分析表中，小于空白列总平方的各列，必须合并到一类误差中。这时，再次正交试验方差分析，并把这些列计入空白列中。

例 12-28　对例 8-8 复方丹参注射液正交试验数据，作正交设计的方差分析。

解　在 DPS 电子表格，于正交表右侧输入试验结果，见图 12-33。

	A	B	C	D	E	F	G	H
1	1	1	1	1	1	1	1	4.0
2	1	1	1	2	2	2	2	8.7
...	...	...	...	...	...	...	...	...
8	2	2	1	2	1	1	2	10.7

图 12-33　正交设计无重复试验数据

选定正交表及数据块，→试验统计→正交试验方差分析，指定总列数 7、因子列号"1 2 3 4 5"、空白列号 7、交互作用列号 6、LSD 多重比较，得到

正交设计方差分析表(完全随机模型)

变异来源	平方和	自由度	均方	F 值	P 值
X(1)	0.0800	1	0.0800	0.0256	0.8990
X(2)	61.6050	1	61.6050	19.7136	0.1410
X(3)	14.0450	1	14.0450	4.4944	0.2806
X(4)	13.5200	1	13.5200	4.3264	0.2853
X(5)	0.3200	1	0.3200	0.1024	0.8028
X(6)	17.4050	1	17.4050	5.5696	0.2552
误差	3.1250	1	3.1250		
总和	110.1000				

第1、5列平方和小于第7列,应合并到I类误差中。选定正交表及数据,→试验统计→正交试验方差分析,指定总列数7、因子列号"2 3 4"、空白列号"1 5 7"、交互作用列号6、LSD多重比较,得到

极差分析结果	总和		因子 X(3)和因子 X(5)互作均值		
因子	水平1	水平2	水平	1	2
X(2)	19.7	41.9	1	7.35	10.70
X(3)	36.1	25.5	2	7.65	5.10
X(4)	25.6	36.0			
X(6)	24.9	36.7			

正交设计方差分析表(完全随机模型)

变异来源	平方和	自由度	均方	F 值	P 值
X(2)	61.6050	1	61.6050	52.4298	0.0054
X(3)	14.0450	1	14.0450	11.9532	0.0407
X(4)	13.5200	1	13.5200	11.5064	0.0427
X(6)	17.4050	1	17.4050	14.8128	0.0310
误差	3.5250	3	1.1750		
总和	110.1000				

由方差分析,$F_B = 52.4298$、$P_B = 0.0054 < 0.01$,$F_{C \times E} = 14.8128$、$P_{C \times E} = 0.0310 < 0.05$,$F_C < F_{C \times E}$ 不再考虑,$F_D = 11.5064$、$P_D = 0.0427 < 0.05$,因素 B、D 选好水平,交互作用 $C \times E$ 选好搭配,因素 A 根据实际情况选定。由极差分析,B 取 B_2,D 取 D_2,$C \times E$ 取 $C_1 E_2$。根据实际 A 因素取 A_2,以节约原料、降低成本。得到最佳试验方案 $A_2 B_2 C_1 D_2 E_2$,即丹参、首乌、黄精、葛根为复方丹参注射液的最佳配方,用水煎煮,用明胶除杂,加吐温-80助溶。

例12-29 对例8-10提取麻黄碱正交设计2次重复试验结果,作正交设计的方差分析。

解 在DPS电子表格,于正交表右侧输入两列试验结果,见图12-34。

	A	B	C	D	E	F	G	H	I	J	K	L	M	N	O
1	1	1	1	1	1	1	1	1	1	1	1	1	1	61	75
2	1	1	1	1	1	2	2	2	2	2	2	2	2	83	84
...	...	...	...	...	...	...	...	...	...	...	...	...	...	...	...
16	4	2	1	1	2	2	1	1	2	1	1	2	1	80	70

图 12-34 正交设计两次重复试验数据

选定正交表及数据块,→试验统计→正交试验方差分析,指定总列数 13、因子列号"1 2 6 11"、空白列号"12 13"、交互作用列号"3 4 5,7 8 9,10",LSD 多重比较,见图 12-35。由输出的方差分析结果,第 10、11 列的平方和小于空白列第 12、13 列的和,应合并到 I 类误差中。交互作用 $A \times C$ 为第 7、8、9 列之和大于第 12、13 列的和,不应合并到 I 类误差中。

选定正交表及数据块,→试验统计→正交试验方差分析,指定总列数 13、因子列号"1 2 6"、空白列号"10 11 12 13"、因子及交互作用列号"3 4 5,7 8 9"。方差分析结果,$F_C = 31.9527$,$P_C = 0.0001 < 0.01$,$F_{A \times B} = 10.1557 > F_B = 9.7542$,$P_{A \times B} < 0.01$,$F_{A \times C} = 2.0029$,$P_{A \times C} > 0.05$。故,因素 C 选好水平,交互作用 $A \times B$ 选好搭配,因素 D 根据实际情况选定。由极差分析,C 取 C_2,$A \times B$ 取 $A_1 B_1$。根据实际,D 取 D_2 较好。得到最佳试验方案 $A_1 B_1 C_2 D_2$,即用 4 倍量 0.1% 的盐酸,浸煮 1h,调 pH=12。

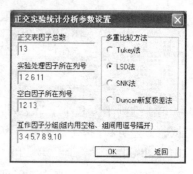

图 12-35　正交实验参数设置

2.均匀设计资料分析

在 DPS 电子表格选定单元格,→试验设计→均匀设计→均匀试验设计,或均匀设计表产生,指定因素个数 3、水平个数 5,可以得到优化的均匀表。

把均匀设计表的各个水平换为为具体数值,在表的右侧输入试验结果数值。选定均匀设计表及试验结果值,→试验统计→均匀设计回归分析→极大(小)值,指定交互作用项,指定因变量及各自变量的价格,可以得到最佳试验方案。

选定均匀设计表及试验结果值,用 DPS 建立多元线性回归方程或逐步回归方程,正号变量在样本范围取最大值,负号变量在样本范围取最小值,也可以得到最佳试验方案。

例 12-30　设计优化的 3 因素 5 水平均匀表。

解　→试验设计→均匀设计→均匀试验设计,指定因素个数 3、水平个数 5,可以得到如图 12-36 所示的均匀表。

均匀设计表的前面,是均匀性度量指标及试验设计矩阵的优良性指标,数值越小,试验方案越好。具体应用时,可以多次产生均匀表,根据试验要求和试验者的偏好,对各个指标综合考虑,选择一个较好的试验方案进行试验。

例 12-31　对例 8-13 影响中药白术出膏量的均匀设计资料,确定最优试验方案。

解 1　由例 12-26,逐步回归方程 $\hat{Y} = 1.950 + 0.099 X_1$ 有统计学意义。回归方程的 X_1 项为正号,且不含 X_2、X_3 项。故 X_1 应取试验范围内的最大值 $X_1 = 90$,X_2、X_3 根据实际取值 $X_2 = 12$、$X_3 = 400$。故最优方案的近似估计为:浓度 90% 的乙醇 400ml,浸泡 12h。

中心化偏差 CD=		0.1623
L2-偏差 D=		0.0780
修正偏差 MD=		0.1897
对称化偏差 SD=		0.6488
可卷偏差 WD=		0.2502
条件数 C=		1.9374
D-优良性=		0.0011
A-优良性=		0.3225

均匀实验设计方案			
因子	x1	x2	x3
N1	2	5	4
N2	3	3	5
N3	4	4	1
N4	5	1	3
N5	1	2	2

图 12-36　3 因素 5 水平均匀表

解 2 选定均匀设计表及试验结果值,→试验统计→均匀设计回归分析→极大值,于出现的对话框取消交互作用项,指定因变量及各自变量的价格为1,得到回归方程$\hat{Y}=4.0374+0.0996X_1+0.0749X_2-0.0069X_3$,$F=745.5792$、$P=0.0269$,$R^2=0.9996$。

最高指标时各个因素组合

Y	X_1	X_2	X_3
12.0272	90.0000	24.0000	400.0000

故最优方案的近似估计为:浓度90%的乙醇400ml,浸泡24h。

12.4.3 统计在管理学的应用

1. 调查资料分析

在 DPS 电子表格,逐行输入各观察个体的调查数据或考试成绩,→专业统计→量表分析及顾客满意指数模型→分半信度及 Cronbach α 系数,或班级成绩分析,可以完成信度分析或成绩分析。

例 12-32 对例 9-8 某班 45 名同学的统计软件考试成绩,作信度分析和成绩分析。

解 ①信度分析

在 DPS 电子表格,输入 45 名同学各题的分数,见图 12-37。

选定数据块,→专业统计→量表分析及顾客满意指数模型→分半信度及 Cronbach α 系数,得到

	A	B	C	D
1	14	12	13	8
2	18	16	15	6
...	...	...	...	...
8	36	24	28	10

图 12-37 信度分析和成绩分析数据

全部项目的 Cronbach $\alpha=0.8124$ 标准化 $\alpha=0.8585$

去掉因子与剩下全部因子		剩余因子
去掉	相关系数 r	Cronbach α
x_1	0.7261	0.7159
x_2	0.6224	0.7724
x_3	0.7511	0.7046
x_4	0.6927	0.8240

全部项目的 Cronbach α 系数$=0.8124>0.8$,标准化 α 系数$=0.8585>0.8$,信度较高,可以认为该试卷是一份较好的统计软件试卷。

若删除能力题,则能力题与总分的相关系数为 $0.6927>0.5$,该题得分与总分相关性较大,说明该题的难度设计适当;α 系数改变为 $0.8240>0.8124$,信度提高,说明该题区分性不太好。分析原因,是由于能力题在课外完成,多数学生对于电子邮件完成实际问题的分析兴趣浓厚,得分偏高;个别学生缺乏独立钻研能力,照搬同学完成的题型,得分拉不开差距。

类似分析,选择题、简答题、操作题的难度设计都比较适当,区分性也比较好。

②成绩分析

选定数据块,→专业统计→量表分析及顾客满意指数模型→班级成绩分析,指定各题满分及及格分数线。各题难度系数与总分数分布,见图 12-38。

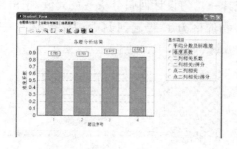 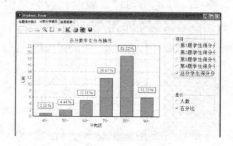

图 12-38　各题难度系数与总分数分布

分析结果总结为

各分数段人数分布情况

分数段	人数	百分比%
40～	1	2.22
50～	2	4.44
60～	5	11.11
70～	12	26.67
80～	19	42.22
90～	6	13.33

各题答题分析

题号	平均分数	标准差	难度系数	二列相关	Z 得分	点二列相关	Z 得分
1	28.1778	3.9960	0.7827	1.1978	3.6567	0.5451	1.6641
2	18.7556	4.0292	0.7815	1.0408	4.7552	0.7089	3.2385
3	24.5778	4.2932	0.8193	1.0532	4.2569	0.6346	2.5650
4	8.4667	1.3751	0.8467	1.7628	0.4679	0.0698	0.0185
总分	79.9778	11.5945	0.7998				

2. 综合评判

在 DPS 电子表格，Topsis 评价法按列输入各指标数据，综合指数在数据块第一行输入各指标的平均值数据，层次分析法在电子表格第一页输入第一层、第二页输入第二层。选定数据块，→其他→Topsis 评价法、或综合指数、或层次分析法，可以完成评判。

选定数据块，综合评判在模糊关系矩阵右侧输入权重列向量，综合评判逆问题在模糊关系矩阵下输入已知评判且于右输入备择权重。→其他→模糊数学方法→综合评判、或综合评判逆问题，可以完成模糊评判。

例 12-33　对例 9-10 某市 14 所中医医院 6 项营运数据，用 Topsis 法评价。

解　在 DPS 电子表格，按各指标逐列输入数据，见图 12-39。选定数据块，→其他→Topsis 评价法，指定低优指标 X_2、X_4、X_6 及各指标权重 1，得到如表 9-9 所示的排序。可以看出，锦骨医院最好，中西医院最差。

	A	B	C	D	E	F
1	76.6	282.7	387.6	100.8	7.9	55.6
2	71.7	252.6	557.0	77.8	9.4	60.0
…	…	…	…	…	…	…
14	52.5	110.3	678.0	21.7	3.8	52.3

图 12-39　6 项营运指标 Topsis 法数据

例 12-34　对例 9-11 某市 14 所中医医院 6 项营运数据，用综合指数法作评价。

解　在 DPS 电子表格，第一行输入各指标的平均值数据，见图 12-40。

选定数据块，→其他→综合指数，于如图 12-41 所示对话框，指定低优指标 X_2、X_4、X_6，级别，组间相加、组内不相加（即相乘），第 1 行是标准，得到如表 9-12 所示的排序。可以看出，锦骨医院最好,中西医院最差。

	A	B	C	D	E	F
1	69.44	160.34	836.51	57.79	6.96	47.26
2	76.6	282.7	387.6	100.8	7.9	55.6
3	71.7	252.6	557.0	77.8	9.4	60.0
...	...	...	...	...	...	...
15	52.5	110.3	678.0	21.7	3.8	52.3

图 12-40   6 项营运指标综合指数法数据

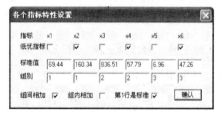

图 12-41   综合指数法指标特性设置

例 12-35   对例 9-12 某市 14 所中医医院 6 项营运数据,用层次分析法作评价。

解   在 DPS 电子表格,分页输入各层的优选矩阵,如图 12-42 所示。

	A	B	C	D	E	F
1	A	B1	B2	B3		
2		1	1	0.5		
3			1	0.5		
4				1		
5						
6	营运					
7	病房	门诊	效益			
8	床用率	床日费	门诊数	门诊费	均收入	药比例
9						
	第 1 页					

	A	B	C
1	B1	C1	C2
2		1	2
3			1
4	B2	C3	C4
5		1	2
6			1
7	B3	C5	C6
8		1	2
9			1
	第 2 页		

图 12-42   6 项营运指标层次分析法数据

选定第一页各层名称块,→其他→层次分析法,得到 6 项指标的组合权重为 0.17、0.08、0.17、0.08、0.33、0.17,$CI=CR=0.000<0.10$,可以认为优选矩阵有满意的一致性。

用表 9-11 的 14 所医院 6 项指标的个体指标值矩阵与组合权重列向量,作矩阵乘法,得到如表 9-15 所示的排序。可以看出,锦骨医院最好,青白医院最差。

例 12-36   对例 9-13 某市 12 所中医医院 6 项营运指标数据,作模糊评价。

解   在 DPS 电子表格,模糊关系矩阵右侧输入权重列向量,见图 12-43。

	A	B	C	D	E	F	G	H	I	J	K	L	M	N	O
1	0.08	0.07	0.09	0.05	0.07	0.07	0.05	0.11	0.06	0.08	0.08	0.07	0.06	0.06	0.2
2	0.03	0.04	0.04	0.06	0.13	0.09	0.05	0.12	0.11	0.05	0.11	0.04	0.05	0.08	0.1
3	0.04	0.05	0.04	0.04	0.04	0.10	0.09	0.20	0.08	0.08	0.05	0.10	0.03	0.06	0.2
4	0.03	0.04	0.04	0.03	0.05	0.08	0.07	0.10	0.03	0.09	0.08	0.08	0.14	0.14	0.1
5	0.08	0.10	0.09	0.07	0.05	0.07	0.06	0.09	0.07	0.07	0.08	0.07	0.07	0.06	0.3
6	0.06	0.05	0.11	0.05	0.07	0.09	0.06	0.07	0.05	0.08	0.10	0.08	0.07	0.06	0.1

图 12-43   6 项营运指标模糊评价数据

选定数据块，→其他→模糊数学方法→综合评判，于如图 12-44 所示对话框，指定评判模式 M(∧，∨)先取小后取大，权重不调整，得到如表 9-17 所示的排序。可以看出，锦骨医院最好，中西医院最差。

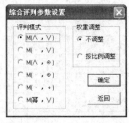

图 12-44　综合评判参数

12.4.4　统计在医学的应用

1. 生存分析

在 DPS 电子表格，按时间、期初例数、死亡数，逐列输入生存数据。选定数据块，→专业统计→生存分析→单组资料用 Kaplan-Meier 生存率估计得到单组生存率，两组资料用两样本生存曲线 log-rank 检验绘制生存曲线并比较两组生存率。

按生存(升序)、截尾(1 死亡、0 截尾)、分组等协变量，逐列输入生存数据，→专业统计→生存分析→比例风险模型-COX 回归，可以作生存率的 Cox 回归。

按年龄组左端点、年均人数、死亡人数、因病死亡人数输入数据。选定数据块，→专业统计→生存分析→现时寿命表或去死因寿命表命令，指定婴儿死亡率，可以得到寿命表。

例 12-37　对例 10-2 两种疗法治疗白血病的生存时间数据：①估计两组的生存率；②绘制 Kaplan-Meier 曲线，比较两组的生存率。

解　在 DPS 电子表格，按时间、初始、死亡输入单组与两组生存数据，截尾时输入数字 0 并且要单列，见图 12-45。

	A	B	C	D	E	F	G	H	I	J	K	L	M
1	时间	中药组	死亡数		时间	对照组	死亡数		时间	中药组	死亡数	对照组	死亡数
2	5	11	1		2	11	1		2	11	0	11	1
3	17	10	0		4	10	1		4	11	0	10	1
4	22	9	0		4	9	0		4	11	0	9	0
5	28	8	0		9	8	2		5	11	1	8	0
6	31	7	1		10	6	1		9	10	0	8	2
7	36	6	0		16	5	1		10	10	0	6	1
8	37	5	2		24	4	1		16	10	0	5	1
9	39	3	1		27	3	2		17	10	1	4	0
10	40	2	0		40	1	0		22	9	1	4	0
11	40	1	0						24	8	0	4	1
12									27	8	0	3	2
13									28	8	0	1	0
14									31	7	1	1	0
15									36	6	0	1	0
16									37	5	2	1	0
17									39	3	1	1	0
18									40	2	0	1	0
19									40	1	0	0	0

图 12-45　单组与两组生存数据

①选定 A2：C10 数值块，→专业统计→生存分析→Kaplan-Meier 生存率估计，得到中药组的生存率，即

时间	期初病例	死亡数	条件死亡	条件生存	生存率	标准误
5	11	1	0.0909	0.9091	0.9091	0.0867
17	10	1	0.1000	0.9000	0.8182	0.1163
22	9	1	0.1111	0.8889	0.7273	0.1343
28	8	0	0.0000	1.0000	0.7273	0.1343
31	7	1	0.1429	0.8571	0.6234	0.1500
36	6	0	0.0000	1.0000	0.6234	0.1500
37	5	2	0.4000	0.6000	0.3740	0.1636
39	3	1	0.3333	0.6667	0.2494	0.1492
40	2	0	0.0000	1.0000	0.2494	0.1492
40	1	0	0.0000	1.0000	0.2494	0.1492

类似地，选定 E2:G9 数值块，可以计算得到对照组的生存率。

②选定 12：M17 数值块，→专业统计→生存分析→两样本生存曲线 Log-Rank 检验，得到如图 12-46 所示的两组资料生存曲线。

输出的检验结果如下

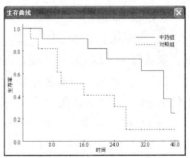

图 12-46 Cox 回归数据

组别	总数	截尾数	反应数	生存时间	标准误	95％置信区间	
第1组	11.0000	4.0000	7.0000	26.8571	4.8029	17.4434	36.2709
第2组	11.0000	2.0000	9.0000	14.2222	3.2308	7.8898	20.5547

Log-Rank 检验　第 1 组观察值 $O=7$　理论值 $E=10.8250$
方差估计 $Var=3.1800$

卡方值 Chi$=4.6008$　$df=1$　$P=0.0320$

Breslow 检验卡方值 Chi$=5.8174$　$df=1$　$P=0.0159$

相对危险度 $RR=2.6894$（第 2 组/第 1 组）

由卡方$=4.6008$，$P=0.0320<0.05$，检验有统计学意义。第 1 组样本生存时间 26.8571＞第 2 组 14.2222，可以认为中药加化疗方法治疗白血病的效果优于单纯化疗方法。

例 12-38　对例 10-5 中药组与对照组生存时间数据，作生存率的 Cox 回归。

解　由图 12-46 知，两生存曲线无交叉，等比例风险成立。按生存时间（升序）、是否截尾（是 0，否 1）、分组，逐列输入生存数据，见图 12-47。→专业统计→生存分析→比例风险模型-Cox 回归，得到

	A	B	C
1	2	1	2
2	4	1	2
...	...	...	...
22	40	0	2

图 12-47 Cox 回归数据

检验项目	卡方值	df	P		
$-2LnL$	75.6347	21	0.0001		
模型卡方	4.1160	1	0.0425		

变量	系数	标准误	Z 值	P 值	置信区间 Lo95％	Hi95％
X_1	1.0582	0.5225	2.0251	0.0429	0.0340	2.0823

变量	RR	置信区间 Lo95%	Hi95%
X_1	2.8811	1.0346	8.0233

模型卡方$=4.1160$，$P=0.0425<0.05$，回归方程有统计学意义。$Z=2.0251$、$P=0.0429$，X_1 应当留在方程中。Cox 回归方程为 $h(t,\boldsymbol{X})=h_0(t)\exp(1.0582X_1)$。

对照组与中药组在时刻 t 的死亡相对危险度为 $RR=2.8811$，对照组死亡风险是中药组的 2.88 倍，可以认为中药组治疗白血病的效果优于对照组。

例 12-39　对例 10-6、例 10-7 资料，编制：①简略寿命表；②去肿瘤死因简略寿命表。

解　①按年龄组左端点、年均人数、死亡人数输入数据，见图 12-48 的前 3 列。选定数据块，→专业统计→生存分析→现时寿命表，于出现的对话框指定婴儿死亡率 0.15，得到如表 10-6 所示的结果。

②按年龄组、年均人数、死亡人数、肿瘤死亡人数，逐列输入数据，见图 12-48 的前 4 列。选定数据块，→专业统计→生存分析→去死因寿命表，于出现的对话框指定婴儿死亡率0.15，得到如表 10-7 所示的结果。

	A	B	C	D
1	0	30005	429	2
2	1	86920	105	4
3	5	102502	81	8
4	10	151494	113	11
5	15	182932	157	13
18	80	3463	631	60
19	85	834	269	4

图 12-48　寿命表数据

2. Logistic 回归

在 DPS 电子表格，第一列输入频数，第二列输入因变量分类值，第三列起逐列输入协变量。频数都为 1 时，第一列频数可以省掉。无序 k 分类协变量，要用 $k-1$ 个二分类哑变量。

选定数据块，→分类数据统计→Logistic 回归→Logistic 回归（适用于 2 分类因变量），或条件 Logistic 回归，多类无序 Logistic 回归，多类有序 Logistic 回归。

例 12-40　对例 10-10 调查 234 名心肌梗死病人资料，建立 Logistic 回归方程。

解　在 DPS 电子表格，逐列输入例数、患病、服药、年龄数据，见图 12-49。选定数据块，→分类数据统计→Logistic 回归→Logistic 回归，得到

	A	B	C	D
1	4	1	1	27
2	2	1	0	27
...	...	...	...	...
20	20	301	0	47

图 12-49　2 分类 Logistic 回归数据

	方程系数	似然卡方	标准误	OR	显著水平	95% 置信区间	
β_1	-1.2281	26.8080	0.2514	0.2929	0.0001	-1.7212	-0.7350
β_2	0.2456	806.0301	0.0108	1.2784	0.0001	0.2244	0.2669
β_0	-8.8858	726.1077	0.4050		0.0001	-9.6801	-8.0915

对数似然函数　$L=912.5838$　似然比卡方$=832.8381$　P 值$=0.0001$

似然比卡方$=832.8381$、$P=0.0001$，Logistic 回归方程有统计学意义。药、年龄的似然卡方$=26.8080$、806.0301，$P=0.0001$，应当留在方程中。Logistic 回归方程为

$$P=\frac{1}{1+\exp(8.8858+1.2281\times 服药-0.2456\times 年龄)}$$

例 12-41　对例 10-13 中医辨治面部脂溢性皮炎数据，建立 Logistic 回归方程。

解 在 DPS 电子表格,逐列输入频数、因变量疗效、哑变量病型 1 与病型 2、协变量分组的数据,见图 12-50。

因变量疗效为有序 4 分类,选定 A2：E25 区域,→分类数据统计→Logistic 回归→多类有序 Logistic 回归,得到

	A	B	C	D	E
1	频数	疗效	病型 1	病型 2	分组
2	8	1	0	0	1
3	13	2	0	0	1
…	…	…	…	…	…
25	4	4	0	1	0

图 12-50　多类有序 Logistic 回归数据

		方程系数	标准误	Wald 卡方	OR	显著水平	95％置信区间	
$\ln(p_1/p_2+p_3+p_4)$	α	-2.0814	0.3359	38.3896	0.1248	0.0001	-2.7406	-1.4221
	β_1	0.3423	0.3149	1.1815	1.4082	0.2770	-0.2757	0.9603
	β_2	0.1233	0.3432	0.1290	1.1312	0.7195	-0.5503	0.7969
	β_3	1.2704	0.2798	20.6114	3.5623	0.0001	0.7212	1.8196
$\ln(p_1+p_2/p_3+p_4)$	α	0.0034	0.2999	0.0001	1.0034	0.9999	-0.5851	0.5919
$\ln(p_1+p_2+p_3/p_4)$	α	1.6264	0.3506	21.5201	5.0858	0.0001	0.9384	2.3145

检验项目	检验值	P-值	检验项目	检验值	P-值
$-2\ln LR(L^2)=$	25.8972	0.0067	Pearson 卡方	26.3626	0.0057

Pearson 卡方$=25.8972$、$P=0.0067<0.01$,模型拟合效果不好。病型的 $OR=1.4082$、1.1312,各证型的疗效相近。分组的 $OR=3.5623$,治疗组疗效优于对照组。分组的 Wald 卡方$=20.6114$,$P=0.0001$,应留在方程中。病型的 Wald 卡方$=1.1815$、0.1290,$P=0.2770$、0.7195,不应留在方程中。Logistic 回归方程模型为

$$\ln\frac{p_1}{p_2+p_3+p_4}=-2.0814+0.3424\times病型1+0.1233\times病型2+1.2704\times分组$$

$$\ln\frac{p_1+p_2}{p_3+p_4}=0.0034+0.3424\times病型1+0.1233\times病型2+1.2704\times分组$$

$$\ln\frac{p_1+p_2+p_3}{p_4}=1.6264+0.3424\times病型1+0.1233\times$$
$$病型2+1.2704\times分组$$

例 12-42 对例 10-14 产后出血数据,建立 Logistic 回归方程。

解 分层列联表,分组为 3 分类无序因变量。在 DPS 电子表格,逐列输入例数、分组、妊高征、人流史数据,见图 12-51。选定数据块,→分类数据统计→Logistic 回归→多类无序 Logistic 回归,指定 0 水平为对照,得到

	A	B	C	D
1	例数	分组	妊高征	人流史
2	121	2	0	0
3	21	2	0	1
…	…	…	…	…
13	9	0	1	1

图 12-51　多类无序 Logistic 回归数据

	项目名	参数值	S.E.	Z	P 值	95％置信区间	
$\ln(2/0)$:	b0	-1.5563					
	b1	0.9324	0.3520	2.6488	0.0081	0.2425	1.6224
	b2	-0.3747	0.2419	1.5487	0.1214	-0.8489	0.0995

ln(1/0)：   b0   −3.5436

b1	1.5798	0.5043	3.1328	0.0017	0.5914	2.5681
b2	0.9260	0.3724	2.4867	0.0129	0.1961	1.6558

模型卡方＝23.8136 $df=4$ $P=0.0001$ 模型离差 D＝5.9 $df=2$ $P=0.0001$

模型卡方＝23.8136、$P=0.0001<0.01$，模型有统计学意义。2 个 Logistic 回归方程为

$$\ln=\frac{P_{子宫}}{P_{对照}}=-1.5563+0.9324\times妊高-0.3747\times人流$$

$$\ln=\frac{P_{胎盘}}{P_{对照}}=-3.5436+1.5798\times妊高+0.9260\times人流$$

12.4.5 统计在心理学的应用

在 DPS 电子表格，逐列输入各因素的数据或相关系数。选定数据块，→多元分析→多因素分析→因子分析，于出现的碎石图指定因子估计方法及因子个数。若数据为相关系数，则碎石图要求输入样本容量。

例 12-43 对例 11-1 小学生智力测验得分，作因子分析：①主成分法；②极大似然法。

解 ①在 DPS 电子表格，逐列输入各指标数据，见图 12-52。选定数据块，→多元分析→多因素分析→因子分析，于如图 12-53 所示的碎石图指定主成分法及因子个数 2。

	A	B	C	D	E	F
1	常识	算术	理解	填图	积木	译码
2	14	13	28	14	22	39
3	10	14	15	14	34	35
4	11	12	19	13	24	39
…	…	…	…	…	…	…
10	9	8	15	13	14	46
11	9	9	12	10	23	46

图 12-52 因子分析数据

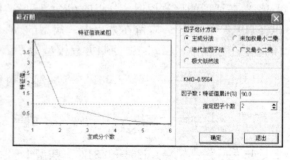

图 12-53 因子分析碎石图

因子分析主成分法输出的主要结果为

	主因子数 M=2				初始因子估计值			方差极大正交旋转	
No	特征值	百分率%	累计百分率%	No.	F_1	F_2		因子1	因子2
1	4.1470	69.1161	69.1161	X_1	0.9173	-0.2681	$X(1)$	0.9116	0.2869
2	0.8621	14.3685	83.4845	X_2	0.9335	0.0043	$X(2)$	0.7737	0.5223
3	0.6021	10.0347	93.5193	X_3	0.8312	-0.4161	$X(3)$	0.9223	0.1160
4	0.2569	4.2811	97.8004	X_4	0.9218	-0.1102	$X(4)$	0.8276	0.4206
5	0.1068	1.7792	99.5795	X_5	0.6415	0.6937	$X(5)$	0.1479	0.9332
6	0.0252	0.4205	100.0000	X_6	0.6943	0.3520	$X(6)$	0.3816	0.6784

前 2 个因子累计贡献率＝83.4845％＞80％,方差极大正交旋转后,因子模型为

常识＝$0.9116F_1+0.2869F_2$,算术＝$0.7737F_1+0.5223F_2$,理解＝$0.9223F_1+0.1160F_2$

填图＝$0.8276F_1+0.4206F_2$,积木＝$0.1479F_1+0.9332F_2$,译码＝$0.3816F_1+0.6784F_2$

常识、算术、理解、填图在第一个因子上有较大负荷,抽象为智力因子;积木、译码在第二个因子上有较大负荷,抽象为能力因子。

②选定数据块,→多元分析→多因素分析→因子分析,极大似然法及因子个数 2,得到

	方差极大正交旋转结果			斜交参考因子结构矩阵	
	因子 1	因子 2		因子 1	因子 2
X(1)	0.9165	0.2363	X(1)	0.9454	0.4581
X(2)	0.7912	0.5383	X(2)	0.9144	0.7192
X(3)	0.8673	0.1146	X(3)	0.8627	0.3281
X(4)	0.8421	0.3354	X(4)	0.9035	0.5355
X(5)	0.1899	0.9818	X(5)	0.4699	0.9981
X(6)	0.4672	0.3806	X(6)	0.5584	0.4854

斜交旋转后,因子模型为

常识＝$0.9454F_1+0.4581F_2$,算术＝$0.9144F_1+0.7192F_2$,理解＝$0.8627F_1+0.3281F_2$

填图＝$0.9035F_1+0.5355F_2$,积木＝$0.4699F_1+0.9981F_2$,译码＝$0.5584F_1+0.4854F_2$

常识、算术、理解、填图、译码在第一个因子上有较大负荷,抽象为智力因子;积木在第二个因子上有较大负荷,抽象为能力因子。

例 12-44 对例 11-4 十项全能 160 人得分的相关矩阵,作因子分析。

解 在 DPS 电子表格,逐行输入各指标相关系数。选定数据块,→多元分析→多因素分析→因子分析,极大似然法、因子个数 4、样本数量个数 160,得到

No	特征值	百分率%	累计百分率%		因子 1	因子 2	因子 3	因子 4
1	3.7866	37.8661	37.8661	X(1)	0.1614	0.8560	-0.1366	0.2472
2	1.5173	15.1730	53.0391	X(2)	0.2216	0.4770	0.0077	0.5851
3	1.1144	11.1441	64.1832	X(3)	0.9393	0.1562	-0.0704	0.2135
4	0.9134	9.1337	73.3169	X(4)	0.2082	0.1698	0.0981	0.6408
5	0.7201	7.2011	80.5180	X(5)	0.0675	0.7109	0.3311	0.2322
6	0.5950	5.9498	86.4678	X(6)	0.2102	0.2703	-0.0641	0.5885
7	0.5267	5.2672	91.7350	X(7)	0.7129	0.1254	-0.0166	0.1875
8	0.3837	3.8370	95.5720	X(8)	0.1807	0.0725	0.1282	0.4977
9	0.2353	2.3531	97.9251	X(9)	0.4180	0.0277	0.0205	0.1764
10	0.2075	2.0749	100.0000	X(10)	-0.0506	0.0559	0.9908	0.1109

前 4 个因子的累计贡献率＝73.3169％,接近 80％,取前 4 个因子是适宜的。方差极大正交旋转后,因子模型为

百米＝$0.1614F_1+\underline{0.8560}F_2-0.1366F_3+0.2472F_4$,　　跳远＝$0.2216F_1+0.4770F_2+0.0077F_3+\underline{0.5851}F_4$

铅球＝$\underline{0.9393}F_1+0.1562F_2-0.0704F_3+0.2135F_4$,　　跳高＝$0.2082F_1+0.1698F_2+0.0981F_3+\underline{0.6408}F_4$

400 米＝$0.0675F_1+\underline{0.7109}F_2+0.3311F_3+0.2322F_4$,　　跨栏＝$0.2102F_1+0.2703F_2-0.0641F_3+\underline{0.5885}F_4$

铁饼＝$\underline{0.7129}F_1+0.1254F_2-0.0166F_3+0.1875F_4$,　　撑杆＝$0.1807F_1+0.0725F_2+0.1282F_3+\underline{0.4977}F_4$

标枪＝$\underline{0.4180}F_1+0.0277F_2+0.0205F_3+0.1764F_4$,　　1500＝$-0.0506F_1+0.0559F_2+\underline{0.9908}F_3+0.1109F_4$

铅球、铁饼、标枪在第一个因子上有较大负荷,抽象为爆发性臂力因子;百米、400 米在第二个因子上有较大负荷,抽象为短跑速度因子;1500 米在第三个因子有较大负荷,抽象为耐力因子;跳远、跳高、跨栏、撑杆在第四个因子有较大负荷,抽象为爆发性腿力因子。

实 验 4

题 12-25　用题 8-5 甘草酸正交试验资料,作方差分析。

题 12-26　用题 8-6 某药正交重复试验资料,作方差分析。

题 12-27　用题 8-9 大黄渗漉液均匀试验资料,确定最优试验方案。

题 12-28　用题 9-4 调查员按态度资料,判断调查员态度对被访者是否回答有无影响。

题 12-29　用题 9-6 某医院 10 项指标资料,以 Topsis 法评价该院医疗质量。

题 12-30　用题 9-8 某单位无疾病人数资料,作模糊评价。

题 12-31　用题 10-1 两组横纹肌肉瘤病人资料,判断两组的复发月数是否不同。

题 12-32　用题 10-2 复发月数资料,作 Cox 回归分析。

题 12-33　用题 10-4 肾癌患者资料,作 Logistic 回归分析。

题 12-34　用题 11-1 儿童生理指标资料,作因子分析。

题 12-35　用题 11-2 某班学生考试成绩,作因子分析。

题 12-36　用题 11-3 全口缺牙 609 例病人相关系数,作因子分析。

12.5　综合性实验

12.5.1　实验目的

通过综合性实验,从两方面培养学生的综合分析能力。一是通过归纳,从知识结构去推理应该选用的方法。二是按"问题-方法-问题"的思路,分析所选方法能否解决问题。

12.5.2　SARS 传播模型实验

1. 数据来源

2003 年初,我国北京、广州等地区发生了名为 SARS(Severe Acute Respiratory Syndrome

严重急性呼吸道综合征,俗称非典型肺炎)的疫情。北京市 2003 年 4 至 6 月累计 SARS 确诊病例及日增量,见表 12-2。其中,日增量出现负值,是个别确诊病例被排除造成的。

表 12-2 　　　　　　北京市 2003 年 4 至 6 月累计 SARS 确诊病例及日增量

时序	日期	累计	增量	时序	日期	累计	增量	时序	日期	累计	增量	时序	日期	累计	增量
0	4.20	339		16	5.06	1960	63	33	5.23	2465	9	49	6.08	2522	-1
1	4.21	482	143	17	5.07	2049	89	34	5.24	2490	25	50	6.09	2522	0
2	4.22	588	106	18	5.08	2136	87	35	5.25	2499	9	51	6.10	2522	0
3	4.23	693	105	19	5.09	2177	41	36	5.26	2504	5	52	6.11	2523	1
4	4.24	774	81	20	5.10	2227	50	37	5.27	2512	8	53	6.12	2523	0
5	4.25	877	103	21	5.11	2265	38	38	5.28	2514	2	54	6.13	2522	-1
6	4.26	988	111	23	5.13	2347	43	39	5.29	2517	3	55	6.14	2522	0
7	4.27	1114	126	24	5.14	2370	23	40	5.30	2520	3	56	6.15	2522	0
8	4.28	1199	85	25	5.15	2388	18	41	5.31	2521	1	57	6.16	2521	-1
9	4.29	1347	148	26	5.16	2405	17	42	6.01	2522	1	58	6.17	2521	0
10	4.30	1440	93	27	5.17	2420	15	43	6.02	2522	0	59	6.18	2521	0
11	5.01	1553	113	28	5.18	2434	14	44	6.03	2522	0	60	6.19	2521	0
12	5.02	1636	83	29	5.19	2437	3	45	6.04	2522	0	61	6.20	2521	0
13	5.03	1741	105	30	5.20	2444	7	46	6.05	2522	0	62	6.21	2521	0
14	5.04	1803	62	31	5.21	2444	0	47	6.06	2522	0	63	6.22	2521	0
15	5.05	1897	94	32	5.22	2456	12	48	6.07	2523	1	64	6.23	2521	0

2. 模型分析

日期可以用时序 t 来反映,累计确诊病例 X 及日增量 Y 都可以作为 SARS 传播的指标,故选择日增量 Y 作为 SARS 传播的指标。SARS 传播方式,主要是已患病者传染给未患病者,部分病人因住院、治愈或死亡等等原因已不再传染他人。

思路一:建立微分方程模型。

北京人分为三个群体:病人(传染源)$i(t)$、健康人(传染对象)$s(t)$、免疫人(治愈后有免疫力的人)$r(t)$。假定总人数为常数 n,单位时间内一个病人能传染的人数与当时健康人数成正比,单位时间内产生免疫的人数与当时的病人数成正比。

由条件 $i(t)+s(t)+r(t)=n$,有 $i'(t)+s'(t)+r'(t)=n'$,建立传染病模型,即

$$\begin{cases} \dfrac{\mathrm{d}i}{\mathrm{d}t}=ksi-mi & i(0)=i_0 \\[2mm] \dfrac{\mathrm{d}s}{\mathrm{d}t}=-ksi & s(0)=s_0, \quad i_0+s_0+r_0=n \\[2mm] \dfrac{\mathrm{d}r}{\mathrm{d}t}=mi & r(0)=r_0 \end{cases} \tag{12-2}$$

前两式相除,再分离变量,可以解得

$$\frac{di}{ds}=-1+\frac{m}{ks},\ i(t)=i_0+[s_0-s(t)]+\frac{m}{k}\ln\frac{s(t)}{s_0}\tag{12-3}$$

日增量能反映 $i(t)-i(0)$,但本例缺少免疫人 $r(t)$ 及健康人 $s(t)$ 数据,模型不易建立。

思路二:拟合曲线回归方程。

日增量视为计量因变量,时间视为连续自变量,输入数据见图 12-54。→数学模型→一元非线性回归模型,选择指数回归。

方差分析 $F=365.4806$、$P=0.0001<0.01$,方程有统计学意义。$R^2=0.8550$,拟合效果较好。回归系数 $t=12.2882$、$P=0.0001<0.01$,时间应当留在方程中。指数回归方程为

$$日增量=155.8390\exp(-0.0626\ 时间)$$

	A	B
1	时间	增量
2	11	43
3	21	06
…	…	…
65	64	0

图 12-54　指数回归数据

思路三:拟合逐步回归方程。

日增量视为正态因变量,时间及累计视为连续自变量,输入数据见图 12-55。→多元分析→回归分析→逐步回归。方差分析 $F=198.1599$、$P=0.0001<0.01$,回归方程有统计学意义。调整 $R^2=0.8622$,拟合效果较好。偏回归系数检验 $t=4.8827$、7.3990、$P=0.0001<0.01$,应当留在方程中。条件指数 $3.0762<10$,无共线性。线性回归方程为

$$日增量=161.6421-0.9325\ 时间-0.0451\ 累计$$

	A	B	C
1	时间	累计	增量
2	1	482	143
3	2	588	106
…	…	…	…
65	64	2521	0

图 12-55　逐步回归数据

思路四:Logistic 回归分析。

日增量视为有序 6 分类因变量:按日增量≤0、0 至 5、5 至 10、10 至 50、50 至 100、100 至 200,只含右端点,记为 1、2、3、4、5、6。时间及累计视为连续自变量,输入数据见图 12-56。→分类数据统计→Logistic 回归→多类有序 Logistic 回归。可以建立有序 6 分类因变量的 5 个 Logistic 回归方程。

思路五:Cox 回归分析。

Cox 比例风险模型,要验证"等比例条件"是否成立,要两次调用 phreg 过程。但本例缺少生存、死亡、截尾数据,模型不易建立。

	A	B	C
1	增量	时间	累计
2	6	1	482
3	6	2	588
…	…	…	…
65	1	64	2521

图 12-56　Logistic 回归数据

思路六:拟合 m 阶自回归模型。

第 n 天的日增量 $Y(n)$ 视为正态因变量,前 m 天日增量 $Y(n-1)$、$Y(n-2)$、…、$Y(n-m)$ 视为计量自变量,b_0 为常数项,$b_1,b_2,\cdots,b_m$ 为偏回归系数,称为 m 阶自回归模型,即

$$Y(n)=b_0+b_1Y(n-1)+b_2Y(n-2)+\cdots+b_mY(n-m)\tag{12-4}$$

SARS 的确诊病例,通常要隔离治疗 15 天至 30 天。因此,输入每天开始的 30 天日增量数据,见图 12-57。

	A	B	C	…	O	…	AD
1	1	2	3	…	15	…	30
2	143	106	105	…	94	…	7
3	106	105	81	…	63	…	0
…	…	…	…	…	…	…	…
36	9	5	8	…	-1	…	0
…	…	…	…	…	…	…	…
51	0	0	1	…	0		

图 12-57　自回归数据

分别选定区域 A2：O51、A2：P50、A2：Q49、…、A2：AD36，→多元分析→回归分析→逐步回归，取 $m=15、16、…、30$，建立自回归方程，输出结果见表 12-3。

表 12-3　　　　　　　　　　SARS 日增量自回归输出结果比较

阶数 m	15	16	17	18	19	20	21	22	23	24	25	26	27	28	29	30
方程个数	50	49	48	47	46	45	44	43	42	41	40	39	38	37	36	35
F	68.7	91.1	61.7	105.9	130.8	68.1	128.5	48.0	41.3	43.9	41.0	29.7	28.9	35.6	32.2	32.9
P	0.00	0.00	0.00	0.00	0.00	0.00	0.00	0.00	0.00	0.00	0.00	0.00	0.00	0.00	0.00	0.00
调整 R^2	0.93	0.90	0.91	0.93	0.90	0.92	0.86	0.92	0.92	0.90	0.86	0.88	0.86	0.94	0.91	0.92
条件指数	16.1	10.1	12.9	9.2	6.0	13.5	3.7	17.0	17.9	12.3	9.0	17.2	12.1	30.1	20.3	21.2

只有 $m=18、19、21、25$，建立的自回归方程无共线性，且 $m=19$ 时 F 值最大。故，拟合北京市 2003 年 4 至 6 月的 SARS 疫情传播，可以选取 $m=19$ 的模型，即

$$\hat{Y}=-0.0111+0.2866Y_{14}+0.1444Y_{17}+0.1745Y_{18}$$

3. 实验小结

(1)思路一的微分方程模型是一般传染病模型，用于分析 SARS 疫情传播是最理想的。因此，收集完整的数据，是统计分析的一个重要环节。思路五也失败于数据收集不完整。

(2)思路四 Logistic 回归，需要化为分类因变量，且结论解释与 SARS 疫情传播不密切。

(3)思路三逐步回归、思路六自回归，因变量日增量不满足正态性。思路二指数回归，因变量日增量的对数不满足正态性。因此，这三种模型都有缺陷。但思路六的自回归有创意，是所有思路中较有意义的研究方向。

12.5.3　教学质量反馈信息的统计模型实验

1. 实验数据

学生对课堂教学质量评价，是学校掌握教师教学水平高低的重要途径，是监控教学质量的有效方法之一。建立教学质量反馈信息的统计模型，可以更科学合理地利用反馈信息来评价

教学水平,可以为今后的教学改革提供科学依据。

学生对某教研室 10 位教师的课堂教学质量进行评价,评价指标为:X_1 为教书育人、为人师表,X_2 为认真负责、准备充分、遵守教学纪律,X_3 为仪态端庄、衣冠整洁、普通话授课,X_4 为重点突出、难点分散、完成教学大纲的要求,X_5 为条理清楚、逻辑性强、语言生动,X_6 为内容丰富、理论联系实际、反映学科新进展,X_7 为注重学生个性发展和创新能力培养,X_8 为激发学生积极性、与学生互动交流,X_9 为电教、网络和计算机辅助教学,Y 为总体评价。学生评价的优、良、中、差分别量化为 4、3、2、1 分。各门课程评价指标的平均分,见表 12-4。

表 12-4　　学生对某教研室 10 位教师课堂教学质量 9 项指标评价的平均分

教师	课程	X_1	X_2	X_3	X_4	X_5	X_6	X_7	X_8	X_9	Y
1	A	3.01	3.11	3.66	2.86	2.47	2.56	2.66	3.44	3.44	3.22
1	B	2.95	3.19	3.46	2.96	2.6	2.4	3.01	3.5	3.33	3.17
2	B	3.03	3.21	3.68	3.21	2.89	2.51	2.57	3.65	3.67	3.25
2	C	2.78	3.69	3.22	3.16	3.04	2.89	2.43	3.62	3.14	3.26
3	C	2.89	3.17	3.44	2.56	2.23	2.32	3.23	3.24	2.65
3	D	2.22	3.22	3.63	2.83	2.46	2.34	2.69	3.21	3:57	2.93
4	C	2.69	3.32	3.56	3.45	3.06	2.47	2.32	3.63	2.51	3.12
4	A	3.33	3.56	3.51	3.36	3.21	3.12	3.41	3.61	3.09	3.48
5	C	3.14	3.18	3.46	3.28	3.13	3.03	3.14	3.11	3.49	3.25
5	D	2.89	3.08	3.53	3.25	3.03	3	3.04	3.16	3.16	3.09
5	E	2.71	3.31	3.36	3.11	2.99	2.78	2.58	3.22	2.43	2.86
6	D	2.67	3.21	3.6	2.68	2.68	2.6	3.25	3.21	2.98
7	B	2.65	3.56	3.63	2.98	2.69	2.63	2.21	3.66	3.36	3.1
8	A	3.03	3.32	3.22	2.69	2.36	2.1	2.46	3.47	3.11	2.89
9	E	2.62	3.23	3.18	3.07	2.87	2.5	2.78	3.09	2.98	2.86
10	F	3.56	3.16	3.72	3.18	3.01	3.31	3.36	3.06	2.86	3.27

2. 模型分析

本例的统计模型可以分为三类:一是可以用因子分析对指标的合理性进行探讨,二可以用 Topsis 法对教师或课程的教学质量排出名次,三是用加权平均确定总体评价为因变量 Y,用逐步回归或 Logistic 回归建立 Y 与自变量 X_1-X_{10} 的数量关系。

思路一:对指标的合理性进行探讨。

在 DPS 电子表格,逐列输入各指标数据,见图 12-58。选定区域 C2:K17,→多元分析→多因素分析→因子分析,指定极大似然法及因子个数 3。前 3 个因子的累计贡献率=76.1886%,接近 80%。

	A	B	C	D	⋯	K	L
1	教师	课程	X_1	X_2	⋯	X_9	Y
2	1	A	3.01	3.11	⋯	3.44	3.22
3	1	A	2.95	3.19	⋯	3.33	3.17
⋯	⋯	⋯	⋯	⋯	⋯	⋯	⋯
17	10	F	3.56	3.16	⋯	2.86	3.27

图 12-58　因子分析数据

方差极大正交旋转后，X_1、X_4、X_5、X_6、X_7 在第一个因子上有较大负荷 0.6234、0.8391、0.9180、0.8830、0.6259，抽象为教学因子；X_2、X_8 在第二个因子上有较大负荷 0.6323、0.9797，抽象为交流因子；X_3、X_9 在第三个因子上有较大负荷 −0.5359、−0.4705，抽象为形象因子。

思路二：对教师或课程的教学质量排出名次。

选定图 12-58 所示的区域 C2：K17，→其他→Topsis 评价法，无低优指标，权重全为 1，得到如表 12-5 所示的排序。可以看出，教师 4 的 A 课程最好，教师 8 最差。

表 12-5　　　　　　　　　　　　10 名教师综合得分及排序输出结果

教师	1	1	2	2	3	3	4	4	5	5	6	7	8	9	10
课程	A	B	B	C	C	D	C	A	C	D	E	D	B	A	E	F
CI	0.47	0.49	0.55	0.52	0.34	0.37	0.40	0.79	0.70	0.60	0.40	0.39	0.43	0.34	0.39	0.70
名次	8	7	5	6	15	14	11	1	2	4	10	13	9	16	12	3

思路三：建立回归方程。

总体评价为因变量 Y，选定图 12-56 所示的区域 C2：L17，→多元分析→回归分析→逐步回归。$F = 30.2449$，$P = 0.0001 < 0.01$，逐步回归方程有统计学意义。调整 $R^2 = 0.8540$，逐步回归方程效果较好。X_6、X_7、X_8 偏回归系数检验 $t = 3.3504、3.6125、6.6854$，$P = 0.0058$、0.0036、0.0001 < 0.01，应留逐步回归方程中。条件指数 2.5676 < 10，无共线性。逐步回归方程为

$$\hat{Y} = -0.7595 + 0.2829X_6 + 0.2975X_7 + 0.6782X_8$$

3. 实验小结

(1) 思路一的因子模型评价指标是合理的，这是教学质量评价的基础。思路二的 Topsis 法评判对教师或课程的效果排出名次，这是教学质量评价的体现。思路三逐步回归说明由 X_6、X_7、X_8 评价教学质量，这是探讨教学质量评价指标的影响。

(2) 思路二或三都没有分析教师担任多门课程的影响和区别，作为改进，一是可以先计算各位教师担任多门课程的加权平均分，二是可以先计算不同课程所有教师的平均分。

实　验　5

题 12-37　在 P 保险公司车险理赔部投诉案件中,选取 2006 年 9 月 7 日到 12 月 20 日共
14 周的 1304 个案件,按频数大小归纳为查勘及时、查勘态度、条款加扣、工时费低、手续繁琐、
保险责任、其他理赔、其他维修等 8 个问题,见表 12-6。进行统计描述和统计分析。

表 12-6　　　　　P 保险公司车险理赔案件 8 个问题的投诉频数及构成比

周	1	2	3	4	5	6	7	8	9	10	11	12	13	14	合计	构成比(%)
查勘及时	62	24	21	40	22	7	19	18	14	11	11	13	2	2	266	20.40
查勘态度	26	13	15	29	18	11	14	13	12	11	10	8	7		200	15.34
条款加扣	10	3	7	13	3	12	12	8	5	7	5	6	19		113	8.67
工时费低	4	0	4	11	17	8	18	4	5	8	6	8	6		109	8.36
手续繁琐	30	16	4	7	4	3	2	1	4	2	6	3	3	1	88	6.75
保险责任	2	1	1	6	8	7	11	6	10	5	4	7	8	7	83	6.37
其他理赔	37	14	6	34	25	14	29	22	18	17	13	13	4	12	258	19.79
其他维修	12	12	15	25	11	8	17	20	12	7	16	10	14	8	187	14.34
合计	183	83	71	159	118	61	122	100	84	67	74	67	53	62	1304	100

12.6　设计性实验

12.6.1　实验目的

设计性实验的核心,是创新能力的培养。学生自主设计实验的类型、实验的内容、实验的
数据,可以充分体现学生在教学中的主体作用。学生将自己设计的实验,形成论文,再用电子
邮件发送给教师,让学生充分地与教师实现交流和互动。

12.6.2　中医足疗保健服务质量评价实验

1.调查设计

中医足疗保健俗称洗脚,是近年来随社会经济发展和人们生活水平提高而逐渐流行开来
的一种保健方式。评价这一新兴保健行业的服务质量,可以规范引导、促进该产业健康发展;
可以为政府管理该行业提供工具与手段;可以建立质量测评标准,为公众选择服务提供参考。

中医足疗保健服务质量评价调查,要从调查范围、调查对象、调查项目三方面设计。

　　调查范围,要根据目的和财力、物力、人力设计。用于政府管理该行业,通常可以调查全市或全社区的足疗保健企业。用于行业发展,可以调查不同类型的足疗保健企业作出比较。用于公众选择服务,可以重点调查一家或几家足疗保健企业。

　　调查对象,要根据目的设计。评价足疗技术、保健功能、收费合理,要从员工和顾客两方面调查。评价消毒、卫生、环境保护,要从员工、顾客、周边居民三方面调查。评价足疗保健的影响、企业的知名度,要从全体社区居民调查。

　　调查项目,要根据目的设计,一般应当包括调查对象简况、服务功能、技术水平、服务态度、消毒卫生、服务收费等方面项目的满意程度及足疗保健次数的调查。

　　例如,定点调查一家足疗保健企业的顾客满意程度时,设计调查表如表 12-7 所示。

表 12-7　　　　　　　　　　　某足疗保健企业服务调查表

姓名编号				性别	0 男	1 女	
年龄	0、30 以下	1、30～50 岁	2、50 以上	职业	0、白领	1、打工	2、其他
服务功能	0、浴足	1、2 项保健	2、2 项以上	服务收费	0、不满意	1、较满意	2、满意
技术水平	0、不满意	1、较满意	2、满意	服务态度	0、不满意	1、较满意	2、满意
消毒卫生	0、不满意	1、较满意	2、满意	足疗次数	0、偶尔来	1、较常来	2、经常

2. 分析设计

　　调查表有效资料见表 12-8,可以比较构成,信度及效度分析,回归分析。

表 12-8　　　　　　　　　　　足疗保健调查资料

编号	1	2	3	4	5	6	7	8	9	10	11	12	13	14	15	16	17	18	19	20	21	22	23	24	25
性别	0	0	1	0	1	0	0	1	1	0	0	0	1	1	0	1	0	1	0	1	1	1	1	0	0
年龄	2	2	2	2	1	1	2	0	0	2	1	1	0	1	1	2	0	1	2	2	2	2	1	2	
职业	1	2	2	2	2	0	0	2	2	2	2	1	0	1	2	2	2	2	2	1	0	0	0	1	
功能	2	1	1	2	2	1	2	2	1	2	2	2	1	2	2	2	0	1	1	1	2	2	2	1	
收费	2	1	2	2	2	1	0	2	1	2	1	1	1	2	2	1	2	2	1	2	2	1	1	1	0
技术	2	1	2	1	2	2	1	1	2	0	1	1	2	0	1	1	1	1	1	1	1	0	1		
态度	2	1	2	2	2	1	1	2	1	2	1	1	2	1	1	1	1	1	1	1	1	1	1		
消毒	1	0	2	1	1	2	1	2	1	2	1	1	1	1	2	1	1	1	1	1	1	1	1	1	1
次数	2	2	1	2	2	0	0	1	1	2	2	0	0	1	2	1	2	2	1	1	1	1	1	2	2

　　(1)构成比较

　　在 DPS 电子表格逐列输入数据,见图 12-59。

	A	B	C	D	E	...	J
1	编号	性别	年龄	职业	功能	...	次数
2	1	0	2	1	2	...	2
...	...	...	...	...	...	...	...
26	25	0	2	1	1	...	2

图 12-59　足疗保健数据

选定区域 B2:J26，→分类数据统计→调查数据列联表→1 对多列联表，得到

性别×年龄	类别	0	1	2	合计		性别×职业	类别	0	1	2	合计
	0	1	6	6	13			0	2	4	7	13
	1	3	3	6	12			1	3	2	7	12
	合计	4	9	12	25			合计	5	6	14	25

卡方值 Chi＝1.963　df＝2　P＝0.3747　随机系数＝0.2698　　卡方值 Chi＝0.828　df＝2　P＝0.6610　随机系数＝0.1790

年龄、职业、功能、收费、技术、态度、消毒的卡方＝2.408、0.828、4.319、1.212、2.386、0.962、1.215，均有 $P>0.05$。只有次数的卡方＝6.427，P＝0.0027＜0.01。不同性别的年龄、职业、功能、收费、技术、态度、消毒构成均无不同，只有不同性别的次数构成不同。但分析例数太少，应增加调查例数，重新分析。

（2）信度及效度分析

效度分析，主要计算调查表回收率、有效率。信度分析，根据调查资料进行。选定从功能到次数的区域 E2：J26，→专业统计→量表分析及顾客满意指数模型→分半信度及 Cronbach α 系数。Cronbach α 系数＝0.6844，标准化 α 系数＝0.7083＜0.8，信度较低。

X_1、X_2、X_3、X_4 与总和的相关系数为 0.5701、0.6234、0.6473、0.6423，删除后 α 系数改变为 0.5847、0.5661、0.5693、0.5887，信度降低。X_5、X_6 与总和的相关系数为 0.0339、0.1552，相关性较小，删除后 α 系数改变为 0.7413、0.7548，信度提高。

（3）回归分析

次数视为正态因变量，功能、收费、技术、态度、消毒视为计量自变量，选定区域 E2：J26，→多元分析→回归分析→逐步回归。F＝3.5951，P＝0.0446＜0.05，逐步回归方程有统计学意义。调整 R^2＝0.1778，逐步回归方程效果不好。X_2、X_5 偏回归系数检验 t＝1.7677、2.1455，P＝0.0910、0.0432，X_2 应从逐步回归方程剔除、X_5 应留逐步回归方程中。条件指数 1.0796＜10，无共线性。逐步回归方程为

$$次数＝1.5491＋0.4031×收费－0.6212×消毒$$

收费项为正、消毒项为负，表示收费越高、消毒越好，来的次数越多，与实际不合。可以考虑把因变量换为整体评价，也可以把次数视为有序 3 分类因变量，职业视为无序 3 分类协变量使用 2 个哑变量，性别、年龄、功能、收费、技术、态度、消毒视为有序协变量，→分类数据统计→Logistic 回归→多类有序 Logistic 回归。

3. 论文写作

论文写作是对观察到的事实进行思维加工的过程，是由感性认识向理性认识的飞跃。创造性的研究成果只有发表论文，才能得到社会的承认和实践的检验。

医学论文,包括标题、署名、摘要、关键词、正文、参考文献几部分。正文一般采用四段式:前言、材料和方法、结果、分析讨论。如:中医药足疗保健服务质量评价的论文框架为

中医药足疗保健服务质量评价

姓名

(成都中医药大学,成都,610075)

摘 要 本文对调查一家足疗保健企业的顾客满意程度资料,进行年龄与职业构成比较、信度分析和回归分析,对这一新兴保健行业的发展和规范,具有经济意义、管理意义和社会意义。

关键词 中医药,足疗保健,服务质量

一、前言

中医药足疗保健俗称洗脚,是近年来随社会经济发展和人们生活水平提高而逐渐流行开来的一种保健方式。评价这一新兴保健行业的服务质量,有经济意义、管理意义和社会意义。
……

二、方法及数据

定点调查一家足疗保健企业的顾客满意程度,随机抽查30名顾客填写调查表,回收调查表28份,回收率93.33%,有效调查表25份,有效率89.29%。调查表有效资料,见表1。
……

三、结果

1.构成比较
……

2.信度分析
……

3.回归分析
……

四、分析讨论

由于调查样本偏小,反映出分析结论不合理,也反映出变量分类不合理。因此,需要调整各变量的分类值,并增加调查样本,进一步作分析。

参考文献

[1]周仁郁.中医药统计学.北京,中国中医药出版社,2004
[2]周仁郁.SAS统计软件.北京,中国中医药出版社,2007
……

12.6.3 农民工子女心理健康分析实验

1.调查设计

在改革大潮中,大批农民工涌入城市,为城市建设和发展作出贡献。农民工子女在城市入学后,面临的心理健康问题不容忽视。在小学生中,对城市学生与农民工子女对比进行心理健康调查。为避免农民工子女反感,采用学生和测试者双盲方法。统计分析时,再按城市学生与

农民工子女分组。调查项目根据目的设计，一般应当包括调查对象简况、对学校感受、对家庭感受、学习压力、生活习惯、焦虑心理测试及孤独心理测试。

　　某小学抽样调查部分 11 岁城市学生与农民工子女，调查表如表 12-9 所示。

表 12-9　　　　　　　　　　　　　　某小学 11 岁学生心理健康调查表

姓名编号			性别		1 男		1 女
喜欢学校	0 不喜欢	1 较喜欢	2 喜欢	喜欢父母	0 不喜欢	1 较喜欢	2 喜欢
学习压力	0 压力大	1 有压力	2 无压力	生活习惯	0 不习惯	1 较习惯	2 习惯
1.我害怕在别的同学面前做没做过的事			0 从不		1 有时		2 一直
2.我担心被别人取笑			0 从不		1 有时		2 一直
3.周围都是不认识同学时，我觉得害羞			0 从不		1 有时		2 一直
4.我和同学一起时很少说话			0 从不		1 有时		2 一直
5.我担心其他同学会怎样看待我			0 从不		1 有时		2 一直
6.我觉得同学取笑我			0 从不		1 有时		2 一直
7.和陌生的同学说话时我感到紧张			0 从不		1 有时		2 一直
8.担心其他同学会怎样说我			0 从不		1 有时		2 一直
1.我只同我很熟悉的同学说话			0 从不		1 有时		2 一直
2.我担心别的同学会不喜欢我			0 从不		1 有时		2 一直
3.我很容易在学校交新朋友			0 从不		1 有时		2 一直
4.我喜欢阅读			0 从不		1 有时		2 一直
5.没有人跟我说话			0 从不		1 有时		2 一直
6.我跟别的同学一起时会做得很好			0 从不		1 有时		2 一直
7.我常看电视			0 从不		1 有时		2 一直
8.我很难交朋友			0 从不		1 有时		2 一直
9.我喜欢学校			0 从不		1 有时		2 一直
10.我有许多朋友			0 从不		1 有时		2 一直
11.我感到寂寞			0 从不		1 有时		2 一直
12.需要时我可以找到朋友			0 从不		1 有时		2 一直
13.我常常锻炼身体			0 从不		1 有时		2 一直
14.很难让别的同学喜欢我			0 从不		1 有时		2 一直
15.我喜欢科学			0 从不		1 有时		2 一直
16.没有人跟我一起玩			0 从不		1 有时		2 一直
17.我喜欢音乐			0 从不		1 有时		2 一直
18.我能跟别的同学相处			0 从不		1 有时		2 一直
19.我觉得在有些活动中受冷落			0 从不		1 有时		2 一直
20.需要帮助时我无人可找			0 从不		1 有时		2 一直
21.我喜欢画画			0 从不		1 有时		2 一直
22.我不能跟别的同学相处			0 从不		1 有时		2 一直
23.我孤独			0 从不		1 有时		2 一直
24.班上的同学很喜欢我			0 从不		1 有时		2 一直
25.我很喜欢下棋			0 从不		1 有时		2 一直
26.我没有任何朋友			0 从不		1 有时		2 一直

调查项目中,标号 1 至 8 的前 8 个项目为"焦虑量表",标号 1 至 26 的后 26 个项目为"孤独量表",咨询心理专家制订。

某小学 11 岁小学生心理健康调查表有效资料,见表 12-10。其中,分组为 1、0,分别表示农民工子女、城市学生,焦虑为前 8 个项目总分,孤独为后 26 个项目总分。

表 12-10 　　　　　　　　　某小学 11 岁小学生心理健康调查资料

编号	1	2	3	4	5	6	7	8	9	10	11	12	13	14	15	16	17	18	19	20	21	22	23	24	25
分组	1	1	1	1	1	1	1	1	1	1	1	1	1	1	1	1	1	0	0	0	0	0	0	0	0
性别	0	0	1	0	1	0	0	1	1	0	0	0	1	1	0	1	0	1	0	1	1	1	1	0	0
学校	2	1	2	2	2						2			2		2	2			2	2	1	0		
父母	1	2	2	2	2	1	2		2	2	2	2			2		2			2	2		1	1	
学习	2	1	2	2	2	1	0	2	0	0	0			2		2			2	2	2	1	1		
生活	1	2				1	2		2						2			1	2				1		
焦虑	3	3	4	4	4	5	5	5	6	6	6	6	6	8	8	3	3	2	3	3	4	2	3	2	3
孤独	32	32	19	20	26	13	19	23	20	21	24	26	29	19	24	16	12	10	12	19	19	15	10	8	16

2.分析设计

(1)心态比较

在 DPS 电子表格逐列输入各项数据,见图 12-60。选定心态区域 B2:I26,→分类数据统计→调查数据列联表→1 对多列联表。性别、学校、父母、学习、生活卡方 = 0.327、0.278、0.260、1.667、0.740,均有 $P > 0.05$。农民工子女与城市学生的学校、父母、学习、生活心态构成均无不同。

	A	B	C	D	…	I
1	编号	分组	性别	学校	…	孤独
2	1	1	0	2	…	32
…			…	…	…	…
26	25	0	0	0	…	16

图 12-60　心态比较数据

	A	B	…	K	…	P
1	焦虑	3	…	6	…	8
2		3	…	3		
3	孤独	32	…	21	…	24
4		16	…	16		

图 12-61　焦虑与孤独比较数据

(2)焦虑与孤独比较

焦虑与孤独视为计量资料,分组逐行输入数据,见图 12-61。焦虑的第二组 Shapiro-Wilk $W = 0.8324$、$P = 0.0358 < 0.05$,不满足正态性。选定焦虑区域 B1:P2,→分类数据统计→非参数检验→两样本 Wilcoxon 检验,$T_{xy} = 12$,$P = 0.0002 < 0.01$。选定孤独区域 B3:P4,→试验统计→两样本比较→两组平均数 Student t 检验,方差齐性检验 $F = 1.8049$、$P = 0.3757 > 0.05$,方差齐,$t = 5.0375$、$P = 0.0001 < 0.01$。可以认为农民工子女的焦虑感与孤独感,均高于城市学生。

（3）信度及效度分析

图 12-60 所示数据，选定从学校到孤独的区域 D2：I26，→专业统计→量表分析及顾客满意指数模型→分半信度及 Cronbach α 系数。Cronbach α 系数＝0.1311，标准化 α 系数＝0.5506＜0.8，信度较低。学校、学习、生活、孤独删除后，α 系数改变为 0.1583、0.1660、0.1459、0.3921，信度提高。

（4）Logistic 回归

分组为 2 分类因变量，焦虑与孤独视为计量协变量。性别、学校、父母、学习、生活视为有序协变量，由于构成相同而不再考虑。分组、焦虑、孤独逐列输入数据，→分类数据统计→Logistic 回归→Logistic 回归。似然比卡方＝23.5730，$P＝0.0001＜0.01$，Logistic 回归有统计学意义。焦虑、孤独偏回归系数似然卡方＝11.3295、12.2435，$P＝0.0008、0.0005＜0.01$，均应留在方程中。2 分类因变量 Logistic 回归方程为

$$P＝\frac{1}{1＋\exp(631.258－13.3156×焦虑－94.4018×孤独)}$$

3. 论文写作（略）

实 验 6

题 12-38　广开思路，选择适当内容，作调查设计和分析设计，根据所得数据完成论文，并用电子邮件发送给老师。可供参考的选题，列举一二如下，千万不要受此局限。

① 住院病人护理质量调查和分析；　　② 社区医疗保险状况调查和分析；
③ 贫困生勤工俭学调查和分析；　　　④ 大学生体育锻炼质量调查和分析；
⑤ 商品房需求调查和分析；　　　　　⑥ 空巢老人生活质量调查和分析；
⑦ 社区中医药需求调查和分析；　　　⑧ 社区群众性健身活动调查和分析。

附　　录

自我测试题

一、单选题(共 10 分,每小题 1 分)

1. 总体平均数的区间估计中,α 值越大,则(　　)。
　A. 置信度越大　　　　B. 置信度越小　　　　C. 抽样误差越大　　　　D. 抽样误差越小

2. 某专业 2003 级同学 2007 年写毕业论文时发现,某保险公司 2006 年 9 月 7 日到 12 月 20 日共 14 周的车险理赔部 1304 个投诉案件中,查勘及时与查勘态度的投诉各为独立的 266 个和 200 个。正确的分析方法为:分析查勘及时与查勘态度的(　　)。

表 1　　某保险公司 14 周查勘及时与查勘态度的投诉各为独立的 266 个和 200 个

第 X 周	1	2	3	4	5	6	7	8	9	10	11	12	13	14	合计
查勘及时	62	24	21	40	22	7	19	18	14	11	11	13	2	2	266
查勘态度	26	13	15	29	18	11	14	13	13	12	11	10	8	7	200

　A. Pearson 相关系数　　　　　　　　　B. Kendall 或 Spearman 相关系数
　C. 秩回归方程　　　　　　　　　　　　D. 非参数游程检验变化是否随机

3. 假设检验中,犯 I 类错误的概率是(　　)。
　A. P(接受 $H_1 | H_0$ 为真)　　　　　　B. P(接受 $H_1 | H_0$ 为假)
　C. P(拒绝 $H_1 | H_0$ 为真)　　　　　　D. P(拒绝 $H_1 | H_0$ 为假)

4. 两样本均数的 t 检验有统计学意义时,P 值越小,正确的结论是(　　)。
　A. 有理由认为两总体均数不同　　　　　B. 有理由认为两样本平均数不同
　C. 两样本均数差别越大　　　　　　　　D. 两总体均数差别越大

5. 进行成组两样本比较的秩和检验时,以下原假设 H_0 正确的是(　　)相同。
　A. 两样本均数　　　B. 两总体均数　　　C. 两总体分布　　　　D. 两总体方差

6. 列联表总频数为 N,最小理论频数为 T,使用校正卡方检验的条件是(　　)。
　A. $N \geq 40$ 且 $T \geq 5$　　　　　　　　B. $N \geq 40$ 且 $1 \leq T < 5$
　C. $N < 40$ 或 $T \geq 5$　　　　　　　　D. $N < 40$ 或 $1 \leq T < 5$

7. 实验设计的三个原则是( )。

A. 随机化,重复,对照　　　　　　　B. 受试对象,实验效应,观察指标

C. 齐同对比,均衡性,随机化　　　　D. 受试对象,实验效应,处理因素

8. 某医院研究中药肾复康治疗慢性肾炎的疗效,以常规疗法为对照,最好选用( )。

A. 不配对　　　　B. 异体配对　　　　C. 同时服用　　　　D. 自身前后配对

9. 某学生做动物实验,把小鼠分为 5 个实验组,测得某定量指标共 50 个数据,根据资料条件,可用单因素方差分析,其总的自由度是( )。

A. 4　　　　　　B. 45　　　　　　C. 49　　　　　　D. 无法确定

10. 多组计量资料的分析思路是:正态分布→方差分析有统计学意义→( )。

A. 非参检验　　B. 正交设计　　C. 多重比较　　D. 均匀设计

二、判断题(共 5 分,每小题 1 分)

1. 中医药统计学是结合中医药实际研究随机事件统计规律的学科。( )

2. 样本均数和样本标准差分别是总体均数和总体方差的无偏点估计。( )

3. 正态变量的标准变换式为 $Z=(X-\mu)/\sigma$。( )

4. 双向有序且属性不同表可以把分组视为无序。( )

5. 决定系数 R^2 与相关系数 r 的平方相等。( )

三、填空题(共 7.5 分,每小题 1.5 分)

1. 抽样误差越( ),表示用样本均数估计总体均数的可靠性越大。

2. 双向无序表理论频数小于 5 的格子数超过总数的( ),需要合并行或列。

3. 方差分析拒绝 H_0,两两比较如果采用 t 检验,则可能犯( )错误。

4. 四格表行列转置,其卡方值( )。

5. 两样本容量均小于 30,总体分布未知,要比较集中程度可用( )检验。

四、多选题(共 7.5 分,每小题 1.5 分)

1. 某专业 2003 级同学 2007 年写毕业论文时调查 S 省中医医院的顾客满意度,24 名患者对候诊时间(x_1)、就诊尊重(x_2)的意见如表 2 所示,很不满意为 1,不太满意为 2,一般为 3,比较满意为 4,很满意为 5。不能使用( )方法。

表 2　　　　　　　　24 名患者对候诊时间(x_1)、就诊尊重(x_2)的意见

编号	1	2	3	4	5	6	7	8	9	10	11	12	13	14	15	16	17	18	19	20	21	22	23	24
x_1	3	3	3	4	2	2	2	3	1	2	1	2	1	2	3	3	2	2	1	2	1	2	1	3
x_2	4	4	4	5	4	4	4	4	2	4	2	4	2	4	5	3	3	4	3	4	3	4	3	4

A. 配对 t 检验　　　　　　　　　　　B. 列联表独立性检验

C. 成组 t 检验   D. 非参数卡方检验各等级人数全相同

2. 不同年级学生的 SAS 统计软件考试成绩, 如表 3 所示。判断不同年级学生该课程的考试成绩是否不同, 不能使用的统计方法是(   )。

    A. 方差分析   B. 一般卡方   C. 成组比较   D. 回归分析

表 3 不同年级学生 SAS 统计软件考试成绩

一年级	81	75	71	78	76	98	99	89	87
二年级	77	97	83	87	95				
三年级	72	91	71	72	96	94			

表 4 肝脂消胶囊治疗非酒精性脂肪肝临床数据

	例数	痊愈	显效	有效	无效	总有效率
治疗组	60	8	35	14	3	95
对照组	60	3	22	13	22	63.3

3. 肝脂消胶囊治疗非酒精性脂肪肝临床研究, 数据见表 4。判断疗效有无不同, 不宜采用(   )方法。[《北京中医药大学学报》(中医临床版)2007 年第 1 期]

    A. 成组 t 检验   B. 一般卡方   C. Ridit 分析   D. 秩和检验

4. 白芍水提取芍药苷工艺研究, 采用 3 因素 3 水平, 见表 5。进行试验设计并作统计分析, 不宜使用(   )方法。(《中药材》1999 年第 2 期)

    A. 相关分析   B. 正交设计   C. 回归分析   D. 均匀设计

表 5 白芍水提取芍药苷工艺研究

水平	加水量 A	煎煮时间 B	提取次数 C
1	8	1	1
2	10	2	2
3	12	3	3

表 6 中国林蛙温度与心率之间的关系

温度	2	4	6	8	10	12	14	16	18
心率	5	11	11	14	22	23	32	29	32

5. 为确定温度与中国林蛙心律之间的关系, 调节温度从 2° 到 18℃, 纪录每个温度下的心率, 见表 6。研究两变量之间的依存关系, 不能使用(   )。

    A. 秩和检验   B. 正交分析   C. 回归分析   D. 均匀设计

五、简答题(共 10 分, 1 题 2 分, 2、3 题各 4 分)

益气调神针刺法与祛湿化痰针刺法治疗单纯性肥胖, 临床观察数据见表 7。(《安徽中医学院学报》2007 年第 1 期)

表 7 两种针法治疗单纯性肥胖临床观察

组 别	总数	临床痊愈	显效	有效
治疗 1 组	43	5	19	29
治疗 2 组	30	3	12	15

	A	B	C
1	5	19	29
2	3	12	15

图 1 DPS 数据

1. 可否使用成组 t 检验, 为什么?

2. DPS 粘贴数据如图 1 所示, 作 Ridit 分析。分析该方法有何不妥。

3. DPS 的输出结果如图 2 所示,判断是何统计方法分析的,结论如何?

组别	组1	组2	合计	范围		平均秩	组1秩和	组2秩和
指标1	5	3	8	1	8	4.5	22.5	13.5
指标2	19	12	31	9	39	24.0	456.0	288.0
指标3	29	15	44	40	83	61.5	1783.5	922.5
合计	53	30	83	—	—	—	2262.0	1224.0

统计检验 $H_C=0.1459$　$df=1$　$P=0.7025$

图 2　DPS 输出结果

六、计算题(共 30 分,每小题 10 分)

1. 测定低浓度铜离子条件下鲫鱼肾脏中的锌离子含量,见表 8。判断不同的铜离子浓度是否锌离子含量会不同。(《中国公共卫生》2006 年 1 月第 22 卷第 1 期)

表 8　　　　　　不同铜离子浓度对鲫鱼体内锌离子含量影响

0mg/L	49.24	50.08	52.38	54.26	55.42
0.01mg/L	46.15	47.21	50.45	53.59	54.75

(1)计算得到 $n_1=5$,$\overline{X}=52.276$,$S_1=2.6397$,$n_2=5$,＝(　　　),$S_2=3.7860$。

　　A. 48.76　　　　　　B. 49.92　　　　　　C. 50.43　　　　　　D. 51.18

(2)先方差齐性检验,$H_0:\sigma_1^2=\sigma_2^2$,$H_1:\sigma_1^2\neq\sigma_2^2$。计算得到 F 及自由度为(　　　)。

　　A. 2.06,4,4　　　　B. 2.06,5,5　　　　C. 3.85,4,4　　　　D. 3.85,5,5

(3)查统计用表,方差齐性检验的结论是(　　　)。

　　A. $F_{0.05(4,4)}=6.3882$,可以认为两组总体方差不齐

　　B. $F_{0.05(4,4)}=6.3882$,不能认为两组总体方差不齐

　　C. $F_{0.05(5,5)}=5.0503$,可以认为两组总体方差不齐

　　D. $F_{0.05(5,5)}=5.0503$,不能认为两组总体方差不齐

(4)再成组检验,$H_0:\mu_1=\mu_2$,$H_1:\mu_1\neq\mu_2$。计算检验统计量的公式为(　　　)。

　　A. $t=\dfrac{(\overline{X}-\overline{Y})-(\mu_1-\mu_2)}{\sqrt{\dfrac{(n_1-1)S_1^2+(n_2-1)S_2^2}{n_1+n_2-2}\left(\dfrac{1}{n_1}+\dfrac{1}{n_2}\right)}}$,　$df=n_1+n_2-2$

　　B. $t'=\dfrac{\overline{X}-\overline{Y}}{\sqrt{S_1^2/n_1+S_2^2/n_2}}$,　$df=\dfrac{\left(\dfrac{S_1^2}{n_1}+\dfrac{S_2^2}{n_2}\right)^2}{\dfrac{1}{n_1-1}\left(\dfrac{S_1^2}{n_1}\right)^2+\dfrac{1}{n_2-1}\left(\dfrac{S_2^2}{n_2}\right)^2}$

(5)计算得到的统计量为 0.8944,查统计用表,成组检验的结论是(　　　)。

　　A. $t_{0.05/2(10)}=2.2281$,可以认为两组总体均数不同

B. $t_{0.05/2(10)}=2.2281$,不能认为两组总体均数不同

C. $t_{0.05/2(8)}=2.3060$,可以认为两组总体均数不同

D. $t_{0.05/2(8)}=2.3060$,不能认为两组总体均数不同

2.实时荧光定量 PCR 在肺结核诊断中的临床应用,观察结果见表 9。(《云南医药》2007年 2 月第 28 卷第 1 期)

(1)H_0 为(　　)。

A."方法"与"阳性率"独立

B."方法"与"阳性率"不独立

C."痰涂片"与"FQ-PCR"独立

D."阳性"与"阴性"独立

表 9　涂片法和 FQ-PCR 法检测痰标本结果

方法	阳性	阴性	合计	阳性率(%)
痰涂片	28	140	168	16.7
FQ-PCR	51	117	168	30.4

(2)总频数及最小理论频数为(　　)。

A.168, 3.8　　B.257, 15.5　　C.308, 27.7　　D.336, 39.5

(3)计算检验统计量的公式为(　　)。

A. $\chi^2=\dfrac{N(O_{11}O_{22}-O_{12}O_{21})^2}{O_1.O_2.O._1O._2}$　　B. $\chi^2=\dfrac{N(|O_{11}O_{22}-O_{12}O_{21}|-0.5N)^2}{O_1.O_2.O._1O._2}$

(4)计算得到的统计量为 8.7546,自由度为(　　)。

A.0　　B.1　　C.2　　D.任意

(5)查统计用表,检验的结论是(　　)

A. $\chi_{0.01(1)}=6.63$,两组疗效不同　　B. $\chi_{0.01(1)}=6.63$,两组疗效相同

C. $\chi_{0.01(2)}=9.21$,两组疗效不同　　D. $\chi_{0.01(2)}=9.21$,两组疗效相同

3. HPLC 法测定细辛中马兜铃酸含量,浓度 X、峰面积 Y 的观察结果见表 10。(《陕西中医学院学报》2006 年 3 月 29 卷第 2 期)

(1)研究浓度与峰面积的关系,可以计算(　　)相关系数。

A. Pearson　　B. Kendall

C. Spearman　　D. 点二列

表 10　HPLC 法测定细辛中马兜铃酸含量

浓度	0.582	1.164	2.328	4.6	5.6
峰面积	25818	58722	124430	245167	310844

(2)$r=0.9996$,检验的结论是(　　)

A. $r_{0.01/2(3)}=0.9343$,有曲线关系

B. $r_{0.01/2(3)}=0.9587$,回归方程有统计学意义

C. $r_{0.01/2(3)}=0.9343$,无曲线关系

D. $r_{0.01/2(3)}=0.9587$,回归方程无统计学意义

(3)决定系数 $R^2=$(　　)

A.0.7890　　B.0.8287　　C.0.9904　　D.0.9992

(4)计算得到 $b=56009$,$a=-6900$,直线回归方程为(　　)。

A. $Y=-6900+56009X$　　B. $Y=56009-6900X$

C. $X=-6900+56009Y$　　D. $X=56009-6900Y$

(5)计算得到 $b_0=49543$,$b_1=1.0607$,幂函数回归方程为(　　)。

A. $X=49543Y^{1.0607}$　　B. $X=1.0607Y^{49543}$　　C. $Y=49543X^{1.0607}$　　D. $Y=1.0607X^{49543}$

七、实验题(共 10 分)

测定 15 名糖尿病人的胰岛素(Mu/L)、生长素(μg/L)及血糖(mmol/L)数值见表 11,试建立血糖对于胰岛素及生长素的二元线性回归方程。

表 11　　　　　　　　　　糖尿病人的胰岛素、生长素及血糖含量

病例号	1	2	3	4	5	6	7	8	9	10	11	12	13	14	15
胰岛素	15.20	16.70	11.90	14.00	19.80	16.20	17.00	10.30	2.90	18.70	25.10	16.40	22.00	23.10	23.20
生长素	9.51	11.43	7.53	12.17	2.33	13.52	10.07	18.89	13.14	9.63	5.10	4.53	2.16	4.26	3.42
血糖	13.21	15.54	13.27	13.04	8.88	12.10	11.43	14.32	19.99	9.95	7.44	9.99	11.16	9.38	9.49

(1)根据图 3 所示的输出结果,正态性检验的结论为(　　　)。

　　A. $P=0.9292$,血糖为正态变量　　　　　B. $P=0.9292$,胰岛素为正态变量

　　C. $P=0.2652$,血糖为正态变量　　　　　D. $P=0.2652$,生长素为正态变量

(2)根据如图 4 所示的输出结果,回归方程效果的结论为(　　　)。

　　A. 调整 $R^2=0.7930$,拟合效果较好　　　B. 调整 $R^2=0.7930$,拟合效果不好

　　C. 调整 $R^2=0.8905$,拟合效果较好　　　D. 调整 $R^2=0.8905$,拟合效果不好

(3)根据如图 4 所示的输出结果,方差分析结论为(　　　)。

　　A. $P=49.7894$,方程有统计学意义　　　B. $P=49.7894$,回归方程无统计学意义

　　C. $P=0.0001$,方程有统计学意义　　　　D. $P=0.0001$,回归方程无统计学意义

样本数=15　平均值=11.9460　标准差=3.1492
Shapiro-Wilk　$W=0.9292$　$P=0.2652$
Kolmogorov-Smirnov　$D=0.1371$　$P>0.1500$
D'Agostino $D=0.2694$　$Y=-2.6475$　$P<0.01$

图 3　正态性检验输出结果

复相关系数 $R=0.8905$　决定系数 $R^2=0.7930$
F 值=49.7894　$df=(1,13)$　P 值=0.0001
剩余标准差 $SSE=1.4870$
调整后相关系数 $Ra=0.8815$　调整决定系数 $R_a^2=0.7770$

图 4　模型概述输出结果

(4)根据如图 5 所示的输出结果,得到的回归方程结论为(　　　)。

　　A. $P=0.0001$,胰岛素应当留在方程中,血糖=20.1848−0.4894 胰岛素

　　B. $P=0.0001$,胰岛素不应当留在方程中,血糖=20.1848−0.4894 生长素

　　C. $P=7.0562$,生长素应当留在方程中,血糖=20.1848−0.4894 生长素

　　D. $P=7.0562$,生长素不应当留在方程中,血糖=20.1848−0.4894 胰岛素

(5)根据如图 6 所示的输出结果,应当得到的共线性诊断结论是(　　　)。

　　A. 特征值=1.0000,有共线性　　　　　　B. 特征值=1.0000,无共线性

　　C. 条件指数=1.0000,有共线性　　　　　D. 条件指数=1.0000,无共线性

$Y = 20.1848 - 0.4894X_1$			
	偏相关	t 值	P 值
$r(y, X_1) =$	-0.8905	7.0562	0.0001

图 5　偏相关输出结果

共线性诊断(截距调整)			
No.	特征值	条件指数	方差比例：X_1
1	1.0000	1.0000	1.0000

图 6　共线性诊断输出结果

八、能力题(共 20 分,每题 10 分)

1. 到图书馆查阅文献,选择医药实际问题,摘录适当的数据,存入 Word 文档。

2. 用 DPS 软件对数据进行统计处理,写出统计结论与专业结论,写成小论文,发送邮件给老师。

各章习题参考答案

习题 1

题 1-1　0.5169

题 1-8　536

习题 2

题 2-1　互斥事件 A 与 B,A 与 C,A 与 D,C 与 D,A 与 C、D;对立事件 A 与 B;$A+D=$ {至少 2 人正常}={至多 1 人不正常};$BD=D=$ {只有 1 人不正常}={只有 2 人正常}

题 2-2　0.0354

题 2-3　0.000003,　0.0702

题 2-4　0.1879,　0.1881

题 2-5　0.0008,　0.1789

题 2-6　0.3282,　0.5169,　0.8075

题 2-7　0.0171

题 2-8　0.2510,　0.1912

题 2-9　370.4,　16.65,　1.8

题 2-10　0.6443,　0.1390,　0.4353

题 2-11　(128.4724,　157.7286),　33.83%

题 2-12　提示:把区间(99,279]等分为 10 个左开右闭小区间

题 2-13　2.3,　184

题 2-14　2.1622%,　4.7059%

题 2-15　0,　0.5297

题 2-16　0.4997

题 2-17　0.8186

题 2-18　0.7775

习题 3

题 3-1　$\overline{X}=5.1400$，$S^2=1.0730$，$S=1.0359$，$CV=0.2015$

题 3-2　$(4.4134,4.5546)$

题 3-3　$(1.4724,1.5276)$

题 3-4　$(117.9899,121.2501)$，$(80.8123,125.4472)$

题 3-5　$\overline{X}=32.52$、$S=0.1304$，$t=0.3430$、双侧 $P>0.05$

题 3-6　$\overline{X}=1166$、$S=97.6217$，$t=1.6263$、单侧 $P>0.05$

题 3-7　$\overline{X}=2397.2$、$S=15.5949$，$t=-0.4015$、双侧 $P>0.05$

题 3-8　$\chi^2=23.3147$、单侧 $P>0.05$

题 3-9　$\overline{d}=-1.0$，$S_d=0.6124$，$t=3.6615$，双侧 $P<0.05$

题 3-10　$F=2.2083$、单侧 $P>0.05$；$t=5.3207$、双侧 $P<0.01$

题 3-11　$F=1.0702$、单侧 $P>0.05$；$t=2.5165$、单侧 $P<0.01$

题 3-12　$F=4.0000$、单侧 $P<0.01$；$df=35.7309$、$t'=3.5401$、双侧 $P<0.01$

题 3-13　$F=1.5905$、单侧 $P>0.05$；$t=1.1503$、双侧 $P>0.05$

题 3-14　$F=2.5857$、单侧 $P>0.05$；$t=-2.7579$、双侧 $P<0.05$

题 3-15　$F=1.9808$、单侧 $P>0.05$；$t=6.5140$、双侧 $P<0.01$

习题 4

题 4-1　$SS_A=2107.1320$、$df_A=2$，$SS_e=8.2606$，$df_e=12$，$F=1530.4850$、$P<0.01$，B 与 C 相同，A 与 B、A 与 C 均不同

题 4-2　$SS_A=18.5333$、$df_A=2$，$SS_B=28.2663$、$df_B=4$，$SS_e=2.1333$、$df_e=8$，$F_B=26.5$、$P_B<0.01$，$F_A=34.7500$、$P_A<0.01$，中西医结合与中医相同，都与西医不同

习题 5

题 5-1　$(0.7604,0.9896)$，传闻可靠

题 5-2　$(0.0078,0.0498)$

题 5-3　$(0.9305,2.0235)$

题 5-4　$Z=1.5490$，单侧 $P>0.05$

题 5-5　一般卡方 $=5.4060$，单侧 $P<0.05$

题 5-6　卡方 $=1.9214$，单侧 $P>0.05$

题 5-7　卡方 $=4.4977$，单侧 $P>0.05$

题 5-8　校正卡方 $=0.3759$，单侧 $P>0.05$

题 5-9　配对校正卡方 $=32.0294$，$P<0.01$

题 5-10　精确检验左侧 $P=0.3110>0.05$

习题 6

题 6-1　$T=13$，$(8,47)$，$P>0.05$

题 6-2　$T=80$，$Z=4.0126$，$P<0.01$

题 6-3　$H=17.8535$，$H_C=17.8575$，$P<0.01$，$t_{12}=-0.1977$、$t_{13}=-5.7931$、$t_{23}=-5.5954$

题 6-4　$M=74, P<0.05, t_{12}=-3.0640, t_{13}=-2.7854, t_{23}=0.2785$

题 6-5　解一秩和检验 $T=10825, Z_C=0.8083, P>0.05$，解二 Ridit 分析 0.4860,(0.4365, 0.5354),0.5158,(0.4632,0.5684),有重叠，或 $Z=0.7483, P>0.05$

题 6-6　解一秩和检验 $T=15144.5, Z_C=10.4259, P<0.01$，解二 Ridit 分析 0.6651, (0.6212,0.7090),0.3349,(0.2910,0.3788),无重叠，或 $Z=10.4266, P<0.01$

题 6-7　$T=745, Z_C=5.7109, P<0.01$

题 6-8　解一秩和检验 $H=14.3054, H_C=14.3108, P<0.01, t_{12}=-3.9423、t_{13}=-3.3305、t_{23}=0.9574$，解二 Ridit 分析 0.3975,（0.3448,0.4502),0.5089, (0.4909,0.5268),0.5431,(0.4749,0.6113),过期组、足月组较早产组好，或 $\chi^2=14.3198$，单侧 $P<0.01$

习题 7

题 7-1　$r=0.7201, P<0.05$

题 7-2　$r=-0.7812, P>0.05$

题 7-3　$r_S=0.8636, r_{SC}=0.8512, P<0.01$

题 7-4　$r=0.9977, P<0.01, R^2=0.9954, \hat{Y}=-48.1104+80.3458X$

题 7-5　$r=0.9942, P<0.01, R^2=0.9885, \hat{H}=3.4533+2.7760C$

题 7-6　$r=0.9271, P<0.01, R^2=0.8595, \hat{Y}=601.2186+1.4320X$

题 7-7　幂函数回归，$r=0.9970, P<0.01, R^2=0.9939, \ln\hat{Y}=6.2250-0.7777\ln X$

题 7-8　$r=0.9909, P<0.01, R^2=0.9818, \ln\hat{Y}=-0.8374+0.9108\ln X$

题 7-9　$F=39.5607、P=0.0001<0.01$，有统计学意义。$R_a^2=0.7199>0.7$，拟合效果较好。X_2 应留方程。条件指数 $=1<10$，无共线性。$\hat{Y}=7.2962+1.2230X_2$

题 7-10　药前与分组交互 $F=0.1920, P=0.6651$，可以协方差分析。身高 $F=5.5593$, $P=0.0265$，有影响。分组的 $F=6.8021, P=0.0141$，修正后，运动员肺活量高于大学生。

习题 8

题 8-1　(1)$L_{12}(2^{11})$，各占一列　(2)$L_{16}(2^{15})$，$C、A、A×C、B、B×C$ 占 1 至 5 列

题 8-2　(1)$L_{16}(4^2×2^9)$ 或 $L_{16}(4^3×2^6)$，$A、B$ 前 2（或 3）列各占 1 列，$C、D$ 后 9（或 6）列各占 1 列　(2)$L_{16}(4^5)$，各因素随意占 1 列

题 8-3　极差 2、3、5、5.5、0.5、1.5、1.5，最佳方案 $A_2B_1C_2$，D 按实际取

题 8-4　方差 0.4176、0.4378、0.1275、0.0208，最佳方案 A_3B_3，C 按实际取

题 8-5　方差 67.9535、30.5533、10.5638/3、2.1234、0.0495、0.0033、6.0148、0.9264、0.2943、0.1208、1.0868，最佳方案 $A_4B_2C_2D_2E_1$

题 8-6　方差 2.25、30.25、72.25、156.25、6.25、12.25、20.25，最佳方案 $A_2B_1C_2D_2$

题 8-7　方差 0.5542、0.5551、0.1161、0.0165，最佳方案 $A_3B_3C_2$

题 8-8　加权评分法：正品分 $=10×$（正品数 $+1$），外观分 $=10×$（11$-$外观差数），性能分 $=10×$（10$-$性能差数），总分 $=$（正品分 $+$ 外观分 $+$ 性能分）/3，最佳 $A_1B_2C_1E_2$，D 按实际取

综合平衡法:正品方案 E_2,A、B、C、D 按实际取;外观方案 C_1,A、B、D、E 按实际取;性能方案 $E_2B_2C_1$,A、D 按实际取;最佳方案 $B_2C_1E_2$,A、D 按实际取

题 8-9　$\hat{Y}=3.2520+0.0103X_2-0.00001X_2 * X_2$,$X_2$ 取最大值,X_1、X_3 按实际取

题 8-10　$\hat{Y}=0.9070-0.00003X_2 * X_3$,$X_2$、$X_3$ 取最小值,X_1 按实际取

题 8-11　主要因素:变形、开裂,有影响因素:尺寸不合,次要因素:碰损、杂质、其他

题 8-12　$UCL=22.7041$,$LCL=16.9071$,$UCL=7.2958$,$LCL=0$

题 8-13　$\bar{p}=6.6\%$,$UCL=17.13\%$,$LCL=-3.93\%$

习题 9

题 9-1　4781

题 9-2　整群抽样,$(0.0099,0.0565)$

题 9-3　分层抽样,$(0.0502,0.0703)$

题 9-4　$Q_c=16.6667$,$P<0.01$

题 9-5　综合指数法,5.5851、4.9509、5.7462、5.6642、4.6833、4.6476、4.5952、6.1215、5.4824、4.8934、6.0795、4.4838

题 9-6　Topsis 法,0.5246、0.2921、0.6895

题 9-7　Topsis 法,0.1772、0.5750、0.6624、0.7869、0.9118

题 9-8　0.3、0.3、0.3、0.2 失效,0.45、0.33、0.13、0.09

题 9-9　0.15、0.15、0.15 失效,0.331、0.346、0.323

习题 10

题 10-1　甲组 0.9091、0.8182、0.7273、0.5455、0.4545,乙组 0.9167、0.8333、0.7500、0.3750,卡方=1.5531、$P>0.05$

题 10-2　模型卡方=2.6891,$P=0.1010$。$Z=1.5789$,$P=0.1144$。$h(t,\boldsymbol{X})=h_0(t)\exp(0.3228X_1)$

题 10-3　全死因预期寿命 69.3473,去肿瘤预期寿命 72.6527

题 10-4　似然比卡方=13.4581、$P=0.0037$,$P=\dfrac{1}{1+\exp(12.3286-2.4134X_1-2.0964X_2)}$

题 10-5　似然比卡方=7.0334、$P=0.0297$,$P=\dfrac{1}{1+\exp(-0.9653-1.0750 \text{疗法})}$

题 10-6　Pearson 卡方=0.7618、$P=0.9978$,$\ln\dfrac{p_1}{p_2+p_3+p_4}=-2.8128+0.9945\times\text{分组}$,$\ln\dfrac{p_1+p_2}{p_3+p_4}=-1.3763+0.9945\times\text{分组}$,$\ln\dfrac{p_1+p_2+p_3}{p_4}=0.0096+0.9945\times\text{分组}$

习题 11

题 11-1　月龄、身长、体重、胸围、心象面积抽象为素质因子;性别抽象为性别因子

题 11-2　模型、高数、线代、软件在第一个因子上有较大负荷,统计在第二个因子上有较大负荷

题 11-3　G5、G6、G8、G9 在第一个因子上有较大负荷,G4、G7、G10 在第二个因子上有较大负荷,G1、G2、G3 在第三个因子上有较大负荷

自我测试题参考答案

一、单选题

1. B　2. D　3. A　4. A　5. C　6. B　7. A　8. D　9. C　10. C

二、判断题

1. √　　2. ×　　3. √　　4. √　　5. √

三、填空题

1. 小　2. 20%　3. 假阳性　4. 不变　5. 成组秩和

四、多选题

1. ABC　2. BCD　3. AB　4. ACD　5. ABD

五、简答题

1. 这是分类资料,不能使用成组 t 检验。

2. 单向有序表,DPS 数据应当是有序分类按行输入。两组均为小样本,不宜 Ridit 分析。

3. 两独立样本秩和检验。由 $H_c = 0.1459, P = 0.7025 > 0.05$,不能认为两种针刺法治疗单纯性肥胖的疗效不同。

六、计算题

1. (1)C　(2)A　(3)B　(4)A　(5)D
2. (1)A　(2)D　(3)A　(4)B　(5)A
3. (1)A　(2)B　(3)D　(4)A　(5)C

七、实验题

(1)C　(2)A　(3)C　(4)A　(5)D

统 计 用 表

1. 随机数表

```
 3  47  43  73  86     36  96  47  36  61     46  98  63  71  62     33  26  16  80  45     60  11  14  10  95
97  74  24  67  62     42  81  14  57  20     42  53  32  37  32     27   7  36   7  51     24  51  79  89  73
16  76  62  27  66     56  52  26  71   7     32  90  79  78  53     13  55  38  58  59     88  97  54  14  10
12  56  85  99  26     96  96  68  27  31      5   3  72  93  15     57  12  10  14  21     88  26  49  81  76
55  59  56  35  64     38  54  82  46  22     31  62  43   9  90      6  18  44  32  53     23  83   1  30  30

16  22  77  94  39     49  54  43  54  82     17  37  93  23  78     87  35  20  96  43     84  26  34  91  64
84  42  17  53  31     57  24  55   6  88     77   4  74  47  67     21  76  33  50  25     83  92  12   6  76
63   1  63  78  59     16  95  55  67  19     98  15  50  71  75     12  86  73  58   7     44  39  52  38  79
33  21  12  34  29     78  64  56   7  82     52  42   7  44  38     15  51   0  13  42     99  66   2  79  54
57  60  86  32  44     99  47  27  96  54     49  17  46   9  62     90  52  84  77  27      8   2  73  43  28

18  18   7  92  45     44  17  16  58   9     79  83  86  19  62      6  76  50   3  10     55  23  64   5   5
26  62  38  97  75     84  16   7  44  99     83  11  46  32  24     20  14  85  88  45     10  93  72  88  71
23  42  40  64  74     82  97  77  77  81      7  45  32  14   8     32  98  94   7  72     93  85  79  10  75
52  36  28  19  95     50  92  26  11  97      0  56  76  31  38     80  22   2  53  53     86  60  42   4  53
37  85  94  35  12     83  39  50   8  30     42  34   7  96  88     54  42   6  87  98     35  85  29  48  39

70  29  17  12  13     43  33  20  38  26     13  89  51   3  74     17  76  37  13   4      7  74  21  19  30
56  62  18  37  35     96  83  58  87  75     97  12  25  93  47     70  33  24   3  54     97  77  46  44  80
99  49  57  22  77     88  42  95  45  72     16  64  36  16   0      4  43  18  66  79     94  77  24  21  90
16   8  15   4  72     33  27  14  34   9     45  59  34  68  49     12  72   7  34  45     99  27  72  95  14
31  16  93  32  43     50  27  89  87  19     20  15  37   0  49     52  85  66  60  44     38  68  88  11  80

68  34  30  13  70     55  74  30  77  40     44  22  78  84  26      4  33  46   9  52     68   7  97   6  57
74  57  25  65  76     59  29  97  68  60     71  91  38  67  54     13  58  18  24  76     15  54  55  95  52
27  42  37  86  53     48  55  90  65  72     96  57  69  36  10     96  46  92  42  45     97  60  49   4  91
 0  39  68  29  61     66  37  32  20  30     77  84  57   3  29     10  45  65   4  26     11   4  96  67  24
29  94  98  94  24     68  49  69  10  82     53  75  91  93  30     34  25  20  57  27     40  48  73  51  92
```

2. 随机排列表

编号	1	2	3	4	5	6	7	8	9	10	11	12	13	14	15	16	17	18	19	20	r_k
1	8	6	19	13	5	18	12	1	4	3	9	2	17	14	11	7	16	15	10	0	−0.0632
2	8	19	7	6	11	14	2	13	5	17	9	12	0	16	15	1	4	10	18	3	−0.0632
3	18	1	10	13	17	2	0	3	8	15	7	4	19	12	5	14	9	11	6	16	0.1053
4	6	19	1	5	18	12	4	0	10	16	17	7	14	11	15	8	3	9	2	13	−0.0842
5	1	2	7	4	18	0	15	13	5	12	19	10	9	14	16	8	6	11	3	17	0.2000
6	11	8	2	15	14	10	8	12	1	17	4	3	0	9	16	6	13	7	18	5	−0.1053
7	14	3	16	7	9	2	15	12	11	4	13	19	8	1	18	6	0	5	17	10	−0.0526
8	3	2	16	6	1	13	17	19	8	14	0	15	9	18	11	5	4	10	7	12	0.0526
9	16	9	10	3	15	0	11	2	1	5	18	8	19	13	6	12	17	4	7	14	0.0947
10	4	11	18	6	0	8	12	16	17	3	2	9	5	7	19	10	15	13	14	1	0.0947
11	5	15	18	13	7	3	10	14	16	1	8	2	17	6	9	4	0	19	11		−0.0526
12	0	18	10	15	11	12	3	13	14	1	17	2	6	9	16	4	7	8	19	5	−0.0105
13	10	9	14	18	12	17	15	3	5	2	11	19	8	0	1	4	7	13	6	16	−0.1579
14	11	9	13	0	14	12	18	7	2	10	4	17	19	6	5	8	3	15	1	16	−0.0526
15	17	1	0	16	9	12	2	4	5	18	14	15	7	19	6	8	11	3	10	13	0.1053
16	17	1	5	2	8	12	15	13	19	14	7	16	6	3	9	10	4	11	0	18	0.0105
17	5	16	15	7	18	10	12	9	11	6	13	17	14	1	0	4	3	2	19	8	−0.2000
18	16	19	0	8	6	10	13	17	4	3	15	18	11	1	12	9	5	7	2	14	−0.1368
19	3	9	17	12	15	4	3	1	16	18	8	6	7	19	14	11	0	2	5	13	−0.1263
20	11	12	8	16	3	19	14	17	9	7	4	1	10	0	18	15	6	5	13	2	−0.2105
21	19	12	13	8	4	15	16	7	0	11	1	5	14	18	3	6	10	9	2	17	−0.1368
22	2	18	8	14	6	11	1	9	15	0	17	10	4	7	13	3	12	5	16	19	0.1158
23	9	2	17	18	5	7	12	2	4	0	13	8	3	14	15	6	11	1	19		−0.0632
24	15	0	14	6	1	2	9	8	18	4	10	7	3	12	16	11	19	13	7	5	0.1789
25	14	0	9	18	6	16	10	4	5	1	6	2	12	3	11	13	7	8	17	15	0.0526

3. 二项分布函数 $F(k)$ 值表

n	k	p									
		0.01	0.02	0.04	0.06	0.08	0.1	0.2	0.3	0.4	0.5
5	0	0.9510	0.9039	0.8154	0.7339	0.6591	0.5905	0.3277	0.1681	0.0778	0.0313
	1	0.9990	0.9962	0.9852	0.9681	0.9456	0.9185	0.7373	0.5282	0.3370	0.1875
	2	1.0000	0.9999	0.9994	0.9980	0.9955	0.9914	0.9421	0.8369	0.6826	0.5000
	3	1.0000	1.0000	1.0000	0.9999	0.9998	0.9995	0.9933	0.9692	0.9130	0.8125
	4	1.0000	1.0000	1.0000	1.0000	1.0000	1.0000	0.9997	0.9976	0.9898	0.9688
10	0	0.9044	0.8171	0.6648	0.5386	0.4344	0.3487	0.1074	0.0282	0.0060	0.0010
	1	0.9957	0.9838	0.9418	0.8824	0.8121	0.7361	0.3758	0.1493	0.0464	0.0107
	2	0.9999	0.9991	0.9938	0.9812	0.9599	0.9298	0.6778	0.3828	0.1673	0.0547
	3	1.0000	1.0000	0.9996	0.9980	0.9942	0.9872	0.8791	0.6496	0.3823	0.1719
	4	1.0000	1.0000	1.0000	0.9998	0.9994	0.9984	0.9672	0.8497	0.6331	0.3770
	5	1.0000	1.0000	1.0000	1.0000	1.0000	0.9999	0.9936	0.9527	0.8338	0.6230
	6	1.0000	1.0000	1.0000	1.0000	1.0000	1.0000	0.9991	0.9894	0.9452	0.8281
	7	1.0000	1.0000	1.0000	1.0000	1.0000	1.0000	0.9999	0.9984	0.9877	0.9453
15	0	0.8601	0.7386	0.5421	0.3953	0.2863	0.2059	0.0352	0.0047	0.0005	0.0000
	1	0.9904	0.9647	0.8809	0.7738	0.6597	0.5490	0.1671	0.0353	0.0052	0.0005
	2	0.9996	0.9970	0.9797	0.9429	0.8870	0.8159	0.3980	0.1268	0.0271	0.0037
	3	1.0000	0.9998	0.9976	0.9896	0.9727	0.9444	0.6482	0.2969	0.0905	0.0176
	4	1.0000	1.0000	0.9998	0.9986	0.9950	0.9873	0.8358	0.5155	0.2173	0.0592
	5	1.0000	1.0000	1.0000	0.9999	0.9993	0.9978	0.9389	0.7216	0.4032	0.1509
	6	1.0000	1.0000	1.0000	1.0000	0.9999	0.9997	0.9819	0.8689	0.6098	0.3036
	7	1.0000	1.0000	1.0000	1.0000	1.0000	1.0000	0.9958	0.9500	0.7869	0.5000
	8	1.0000	1.0000	1.0000	1.0000	1.0000	1.0000	0.9992	0.9848	0.9050	0.6964
	9	1.0000	1.0000	1.0000	1.0000	1.0000	1.0000	0.9999	0.9963	0.9662	0.8491
	10	1.0000	1.0000	1.0000	1.0000	1.0000	1.0000	1.0000	0.9993	0.9907	0.9408
20	0	0.8179	0.6676	0.4420	0.2901	0.1887	0.1216	0.0115	0.0008	0.0000	0.0000
	1	0.9831	0.9401	0.8103	0.6605	0.5169	0.3917	0.0692	0.0076	0.0005	0.0000
	2	0.9990	0.9929	0.9561	0.8850	0.7879	0.6769	0.2061	0.0355	0.0036	0.0002
	3	1.0000	0.9994	0.9926	0.9710	0.9294	0.8670	0.4114	0.1071	0.0160	0.0013
	4	1.0000	1.0000	0.9990	0.9944	0.9817	0.9568	0.6296	0.2375	0.0510	0.0059
	5	1.0000	1.0000	0.9999	0.9991	0.9962	0.9887	0.8042	0.4164	0.1256	0.0207
	6	1.0000	1.0000	1.0000	0.9999	0.9994	0.9976	0.9133	0.6080	0.2500	0.0577
	7	1.0000	1.0000	1.0000	1.0000	0.9999	0.9996	0.9679	0.7723	0.4159	0.1316
	8	1.0000	1.0000	1.0000	1.0000	1.0000	0.9999	0.9900	0.8867	0.5956	0.2517
	9	1.0000	1.0000	1.0000	1.0000	1.0000	1.0000	0.9974	0.9520	0.7553	0.4119
	10	1.0000	1.0000	1.0000	1.0000	1.0000	1.0000	0.9994	0.9829	0.8725	0.5881
	11	1.0000	1.0000	1.0000	1.0000	1.0000	1.0000	0.9999	0.9949	0.9435	0.7483
25	0	0.7778	0.6035	0.3604	0.2129	0.1244	0.0718	0.0038	0.0001	0.0000	0.0000
	1	0.9742	0.9114	0.7358	0.5527	0.3947	0.2712	0.0274	0.0016	0.0001	0.0000
	2	0.9980	0.9868	0.9235	0.8129	0.6768	0.5371	0.0982	0.0090	0.0004	0.0000
	3	0.9999	0.9986	0.9835	0.9402	0.8649	0.7636	0.2340	0.0332	0.0024	0.0001
	4	1.0000	0.9999	0.9972	0.9850	0.9549	0.9020	0.4207	0.0905	0.0095	0.0005
	5	1.0000	1.0000	0.9996	0.9969	0.9877	0.9666	0.6167	0.1935	0.0294	0.0020
	6	1.0000	1.0000	1.0000	0.9995	0.9972	0.9905	0.7800	0.3407	0.0736	0.0073
	7	1.0000	1.0000	1.0000	0.9999	0.9995	0.9977	0.8909	0.5118	0.1536	0.0216
	8	1.0000	1.0000	1.0000	1.0000	0.9999	0.9995	0.9532	0.6769	0.2735	0.0539
	9	1.0000	1.0000	1.0000	1.0000	1.0000	0.9999	0.9827	0.8106	0.4246	0.1148
	10	1.0000	1.0000	1.0000	1.0000	1.0000	1.0000	0.9944	0.9022	0.5858	0.2122
	11	1.0000	1.0000	1.0000	1.0000	1.0000	1.0000	0.9985	0.9558	0.7323	0.3450
	12	1.0000	1.0000	1.0000	1.0000	1.0000	1.0000	0.9996	0.9825	0.8462	0.5000

4. 泊松分布函数 $F(k)$ 值表

k	λ										
	0.001	0.002	0.003	0.004	0.005	0.006	0.007	0.008	0.009	0.01	0.02
0	0.9990	0.9980	0.9970	0.9960	0.9950	0.9940	0.9930	0.9920	0.9910	0.9900	0.9802

k	λ										
	0.03	0.04	0.05	0.06	0.07	0.08	0.09	0.1	0.11	0.12	0.13
0	0.9704	0.9608	0.9512	0.9418	0.9324	0.9231	0.9139	0.9048	0.8958	0.8869	0.8781
1	0.9996	0.9992	0.9988	0.9983	0.9977	0.9970	0.9962	0.9953	0.9944	0.9934	0.9922

k	λ										
	0.14	0.15	0.16	0.17	0.18	0.19	0.2	0.21	0.22	0.23	0.24
0	0.8694	0.8607	0.8521	0.8437	0.8353	0.8270	0.8187	0.8106	0.8025	0.7945	0.7866
1	0.9911	0.9898	0.9885	0.9871	0.9856	0.9841	0.9825	0.9808	0.9791	0.9773	0.9754
2	0.9996	0.9995	0.9994	0.9993	0.9991	0.9990	0.9989	0.9987	0.9985	0.9983	0.9981

k	λ										
	0.25	0.26	0.27	0.28	0.29	0.3	0.4	0.5	0.6	0.7	0.8
0	0.7788	0.7711	0.7634	0.7558	0.7483	0.7408	0.6703	0.6065	0.5488	0.4966	0.4493
1	0.9735	0.9715	0.9695	0.9674	0.9653	0.9631	0.9384	0.9098	0.8781	0.8442	0.8088
2	0.9978	0.9976	0.9973	0.9970	0.9967	0.9964	0.9921	0.9856	0.9769	0.9659	0.9526
3	0.9999	0.9998	0.9998	0.9998	0.9998	0.9997	0.9992	0.9982	0.9966	0.9942	0.9909

k	λ										
	0.9	1	1.1	1.2	1.3	1.4	1.5	1.6	1.7	1.8	1.9
0	0.4066	0.3679	0.3329	0.3012	0.2725	0.2466	0.2231	0.2019	0.1827	0.1653	0.1496
1	0.7725	0.7358	0.6990	0.6626	0.6268	0.5918	0.5578	0.5249	0.4932	0.4628	0.4337
2	0.9371	0.9197	0.9004	0.8795	0.8571	0.8335	0.8088	0.7834	0.7572	0.7306	0.7037
3	0.9865	0.9810	0.9743	0.9662	0.9569	0.9463	0.9344	0.9212	0.9068	0.8913	0.8747
4	0.9977	0.9963	0.9946	0.9923	0.9893	0.9857	0.9814	0.9763	0.9704	0.9636	0.9559
5	0.9997	0.9994	0.9990	0.9985	0.9978	0.9968	0.9955	0.9940	0.9920	0.9896	0.9868
6	1.0000	0.9999	0.9999	0.9997	0.9996	0.9994	0.9991	0.9987	0.9981	0.9974	0.9966

k	λ										
	2	2.1	2.2	2.3	2.4	2.5	2.6	2.7	2.8	2.9	3
0	0.1353	0.1225	0.1108	0.1003	0.0907	0.0821	0.0743	0.0672	0.0608	0.0550	0.0498
1	0.4060	0.3796	0.3546	0.3309	0.3084	0.2873	0.2674	0.2487	0.2311	0.2146	0.1991
2	0.6767	0.6496	0.6227	0.5960	0.5697	0.5438	0.5184	0.4936	0.4695	0.4460	0.4232
3	0.8571	0.8386	0.8194	0.7993	0.7787	0.7576	0.7360	0.7141	0.6919	0.6696	0.6472
4	0.9473	0.9379	0.9275	0.9162	0.9041	0.8912	0.8774	0.8629	0.8477	0.8318	0.8153
5	0.9834	0.9796	0.9751	0.9700	0.9643	0.9580	0.9510	0.9433	0.9349	0.9258	0.9161
6	0.9955	0.9941	0.9925	0.9906	0.9884	0.9858	0.9828	0.9794	0.9756	0.9713	0.9665
7	0.9989	0.9985	0.9980	0.9974	0.9967	0.9958	0.9947	0.9934	0.9919	0.9901	0.9881
8	0.9998	0.9997	0.9995	0.9994	0.9991	0.9989	0.9985	0.9981	0.9976	0.9969	0.9962
9	1.0000	0.9999	0.9999	0.9999	0.9998	0.9997	0.9996	0.9995	0.9993	0.9991	0.9989

k	λ										
	3.1	3.2	3.3	3.4	3.5	3.6	3.7	3.8	3.9	4	4.1
0	0.0450	0.0408	0.0369	0.0334	0.0302	0.0273	0.0247	0.0224	0.0202	0.0183	0.0166
1	0.1847	0.1712	0.1586	0.1468	0.1359	0.1257	0.1162	0.1074	0.0992	0.0916	0.0845
2	0.4012	0.3799	0.3594	0.3397	0.3208	0.3027	0.2854	0.2689	0.2531	0.2381	0.2238
3	0.6248	0.6025	0.5803	0.5584	0.5366	0.5152	0.4942	0.4735	0.4532	0.4335	0.4142
4	0.7982	0.7806	0.7626	0.7442	0.7254	0.7064	0.6872	0.6678	0.6484	0.6288	0.6093
5	0.9057	0.8946	0.8829	0.8705	0.8576	0.8441	0.8301	0.8156	0.8006	0.7851	0.7693
6	0.9612	0.9554	0.9490	0.9421	0.9347	0.9267	0.9182	0.9091	0.8995	0.8893	0.8786
7	0.9858	0.9832	0.9802	0.9769	0.9733	0.9692	0.9648	0.9599	0.9546	0.9489	0.9427
8	0.9953	0.9943	0.9931	0.9917	0.9901	0.9883	0.9863	0.9840	0.9815	0.9786	0.9755
9	0.9986	0.9982	0.9978	0.9973	0.9967	0.9960	0.9952	0.9942	0.9931	0.9919	0.9905

5. 标准正态分布函数 $\Phi(x)$ 值表

x	0	0.01	0.02	0.03	0.04	0.05	0.06	0.07	0.08	0.09
-2.9	0.0019	0.0018	0.0018	0.0017	0.0016	0.0016	0.0015	0.0015	0.0014	0.0014
-2.8	0.0026	0.0025	0.0024	0.0023	0.0023	0.0022	0.0021	0.0021	0.0020	0.0019
-2.7	0.0035	0.0034	0.0033	0.0032	0.0031	0.0030	0.0029	0.0028	0.0027	0.0026
-2.6	0.0047	0.0045	0.0044	0.0043	0.0041	0.0040	0.0039	0.0038	0.0037	0.0036
-2.5	0.0062	0.0060	0.0060	0.0059	0.0057	0.0055	0.0054	0.0052	0.0051	0.0049	0.0048
-2.4	0.0082	0.0080	0.0078	0.0075	0.0073	0.0071	0.0069	0.0068	0.0066	0.0064
-2.3	0.0107	0.0104	0.0102	0.0099	0.0096	0.0094	0.0091	0.0089	0.0087	0.0084
-2.2	0.0139	0.0136	0.0132	0.0129	0.0125	0.0122	0.0119	0.0116	0.0113	0.0110
-2.1	0.0179	0.0174	0.0170	0.0166	0.0162	0.0158	0.0154	0.0150	0.0146	0.0143
-2.0	0.0228	0.0222	0.0217	0.0212	0.0207	0.0202	0.0197	0.0192	0.0188	0.0183
-1.9	0.0287	0.0281	0.0274	0.0268	0.0262	0.0256	0.0250	0.0244	0.0239	0.0233
-1.8	0.0359	0.0351	0.0344	0.0336	0.0329	0.0322	0.0314	0.0307	0.0301	0.0294
-1.7	0.0446	0.0436	0.0427	0.0418	0.0409	0.0401	0.0392	0.0384	0.0375	0.0367
-1.6	0.0548	0.0537	0.0526	0.0516	0.0505	0.0495	0.0485	0.0475	0.0465	0.0455
-1.5	0.0668	0.0655	0.0643	0.0630	0.0618	0.0606	0.0594	0.0582	0.0571	0.0559
-1.4	0.0808	0.0793	0.0778	0.0764	0.0749	0.0735	0.0721	0.0708	0.0694	0.0681
-1.3	0.0968	0.0951	0.0934	0.0918	0.0901	0.0885	0.0869	0.0853	0.0838	0.0823
-1.2	0.1151	0.1131	0.1112	0.1093	0.1075	0.1056	0.1038	0.1020	0.1003	0.0985
-1.1	0.1357	0.1335	0.1314	0.1292	0.1271	0.1251	0.1230	0.1210	0.1190	0.1170
-1.0	0.1587	0.1562	0.1539	0.1515	0.1492	0.1469	0.1446	0.1423	0.1401	0.1379
-0.9	0.1841	0.1814	0.1788	0.1762	0.1736	0.1711	0.1685	0.1660	0.1635	0.1611
-0.8	0.2119	0.2090	0.2061	0.2033	0.2005	0.1977	0.1949	0.1922	0.1894	0.1867
-0.7	0.2420	0.2389	0.2358	0.2327	0.2297	0.2266	0.2236	0.2207	0.2177	0.2148
-0.6	0.2743	0.2709	0.2676	0.2643	0.2611	0.2578	0.2546	0.2514	0.2483	0.2451
-0.5	0.3085	0.3050	0.3015	0.2981	0.2946	0.2912	0.2877	0.2843	0.2810	0.2776
-0.4	0.3446	0.3409	0.3372	0.3336	0.3300	0.3264	0.3228	0.3192	0.3156	0.3121
-0.3	0.3821	0.3783	0.3745	0.3707	0.3669	0.3632	0.3594	0.3557	0.3520	0.3483
-0.2	0.4207	0.4168	0.4129	0.4090	0.4052	0.4013	0.3974	0.3936	0.3897	0.3859
-0.1	0.4602	0.4562	0.4522	0.4483	0.4443	0.4404	0.4364	0.4325	0.4286	0.4247
-0.0	0.5000	0.4960	0.4920	0.4880	0.4840	0.4801	0.4761	0.4721	0.4681	0.4641
0.0	0.5000	0.5040	0.5080	0.5120	0.5160	0.5199	0.5239	0.5279	0.5319	0.5359
0.1	0.5398	0.5438	0.5478	0.5517	0.5557	0.5596	0.5636	0.5675	0.5714	0.5753
0.2	0.5793	0.5832	0.5871	0.5910	0.5948	0.5987	0.6026	0.6064	0.6103	0.6141
0.3	0.6179	0.6217	0.6255	0.6293	0.6331	0.6368	0.6406	0.6443	0.6480	0.6517
0.4	0.6554	0.6591	0.6628	0.6664	0.6700	0.6736	0.6772	0.6808	0.6844	0.6879
0.5	0.6915	0.6950	0.6985	0.7019	0.7054	0.7088	0.7123	0.7157	0.7190	0.7224
0.6	0.7257	0.7291	0.7324	0.7357	0.7389	0.7422	0.7454	0.7486	0.7517	0.7549
0.7	0.7580	0.7611	0.7642	0.7673	0.7703	0.7734	0.7764	0.7793	0.7823	0.7852
0.8	0.7881	0.7910	0.7939	0.7967	0.7995	0.8023	0.8051	0.8078	0.8106	0.8133
0.9	0.8159	0.8186	0.8212	0.8238	0.8264	0.8289	0.8315	0.8340	0.8365	0.8389
1.0	0.8413	0.8438	0.8461	0.8485	0.8508	0.8531	0.8554	0.8577	0.8599	0.8621
1.1	0.8643	0.8665	0.8686	0.8708	0.8729	0.8749	0.8770	0.8790	0.8810	0.8830
1.2	0.8849	0.8869	0.8888	0.8907	0.8925	0.8943	0.8962	0.8980	0.8997	0.9015
1.3	0.9032	0.9049	0.9066	0.9082	0.9099	0.9115	0.9131	0.9147	0.9162	0.9177
1.4	0.9192	0.9207	0.9222	0.9236	0.9251	0.9265	0.9279	0.9292	0.9306	0.9319
1.5	0.9332	0.9345	0.9357	0.9370	0.9382	0.9394	0.9406	0.9418	0.9429	0.9441
1.6	0.9452	0.9463	0.9474	0.9484	0.9495	0.9505	0.9515	0.9525	0.9535	0.9545
1.7	0.9554	0.9564	0.9573	0.9582	0.9591	0.9599	0.9608	0.9616	0.9625	0.9633
1.8	0.9641	0.9649	0.9656	0.9664	0.9671	0.9678	0.9686	0.9693	0.9699	0.9706
1.9	0.9713	0.9719	0.9726	0.9732	0.9738	0.9744	0.9750	0.9756	0.9761	0.9767
2.0	0.9772	0.9778	0.9783	0.9788	0.9793	0.9798	0.9803	0.9808	0.9812	0.9817
2.1	0.9821	0.9826	0.9830	0.9834	0.9838	0.9842	0.9846	0.9850	0.9854	0.9857
2.2	0.9861	0.9864	0.9868	0.9871	0.9875	0.9878	0.9881	0.9884	0.9887	0.9890
2.3	0.9893	0.9896	0.9898	0.9901	0.9904	0.9906	0.9909	0.9911	0.9913	0.9916
2.4	0.9918	0.9920	0.9922	0.9925	0.9927	0.9929	0.9931	0.9932	0.9934	0.9936
2.5	0.9938	0.9940	0.9941	0.9943	0.9945	0.9946	0.9948	0.9949	0.9951	0.9952
2.6	0.9953	0.9955	0.9956	0.9957	0.9959	0.9960	0.9961	0.9962	0.9963	0.9964
2.7	0.9965	0.9966	0.9967	0.9968	0.9969	0.9970	0.9971	0.9972	0.9973	0.9974
2.8	0.9974	0.9975	0.9976	0.9977	0.9977	0.9978	0.9979	0.9979	0.9980	0.9981
2.9	0.9981	0.9982	0.9982	0.9983	0.9984	0.9984	0.9985	0.9985	0.9986	0.9986

6. χ^2 界值表

df	单 0.995	0.99	0.975	0.95	0.9	0.75	0.25	0.1	0.05	0.025	0.01	0.005
	双侧						0.5	0.2	0.1	0.05	0.02	0.01
1	0.0000	0.0002	0.0010	0.0039	0.0158	0.1015	1.3233	2.7055	3.8415	5.0239	6.6349	7.8794
2	0.0100	0.0201	0.0506	0.1026	0.2107	0.5754	2.7726	4.6052	5.9915	7.3778	9.2103	10.597
3	0.0717	0.1148	0.2158	0.3519	0.5844	1.2125	4.1083	6.2514	7.8147	9.3484	11.345	12.838
4	0.2070	0.2971	0.4844	0.7107	1.0636	1.9226	5.3853	7.7794	9.4877	11.143	13.277	14.860
5	0.4117	0.5543	0.8312	1.1455	1.6103	2.6746	6.6257	9.2364	11.071	12.833	15.086	16.750
6	0.6757	0.8721	1.2373	1.6354	2.2041	3.4546	7.8408	10.645	12.592	14.449	16.812	18.548
7	0.9893	1.2390	1.6899	2.1673	2.8331	4.2549	9.0371	12.017	14.067	16.013	18.475	20.278
8	1.3444	1.6465	2.1797	2.7326	3.4895	5.0706	10.219	13.362	15.507	17.535	20.090	21.955
9	1.7349	2.0879	2.7004	3.3251	4.1682	5.8988	11.389	14.684	16.919	19.023	21.666	23.589
10	2.1559	2.5582	3.2470	3.9403	4.8652	6.7372	12.549	15.987	18.307	20.483	23.209	25.188
11	2.6032	3.0535	3.8158	4.5748	5.5778	7.5841	13.701	17.275	19.675	21.920	24.725	26.757
12	3.0738	3.5706	4.4038	5.2260	6.3038	8.4384	14.845	18.549	21.026	23.337	26.217	28.300
13	3.5651	4.1069	5.0088	5.8919	7.0415	9.2991	15.984	19.812	22.362	24.736	27.688	29.819
14	4.0747	4.6604	5.6287	6.5706	7.7895	10.165	17.117	21.064	23.685	26.119	29.141	31.319
15	4.6010	5.2294	6.2621	7.2609	8.5468	11.037	18.245	22.307	24.996	27.488	30.578	32.801
20	7.4338	8.2604	9.5908	10.851	12.443	15.452	23.828	28.412	31.410	34.170	37.566	39.997
50	27.991	29.707	32.357	34.764	37.689	42.942	56.334	63.167	67.505	71.420	76.154	79.490
100	67.328	70.065	74.222	77.929	82.358	90.133	109.14	118.50	124.34	129.56	135.81	140.17
500	422.30	429.39	439.94	449.15	459.93	478.32	520.95	540.93	553.13	563.85	576.49	585.21

7. t 界值表

df	单 0.25	0.1	0.05	0.025	0.01	0.005	0.0025	0.001	0.0005	0.00025	0.0001	0.00005
	双 0.5	0.2	0.1	0.05	0.02	0.01	0.005	0.002	0.001	0.0005	0.0002	0.0001
1	1.0000	3.0777	6.3138	12.7062	31.8205	63.6567	127.32	318.31	636.62	1273.2	3183.1	6366.2
2	0.8165	1.8856	2.9200	4.3027	6.9646	9.9248	14.089	22.327	31.599	44.705	70.700	99.993
3	0.7649	1.6377	2.3534	3.1824	4.5407	5.8409	7.4533	10.215	12.924	16.326	22.204	28.000
4	0.7407	1.5332	2.1318	2.7764	3.7469	4.6041	5.5976	7.1732	8.6103	10.306	13.034	15.544
5	0.7267	1.4759	2.0150	2.5706	3.3649	4.0321	4.7733	5.8934	6.8688	7.9757	9.6776	11.178
6	0.7176	1.4398	1.9432	2.4469	3.1427	3.7074	4.3168	5.2076	5.9588	6.7883	8.0248	9.0823
7	0.7111	1.4149	1.8946	2.3646	2.9980	3.4995	4.0293	4.7853	5.4079	6.0818	7.0634	7.8846
8	0.7064	1.3968	1.8595	2.3060	2.8965	3.3554	3.8325	4.5008	5.0413	5.6174	6.4420	7.1200
9	0.7027	1.3830	1.8331	2.2622	2.8214	3.2498	3.6897	4.2968	4.7809	5.2907	6.0101	6.5937
10	0.6998	1.3722	1.8125	2.2281	2.7638	3.1693	3.5814	4.1437	4.5869	5.0490	5.6938	6.2111
11	0.6974	1.3634	1.7959	2.2010	2.7181	3.1058	3.4966	4.0247	4.4370	4.8633	5.4528	5.9212
12	0.6955	1.3562	1.7823	2.1788	2.6810	3.0545	3.4284	3.9296	4.3178	4.7165	5.2633	5.6945
13	0.6938	1.3502	1.7709	2.1604	2.6503	3.0123	3.3725	3.8520	4.2208	4.5975	5.1106	5.5125
14	0.6924	1.3450	1.7613	2.1448	2.6245	2.9768	3.3257	3.7874	4.1405	4.4992	4.9850	5.3634
15	0.6912	1.3406	1.7531	2.1314	2.6025	2.9467	3.2860	3.7328	4.0728	4.4166	4.8800	5.2391
16	0.6901	1.3368	1.7459	2.1199	2.5835	2.9208	3.2520	3.6862	4.0150	4.3463	4.7909	5.1339
17	0.6892	1.3334	1.7396	2.1098	2.5669	2.8982	3.2225	3.6458	3.9651	4.2858	4.7144	5.0438
18	0.6884	1.3304	1.7341	2.1009	2.5524	2.8784	3.1966	3.6105	3.9216	4.2332	4.6480	4.9657
19	0.6876	1.3277	1.7291	2.0930	2.5395	2.8609	3.1737	3.5794	3.8834	4.1869	4.5899	4.8975
20	0.6870	1.3253	1.7247	2.0860	2.5280	2.8453	3.1534	3.5518	3.8495	4.1460	4.5385	4.8373
21	0.6864	1.3232	1.7207	2.0796	2.5176	2.8314	3.1352	3.5272	3.8193	4.1096	4.4929	4.7839
22	0.6858	1.3212	1.7171	2.0739	2.5083	2.8188	3.1188	3.5050	3.7921	4.0769	4.4520	4.7361
23	0.6853	1.3195	1.7139	2.0687	2.4999	2.8073	3.1040	3.4850	3.7676	4.0474	4.4152	4.6932
24	0.6848	1.3178	1.7109	2.0639	2.4922	2.7969	3.0905	3.4668	3.7454	4.0207	4.3819	4.6544
30	0.6828	1.3104	1.6973	2.0423	2.4573	2.7500	3.0298	3.3852	3.6460	3.9016	4.2340	4.4824
50	0.6794	1.2987	1.6759	2.0086	2.4033	2.6778	2.9370	3.2614	3.4960	3.7231	4.0140	4.2283
100	0.6770	1.2901	1.6602	1.9840	2.3642	2.6259	2.8707	3.1737	3.3905	3.5983	3.8616	4.0533
Z	0.6745	1.2816	1.6449	1.9600	2.3263	2.5758	2.8070	3.0902	3.2905	3.4808	3.7190	3.8906

8. F 界值表（上一行 $P=0.01$，下一行 $P=0.05$）

df_1	df_2												
	1	2	3	4	5	6	7	8	9	10	20	50	100
1	4052.2	98.503	34.116	21.198	16.258	13.745	12.246	11.259	10.561	10.044	8.0960	7.1706	6.8953
	161.45	18.513	10.128	7.7086	6.6079	5.9874	5.5914	5.3177	5.1174	4.9646	4.3512	4.0343	3.9361
2	4999.5	99.000	30.817	18.000	13.274	10.925	9.5466	8.6491	8.0215	7.5594	5.8489	5.0566	4.8239
	199.50	19.000	9.5521	6.9443	5.7861	5.1433	4.7374	4.4590	4.2565	4.1028	3.4928	3.1826	3.0873
3	5403.4	99.166	29.457	16.694	12.060	9.7795	8.4513	7.5910	6.9919	6.5523	4.9382	4.1993	3.9837
	215.71	19.164	9.2766	6.5914	5.4095	4.7571	4.3468	4.0662	3.8625	3.7083	3.0984	2.7900	2.6955
4	5624.6	99.249	28.710	15.977	11.392	9.1483	7.8466	7.0061	6.4221	5.9943	4.4307	3.7195	3.5127
	224.58	19.247	9.1172	6.3882	5.1922	4.5337	4.1203	3.8379	3.6331	3.4780	2.8661	2.5572	2.4626
5	5763.6	99.299	28.237	15.522	10.967	8.7459	7.4604	6.6318	6.0569	5.6363	4.1027	3.4077	3.2059
	230.16	19.296	9.0135	6.2561	5.0503	4.3874	3.9715	3.6875	3.4817	3.3258	2.7109	2.4004	2.3053
6	5859.0	99.333	27.911	15.207	10.672	8.4661	7.1914	6.3707	5.8018	5.3858	3.8714	3.1864	2.9877
	233.99	19.330	8.9406	6.1631	4.9503	4.2839	3.8660	3.5806	3.3738	3.2172	2.5990	2.2864	2.1906
7	5928.4	99.356	27.672	14.976	10.456	8.2600	6.9928	6.1776	5.6129	5.2001	3.6987	3.0202	2.8233
	236.77	19.353	8.8867	6.0942	4.8759	4.2067	3.7870	3.5005	3.2927	3.1355	2.5140	2.1992	2.1025
8	5981.1	99.374	27.489	14.799	10.289	8.1017	6.8400	6.0289	5.4671	5.0567	3.5644	2.8900	2.6943
	240.54	19.385	8.8123	5.9988	4.7725	4.0990	3.6767	3.3881	3.1789	3.0204	2.3928	2.0734	1.9748
9	6022.5	99.388	27.345	14.659	10.158	7.9761	6.7188	5.9106	5.3511	4.9424	3.4567	2.7850	2.5898
	240.54	19.385	8.8123	5.9988	4.7725	4.0990	3.6767	3.3881	3.1789	3.0204	2.3928	2.0734	1.9748
10	6055.8	99.399	27.229	14.546	10.051	7.8741	6.6201	5.8143	5.2565	4.8491	3.3682	2.6981	2.5033
	241.88	19.396	8.7855	5.9644	4.7351	4.0600	3.6365	3.3472	3.1373	2.9782	2.3479	2.0261	1.9267
11	6083.3	99.408	27.133	14.452	9.9626	7.7896	6.5382	5.7343	5.1779	4.7715	3.2941	2.6250	2.4302
	242.98	19.405	8.7633	5.9358	4.7040	4.0274	3.6030	3.3130	3.1025	2.9430	2.3100	1.9861	1.8857
12	6106.3	99.416	27.052	14.374	9.8883	7.7183	6.4691	5.6667	5.1114	4.7059	3.2311	2.5625	2.3676
	243.91	19.413	8.7446	5.9117	4.6777	3.9999	3.5747	3.2839	3.0729	2.9130	2.2776	1.9515	1.8503
13	6125.9	99.422	26.983	14.307	9.8248	7.6575	6.4100	5.6089	5.0545	4.6496	3.1769	2.5083	2.3132
	244.69	19.419	8.7287	5.8911	4.6552	3.9764	3.5503	3.2590	3.0475	2.8872	2.2495	1.9214	1.8193
14	6142.7	99.428	26.924	14.249	9.7700	7.6049	6.3590	5.5589	5.0052	4.6008	3.1296	2.4609	2.2654
	245.36	19.424	8.7149	5.8733	4.6358	3.9559	3.5292	3.2374	3.0255	2.8647	2.2250	1.8949	1.7919
15	6157.3	99.433	26.872	14.198	9.7222	7.5590	6.3143	5.5151	4.9621	4.5581	3.0880	2.4190	2.2230
	245.95	19.429	8.7029	5.8578	4.6188	3.9381	3.5107	3.2184	3.0061	2.8450	2.2033	1.8714	1.7675
16	6170.1	99.437	26.827	14.154	9.6802	7.5186	6.2750	5.4766	4.9240	4.5204	3.0512	2.3816	2.1852
	246.46	19.433	8.6923	5.8441	4.6038	3.9223	3.4944	3.2016	2.9890	2.8276	2.1840	1.8503	1.7456
17	6181.4	99.440	26.787	14.115	9.6429	7.4827	6.2401	5.4423	4.8902	4.4869	3.0183	2.3481	2.1511
	246.92	19.437	8.6829	5.8320	4.5904	3.9083	3.4799	3.1867	2.9737	2.8120	2.1667	1.8313	1.7259
18	6191.5	99.444	26.751	14.080	9.6096	7.4507	6.2089	5.4116	4.8599	4.4569	2.9887	2.3178	2.1203
	247.32	19.440	8.6745	5.8211	4.5785	3.8957	3.4669	3.1733	2.9600	2.7980	2.1511	1.8141	1.7079
19	6200.6	99.447	26.719	14.048	9.5797	7.4219	6.1808	5.3840	4.8327	4.4299	2.9620	2.2903	2.0923
	247.69	19.443	8.6670	5.8114	4.5678	3.8844	3.4551	3.1613	2.9477	2.7854	2.1370	1.7985	1.6915
20	6208.7	99.449	26.690	14.020	9.5526	7.3958	6.1554	5.3591	4.8080	4.4054	2.9377	2.2652	2.0666
	248.01	19.446	8.6602	5.8025	4.5581	3.8742	3.4445	3.1503	2.9365	2.7740	2.1242	1.7841	1.6764
30	6260.6	99.466	26.505	13.838	9.3793	7.2285	5.9920	5.1981	4.6486	4.2469	2.7785	2.0976	1.8933
	250.10	19.462	8.6166	5.7459	4.4957	3.8082	3.3758	3.0794	2.8637	2.6996	2.0391	1.6872	1.5733
50	6302.5	99.479	26.354	13.690	9.2378	7.0915	5.8577	5.0654	4.5167	4.1155	2.6430	1.9490	1.7353
	251.77	19.476	8.5810	5.6995	4.4444	3.7537	3.3189	3.0204	2.8028	2.6371	1.9656	1.5995	1.4772
100	6334.1	99.489	26.240	13.577	9.1299	6.9867	5.7547	4.9633	4.4150	4.0137	2.5353	1.8248	1.5977
	253.04	19.486	8.5539	5.6641	4.4051	3.7117	3.2749	2.9747	2.7556	2.5884	1.9066	1.5249	1.3917
200	6350.0	99.494	26.183	13.520	9.0754	6.9336	5.7024	4.9114	4.3631	3.9617	2.4792	1.7567	1.5184
	253.68	19.491	8.5402	5.6461	4.3851	3.6904	3.2525	2.9513	2.7313	2.5634	1.8755	1.4835	1.3416
500	6359.5	99.497	26.148	13.486	9.0424	6.9015	5.6707	4.8799	4.3317	3.9302	2.4446	1.7133	1.4656
	254.06	19.494	8.5320	5.6353	4.3731	3.6775	3.2389	2.9371	2.7166	2.5481	1.8562	1.4569	1.3079

9. Dunnett-t 界值表

df_e	k=2	3	4	5	6	7	8	9	10	11	12	13	双侧P
2	9.9296	12.394	13.832	14.831	15.589	16.196	16.699	17.129	17.502	17.831	18.125	18.391	0.01
	4.3031	5.4184	6.0655	6.5135	6.8529	7.1242	7.3492	7.5409	7.7079	7.8541	7.9853	8.1037	0.05
3	5.8419	6.9739	7.6386	8.1042	8.4595	8.7457	8.9848	9.1885	9.3666	9.5242	9.6654	9.7933	0.01
	3.1825	3.8666	4.2626	4.5383	4.7479	4.9163	5.0564	5.1760	5.2801	5.3724	5.4548	5.5293	0.05
4	4.6058	5.3657	5.8107	6.1231	6.3626	6.5559	6.7175	6.8561	6.9770	7.0844	7.1807	7.2680	0.01
	2.7767	3.3106	3.6179	3.8318	3.9947	4.1257	4.2349	4.3283	4.4097	4.4818	4.5464	4.6049	0.05
5	4.0334	4.6286	4.9759	5.2197	5.4067	5.5579	5.6844	5.7931	5.8881	5.9724	6.0481	6.1168	0.01
	2.5708	3.0305	3.2933	3.4761	3.6153	3.7273	3.8207	3.9006	3.9703	4.0321	4.0875	4.1376	0.05
6	3.7086	4.2135	4.5067	4.7126	4.8703	4.9980	5.1049	5.1967	5.2770	5.3484	5.4125	5.4705	0.01
	2.4472	2.8629	3.0995	3.2636	3.3885	3.4891	3.5729	3.6446	3.7072	3.7627	3.8124	3.8575	0.05
7	3.5005	3.9490	4.2085	4.3903	4.5304	4.6424	4.7368	4.8179	4.8888	4.9519	5.0086	5.0600	0.01
	2.3648	2.7519	2.9710	3.1228	3.2382	3.3311	3.4085	3.4748	3.5326	3.5839	3.6298	3.6715	0.05
8	3.3564	3.7666	4.0031	4.1686	4.2953	4.3979	4.4837	4.5574	4.6220	4.6793	4.7309	4.7777	0.01
	2.3061	2.6730	2.8798	3.0228	3.1316	3.2190	3.2918	3.3542	3.4086	3.4568	3.5000	3.5391	0.05
9	3.2508	3.6335	3.8534	4.0070	4.1247	4.2198	4.2995	4.3679	4.4277	4.4808	4.5286	4.5720	0.01
	2.2623	2.6141	2.8118	2.9483	3.0520	3.1353	3.2047	3.2641	3.3160	3.3619	3.4031	3.4404	0.05
10	3.1700	3.5318	3.7393	3.8840	3.9946	4.0841	4.1590	4.2234	4.2797	4.3297	4.3746	4.4154	0.01
	2.2283	2.5684	2.7591	2.8905	2.9904	3.0705	3.1373	3.1944	3.2442	3.2883	3.3279	3.3637	0.05
11	3.1065	3.4523	3.6497	3.7876	3.8930	3.9781	4.0493	4.1105	4.1640	4.2113	4.2541	4.2928	0.01
	2.2011	2.5321	2.7172	2.8446	2.9413	3.0189	3.0835	3.1388	3.1871	3.2298	3.2681	3.3027	0.05

10. q 界值表

df_e	k=2	3	4	5	6	7	8	9	10	11	12	13	双侧P
4	7.9137	9.8101	11.057	11.988	12.731	13.346	13.871	14.327	14.730	15.091	15.417	15.714	0.01
	4.9429	6.2432	7.0877	7.7149	8.2127	8.6244	8.9746	9.2787	9.5471	9.7870	10.004	10.201	0.05
5	6.7505	8.1953	9.1401	9.8461	10.409	10.877	11.276	11.624	11.932	12.208	12.458	12.686	0.01
	4.4737	5.5580	6.2567	6.7748	7.1861	7.5264	7.8162	8.0681	8.2907	8.4898	8.6697	8.8338	0.05
6	6.1052	7.3066	8.0876	8.6704	9.1354	9.5220	9.8522	10.140	10.395	10.624	10.831	11.020	0.01
	4.1984	5.1580	5.7718	6.2258	6.5860	6.8841	7.1380	7.3588	7.5540	7.7287	7.8867	8.0308	0.05
7	5.6986	6.7498	7.4293	7.9353	8.3389	8.6744	8.9611	9.2113	9.4330	9.6319	9.8122	9.9770	0.01
	4.0182	4.8970	5.4555	5.8675	6.1941	6.4642	6.6944	6.8945	7.0715	7.2299	7.3733	7.5040	0.05
8	5.4202	6.3703	6.9810	7.4349	7.7966	8.0972	8.3541	8.5783	8.7771	8.9555	9.1172	9.2650	0.01
	3.8913	4.7138	5.2334	5.6159	5.9186	6.1689	6.3821	6.5675	6.7314	6.8782	7.0110	7.1322	0.05
9	5.2182	6.0958	6.6571	7.0734	7.4048	7.6800	7.9153	8.1206	8.3026	8.4660	8.6142	8.7496	0.01
	3.7972	4.5782	5.0691	5.4296	5.7146	5.9501	6.1505	6.3249	6.4790	6.6170	6.7419	6.8559	0.05
10	5.0651	5.8883	6.4125	6.8005	7.1089	7.3650	7.5839	7.7748	7.9440	8.0960	8.2338	8.3597	0.01
	3.7247	4.4740	4.9428	5.2863	5.5576	5.7816	5.9722	6.1379	6.2843	6.4155	6.5342	6.6425	0.05
11	4.9451	5.7262	6.2215	6.5873	6.8779	7.1190	7.3250	7.5046	7.6638	7.8067	7.9363	8.0549	0.01
	3.6672	4.3914	4.8427	5.1727	5.4330	5.6478	5.8305	5.9893	6.1297	6.2553	6.3690	6.4728	0.05
12	4.8487	5.5961	6.0684	6.4165	6.6927	6.9218	7.1173	7.2878	7.4389	7.5746	7.6976	7.8101	0.01
	3.6205	4.3243	4.7614	5.0805	5.3319	5.5392	5.7154	5.8685	6.0038	6.1250	6.2345	6.3345	0.05
13	4.7695	5.4896	5.9429	6.2766	6.5410	6.7601	6.9471	7.1102	7.2546	7.3842	7.5018	7.6093	0.01
	3.5817	4.2688	4.6941	5.0041	5.2481	5.4492	5.6200	5.7684	5.8995	6.0168	6.1230	6.2198	0.05
14	4.7034	5.4006	5.8383	6.1599	6.4145	6.6254	6.8052	6.9620	7.1008	7.2254	7.3384	7.4417	0.01
	3.5491	4.2221	4.6376	4.9399	5.1776	5.3734	5.5396	5.6840	5.8115	5.9256	6.0289	6.1230	0.05
15	4.6473	5.3253	5.7497	6.0611	6.3075	6.5113	6.6851	6.8365	6.9706	7.0909	7.2000	7.2997	0.01
	3.5212	4.1822	4.5893	4.8851	5.1174	5.3087	5.4710	5.6120	5.7364	5.8478	5.9485	6.0403	0.05
16	4.5991	5.2607	5.6738	5.9765	6.2157	6.4135	6.5821	6.7289	6.8590	6.9756	7.0813	7.1779	0.01
	3.4972	4.1478	4.5477	4.8378	5.0655	5.2528	5.4118	5.5497	5.6715	5.7805	5.8790	5.9688	0.05

11. 总体率 p 置信区间

m	$n-m$ 1	2	3	4	5	6	7	8	9	10	12	14	16	18	20	$1-\alpha$
1	0.013	0.008	0.006	0.005	0.004	0.004	0.003	0.003	0.003	0.002	0.002	0.002	0.001	0.001	0.001	0.95
	0.987	0.906	0.806	0.716	0.641	0.579	0.527	0.483	0.445	0.413	0.360	0.319	0.287	0.260	0.238	
	0.003	0.002	0.001	0.001	0.001	0.001	0.001	0.001	0.001	0.000	0.000	0.000	0.000	0.000	0.000	0.99
	0.997	0.959	0.889	0.815	0.746	0.685	0.632	0.585	0.544	0.509	0.449	0.402	0.363	0.331	0.304	
2	0.094	0.068	0.053	0.043	0.037	0.032	0.028	0.025	0.023	0.021	0.018	0.016	0.014	0.012	0.011	0.95
	0.992	0.932	0.853	0.777	0.710	0.651	0.600	0.556	0.518	0.484	0.428	0.383	0.347	0.317	0.292	
	0.041	0.029	0.023	0.019	0.016	0.014	0.012	0.011	0.010	0.009	0.008	0.007	0.006	0.005	0.005	0.99
	0.998	0.971	0.917	0.856	0.797	0.742	0.693	0.648	0.608	0.573	0.512	0.463	0.422	0.387	0.358	
3	0.194	0.147	0.118	0.099	0.085	0.075	0.067	0.060	0.055	0.050	0.043	0.038	0.034	0.030	0.028	0.95
	0.994	0.947	0.882	0.816	0.755	0.701	0.652	0.610	0.572	0.538	0.481	0.434	0.396	0.363	0.336	
	0.111	0.088	0.066	0.055	0.047	0.042	0.037	0.033	0.030	0.028	0.024	0.021	0.019	0.017	0.015	0.99
	0.999	0.977	0.934	0.882	0.830	0.781	0.735	0.693	0.655	0.621	0.561	0.510	0.468	0.432	0.401	
4	0.284	0.223	0.184	0.157	0.137	0.122	0.109	0.099	0.091	0.084	0.073	0.064	0.057	0.052	0.047	0.95
	0.995	0.957	0.901	0.843	0.788	0.738	0.692	0.651	0.614	0.581	0.524	0.476	0.437	0.403	0.374	
	0.185	0.144	0.118	0.100	0.087	0.077	0.069	0.062	0.057	0.053	0.045	0.040	0.036	0.032	0.029	0.99
	0.999	0.981	0.945	0.900	0.854	0.809	0.767	0.728	0.691	0.658	0.599	0.549	0.507	0.470	0.438	
5	0.359	0.290	0.245	0.212	0.187	0.167	0.151	0.139	0.128	0.118	0.103	0.091	0.082	0.075	0.068	0.95
	0.996	0.963	0.915	0.863	0.813	0.766	0.723	0.684	0.649	0.616	0.560	0.512	0.471	0.436	0.407	
	0.254	0.203	0.170	0.146	0.128	0.114	0.103	0.094	0.087	0.080	0.070	0.062	0.055	0.050	0.046	0.99
	0.999	0.984	0.953	0.913	0.872	0.831	0.791	0.755	0.720	0.688	0.631	0.582	0.539	0.502	0.470	
6	0.421	0.349	0.299	0.262	0.234	0.211	0.192	0.177	0.163	0.152	0.133	0.119	0.107	0.098	0.090	0.95
	0.996	0.968	0.925	0.878	0.833	0.789	0.749	0.711	0.677	0.646	0.590	0.543	0.502	0.467	0.436	
	0.315	0.258	0.219	0.191	0.169	0.152	0.138	0.127	0.117	0.109	0.095	0.085	0.076	0.069	0.064	0.99
	0.999	0.986	0.958	0.923	0.886	0.848	0.811	0.777	0.744	0.714	0.658	0.610	0.567	0.531	0.498	
7	0.473	0.400	0.348	0.308	0.277	0.251	0.230	0.213	0.198	0.184	0.163	0.146	0.132	0.121	0.111	0.95
	0.997	0.972	0.933	0.891	0.849	0.808	0.770	0.734	0.701	0.671	0.616	0.570	0.529	0.494	0.463	
	0.368	0.307	0.265	0.233	0.209	0.189	0.172	0.159	0.147	0.137	0.121	0.108	0.097	0.089	0.082	0.99
	0.999	0.988	0.963	0.931	0.897	0.862	0.828	0.795	0.764	0.735	0.681	0.634	0.592	0.555	0.522	
8	0.517	0.444	0.390	0.349	0.316	0.289	0.266	0.247	0.230	0.215	0.191	0.172	0.155	0.143	0.132	0.95
	0.997	0.975	0.940	0.901	0.861	0.823	0.787	0.753	0.722	0.692	0.639	0.593	0.553	0.518	0.487	
	0.415	0.352	0.307	0.272	0.245	0.223	0.205	0.189	0.176	0.165	0.146	0.131	0.119	0.109	0.100	0.99
	0.999	0.989	0.967	0.938	0.906	0.873	0.841	0.811	0.781	0.752	0.701	0.655	0.614	0.578	0.545	

12. 总体均数 λ 置信区间

c	$1-\alpha$ 0.95		0.99		c	0.95		0.99		c	0.95		0.99	
1	0.025	5.570	0.005	7.430	11	5.490	19.68	4.320	22.78	21	13.79	33.31	11.79	37.22
2	0.242	7.220	0.103	9.270	12	6.200	20.96	4.940	24.14	22	12.22	30.89	10.35	34.67
3	0.619	8.770	0.338	10.98	13	6.920	22.23	5.580	25.00	23	14.58	34.51	12.52	38.48
4	1.090	10.24	0.672	12.59	14	7.650	23.49	6.230	26.84	24	15.38	35.71	13.25	39.74
5	1.620	11.67	1.080	14.15	15	8.400	24.74	6.890	28.16	25	16.18	36.90	14.00	41.00
6	2.200	13.06	1.540	15.66	16	9.150	25.98	7.570	29.48	26	16.98	38.10	14.74	42.25
7	2.810	14.42	2.040	17.13	17	9.900	27.22	8.250	30.79	27	17.79	39.28	15.49	43.50
8	3.450	15.76	2.570	18.58	18	10.67	28.45	8.940	32.00	28	18.61	40.47	16.24	44.74
9	4.120	17.08	3.130	20.00	19	11.44	29.67	9.640	33.38	29	19.42	41.65	17.00	45.98
10	4.800	18.39	3.720	21.40	20	13.00	32.10	11.07	35.95	30	20.24	42.83	17.77	47.21

13. 游程个数检验 r 界值表

n_1	5	6	7	8	9	10	11	12	13	14	15	16	P
5	3~9	3~10	3~10	3~11	4~11	4~11	4	4	4	5	5	5	单 0.05
	2~10	3~10	3~11	3~11	3	3	4	4	4	4	4	4	双 0.05
6		3~11	4~11	4~12	4~12	5~12	5~13	5~13	5~13	5~13	6	6	单 0.05
		3~11	3~12	3~12	4~12	4~13	4~13	4~13	5	5	5	5	双 0.05
7			4~12	4~13	5~13	5~13	5~14	6~14	6~14	6~14	6~15	6~15	单 0.05
			3~13	4~13	4~14	5~14	5~14	5~14	5~15	5~15	5~15	6	双 0.05
8				5~13	5~14	6~14	6~15	6~15	6~15	7~16	7~16	7~16	单 0.05
				4~14	5~14	5~15	5~15	6~16	6~16	6~16	6~16	6~17	双 0.05
9					6~14	6~15	6~15	7~16	7~16	7~17	8~17	8~17	单 0.05
					5~15	5~16	6~16	6~16	6~17	7~17	7~18	7~18	双 0.05
10						6~16	7~16	7~17	8~17	8~17	8~18	8~18	单 0.05
						6~16	6~17	7~17	7~18	7~18	7~18	8~19	双 0.05

14. 配对秩和检验 T 界值表

n	单 0.05	双 0.05	单 0.01	双 0.01	n	单 0.05	双 0.05	单 0.01	双 0.01	n	单 0.05	双 0.05	单 0.01	双 0.01
5	0-15	—	—	—	13	21-70	17-74	12-79	9-82	21	67-164	58-173	49-182	42-189
6	2-19	0-21	—	—	14	25-80	21-84	15-90	12-93	22	75-178	65-188	55-198	48-205
7	3-25	2-26	0-28	—	15	30-90	25-95	19-101	15-105	23	83-193	73-203	62-214	54-222
8	5-31	3-33	1-35	0-36	16	35-101	29-107	23-113	19-117	24	91-209	81-219	69-231	61-239
9	8-37	5-40	3-42	1-44	17	41-112	34-119	27-126	23-130	25	100-225	89-236	76-249	68-257
10	10-45	8-47	5-50	3-52	18	47-124	40-131	32-139	27-144	26	110-241	98-253	84-267	75-276
11	13-53	10-56	7-59	5-61	19	53-137	46-144	37-153	32-158	27	119-259	107-271	92-286	83-295
12	17-61	13-65	9-69	7-71	20	60-150	52-158	43-167	37-173	28	130-276	116-290	101-305	91-315

15. 成组秩和检验 T 界值表

n_1	0	1	2	3	4	5	6	7	8	9	10	双侧 P
3	5-16	6-18	6-21	7-23	7-26	8-28	8-31	9-33	10-35	10-38	11-40	0.05
	5-16	5-19	5-22	5-25	6-27	6-30	6-33	6-36	7-38	7-41	7-44	0.01
4	11-25	12-28	12-32	13-35	14-38	15-41	16-44	17-47	17-51	18-54	19-57	0.05
	9-27	10-30	10-34	11-37	11-41	12-45	12-48	13-51	13-55	14-58	15-61	0.01
5	18-37	19-41	20-45	21-49	22-53	24-56	25-60	26-64	27-68	29-71	30-75	0.05
	15-40	16-44	17-48	18-52	19-56	19-61	20-65	21-69	22-73	23-77	24-81	0.01
6	26-52	28-56	29-61	31-65	32-70	34-74	36-78	37-83	39-87	41-91	42-96	0.05
	23-55	24-60	25-65	27-69	28-74	29-79	30-84	31-89	32-94	34-98	35-103	0.01
7	37-68	39-73	41-78	43-83	45-88	46-94	48-99	50-104	52-109	54-114	56-119	0.05
	33-72	34-78	36-83	37-89	39-94	40-100	42-105	43-111	45-116	46-122	48-127	0.01
8	49-87	51-93	54-98	56-104	58-110	61-115	63-121	65-127	68-132	70-138	72-144	0.05
	44-92	46-98	47-105	49-111	51-117	53-123	55-129	57-135	59-141	61-147	62-154	0.01
9	63-108	66-114	68-121	71-127	74-133	77-139	79-146	82-152	85-158	88-164	90-171	0.05
	57-114	59-121	61-128	63-135	65-142	68-148	70-155	72-162	74-169	77-175	79-182	0.01
10	79-131	82-138	85-145	88-152	91-159	94-166	97-173	101-179	104-186	107-193	110-200	0.05
	71-139	74-146	76-154	79-161	81-168	84-176	87-183	89-191	92-198	95-205	97-213	0.01

16. 三样本秩和检验 H 界值表

N	n_1	n_2	n_3	单侧 0.05	单侧 0.01	N	n_1	n_2	n_3	单侧 0.05	单侧 0.01
	3	3	3	5.60	7.20		4	4	3	5.60	7.14
9	4	3	2	5.44	6.44	11	5	3	3	5.65	7.08
	4	4	1	4.97	6.67		5	4	2	5.27	7.12
	5	2	2	5.16	6.53		5	5	1	5.13	7.31
	4	3	3	5.73	6.75		4	4	4	5.69	7.65
10	4	4	2	5.45	7.04	12	5	4	3	5.63	7.44
	5	3	2	5.25	6.82		5	5	2	5.34	7.27
	5	4	1	4.99	6.95	15	5	5	5	5.78	7.98

17. 配伍秩和检验 M 界值表（$P=0.05$）

配伍 b	处理 k													
	2	3	4	5	6	7	8	9	10	11	12	13	14	15
2	—	—	20	38	64	96	138	192	258	336	429	538	664	808
3	—	18	37	64	104	158	225	311	416	542	691	865	1063	1292
4	—	26	52	89	144	217	311	429	574	747	950	1189	1460	1770
5	—	32	65	113	183	277	396	547	731	960	1210	1512	1859	2254
6	18	42	76	137	222	336	482	664	887	1155	1469	1831	2253	2738
7	24.5	50	92	167	272	412	591	815	1086	1410	1791	2233	2740	3316
8	32	50	105	190	310	471	676	931	1241	1612	2047	2552	3131	3790
9	24.5	56	118	214	349	529	760	1047	1396	1813	2302	2871	3523	4264
10	32	62	131	238	388	588	845	1164	1551	2014	2558	3189	3914	4737
11	40.5	66	144	261	427	647	929	1280	1706	2216	2814	3508	4305	5211
12	32	72	157	285	465	706	1013	1396	1862	2417	3070	3827	4697	5685
13	40.5	78	170	309	504	764	1098	1512	2017	2618	3326	4146	5088	6150
14	50	84	183	333	543	823	1182	1629	2172	2820	3581	4465	5479	6632
15	40.5	90	196	356	582	882	1267	1745	2327	3021	3837	4784	5871	7106

18. 相关系数 r 界值表

df	单 0.25	0.2	0.15	0.1	0.05	0.025	0.01	0.005	0.0025	0.001	0.0005
	双 0.5	0.4	0.3	0.2	0.1	0.05	0.02	0.01	0.005	0.002	0.001
1	0.7071	0.8090	0.8910	0.9511	0.9877	0.9969	0.9995	0.9999	1.0000	1.0000	1.0000
2	0.5000	0.6000	0.7000	0.8000	0.9000	0.9500	0.9800	0.9900	0.9950	0.9980	0.9990
3	0.4040	0.4681	0.5851	0.6870	0.8054	0.8783	0.9343	0.9587	0.9740	0.9859	0.9911
4	0.3473	0.4169	0.5112	0.6084	0.7293	0.8114	0.8822	0.9172	0.9417	0.9633	0.9741
5	0.3091	0.3796	0.4592	0.5509	0.6694	0.7545	0.8329	0.8745	0.9056	0.9350	0.9509
6	0.2811	0.3468	0.4202	0.5067	0.6215	0.7067	0.7887	0.8343	0.8697	0.9049	0.9249
7	0.2596	0.3208	0.3896	0.4716	0.5822	0.6664	0.7498	0.7977	0.8359	0.8751	0.8983
8	0.2423	0.2998	0.3648	0.4428	0.5494	0.6319	0.7155	0.7646	0.8046	0.8467	0.8721
9	0.2281	0.2825	0.3442	0.4187	0.5214	0.6021	0.6851	0.7348	0.7759	0.8199	0.8470
10	0.2161	0.2678	0.3267	0.3981	0.4973	0.5760	0.6581	0.7079	0.7496	0.7950	0.8233
11	0.2058	0.2552	0.3116	0.3802	0.4762	0.5529	0.6339	0.6835	0.7255	0.7717	0.8010
12	0.1968	0.2443	0.2984	0.3646	0.4575	0.5324	0.6120	0.6614	0.7034	0.4525	0.7800
13	0.1890	0.2346	0.2868	0.3507	0.4409	0.5140	0.5923	0.6411	0.6831	0.7301	0.4494
14	0.1820	0.2260	0.2764	0.3383	0.4259	0.4973	0.5742	0.6226	0.6643	0.7114	0.4362
15	0.1757	0.2183	0.2671	0.3271	0.4124	0.4821	0.5577	0.6055	0.6470	0.6940	0.7247
20	0.1518	0.1888	0.2315	0.2841	0.3598	0.4227	0.4921	0.5368	0.5763	0.6219	0.6524
30	0.1237	0.1540	0.1891	0.2327	0.2960	0.3494	0.4093	0.4487	0.4840	0.5257	0.5541
50	0.0956	0.1192	0.1465	0.1806	0.2306	0.2732	0.3218	0.3542	0.3836	0.4188	0.4432
100	0.0675	0.0842	0.1036	0.1279	0.1638	0.1946	0.2301	0.2540	0.2759	0.3025	0.3211
200	0.0477	0.0595	0.0733	0.0905	0.1161	0.1381	0.1636	0.1809	0.1968	0.2162	0.2298

19. Spearman 等级相关 r_s 界值表

n	单 0.1 / 双 0.2	0.05 / 0.1	0.025 / 0.05	0.01 / 0.02	0.005 / 0.01	0.0025 / 0.005	n	单 0.1 / 双 0.2	0.05 / 0.1	0.025 / 0.05	0.01 / 0.02	0.005 / 0.01	0.0025 / 0.005
4	1.000	1.000					28	0.250	0.317	0.375	0.440	0.483	0.522
5	0.800	0.900	1.000	1.000			29	0.245	0.312	0.368	0.433	0.475	0.513
6	0.657	0.829	0.886	0.943	1.000	1.000	30	0.240	0.306	0.362	0.425	0.467	0.504
7	0.571	0.714	0.786	0.893	0.929	0.964	31	0.236	0.301	0.356	0.418	0.459	0.496
8	0.524	0.643	0.738	0.833	0.881	0.905	32	0.232	0.296	0.350	0.412	0.452	0.489
9	0.483	0.600	0.700	0.783	0.833	0.867	33	0.229	0.291	0.345	0.405	0.446	0.284
10	0.455	0.564	0.648	0.745	0.794	0.830	34	0.225	0.287	0.340	0.399	0.439	0.475
11	0.427	0.536	0.618	0.709	0.755	0.800	35	0.222	0.283	0.335	0.394	0.433	0.468
12	0.406	0.503	0.587	0.678	0.727	0.769	36	0.219	0.279	0.330	0.388	0.427	0.462
13	0.385	0.484	0.560	0.648	0.703	0.747	37	0.216	0.275	0.325	0.382	0.421	0.456
14	0.367	0.464	0.538	0.626	0.679	0.723	38	0.212	0.271	0.321	0.378	0.415	0.450
15	0.354	0.446	0.521	0.604	0.654	0.700	39	0.210	0.267	0.317	0.373	0.410	0.444
16	0.341	0.429	0.503	0.582	0.635	0.679	40	0.207	0.264	0.313	0.368	0.405	0.439
17	0.328	0.414	0.485	0.566	0.615	0.662	41	0.204	0.261	0.309	0.364	0.400	0.433
18	0.317	0.401	0.472	0.550	0.600	0.643	42	0.202	0.257	0.305	0.359	0.395	0.428
19	0.309	0.391	0.460	0.535	0.584	0.628	43	0.199	0.254	0.301	0.355	0.391	0.423
20	0.299	0.380	0.447	0.520	0.570	0.612	44	0.197	0.251	0.298	0.351	0.386	0.419
21	0.292	0.370	0.435	0.508	0.556	0.599	45	0.194	0.248	0.294	0.347	0.382	0.414
22	0.284	0.361	0.425	0.496	0.544	0.586	46	0.192	0.246	0.291	0.343	0.378	0.410
23	0.276	0.353	0.415	0.486	0.532	0.573	47	0.190	0.243	0.288	0.340	0.374	0.405
24	0.271	0.344	0.406	0.476	0.521	0.562	48	0.188	0.240	0.285	0.336	0.370	0.401
25	0.265	0.337	0.398	0.466	0.511	0.551	49	0.186	0.238	0.282	0.333	0.366	0.397
26	0.259	0.331	0.390	0.457	0.501	0.541	50	0.184	0.235	0.279	0.329	0.363	0.393
27	0.255	0.324	0.382	0.448	0.491	0.531	60		0.214	0.255	0.300	0.331	

20. Kendall 等级相关 r_k 界值表

df	单侧 P 0.05	0.01	df	单侧 P 0.05	0.01	df	单侧 P 0.05	0.01
5	0.800	1.000	17	0.309	0.426	29	0.222	0.310
6	0.733	0.867	18	0.294	0.412	30	0.218	0.301
7	0.619	0.810	19	0.287	0.392	31	0.213	0.295
8	0.571	0.714	20	0.274	0.379	32	0.210	0.290
9	0.500	0.667	21	0.267	0.371	33	0.205	0.288
10	0.467	0.600	22	0.264	0.359	34	0.201	0.280
11	0.418	0.564	23	0.257	0.352	35	0.197	0.277
12	0.394	0.545	24	0.246	0.341	36	0.194	0.273
13	0.359	0.513	25	0.240	0.333	37	0.192	0.267
14	0.363	0.473	26	0.237	0.329	38	0.189	0.263
15	0.333	0.467	27	0.231	0.322	39	0.188	0.260
16	0.317	0.433	28	0.228	0.312	40	0.185	0.256

21. 百分率与概率单位换算表

%	0.0	0.1	0.2	0.3	0.4	0.5	0.6	0.7	0.8	0.9	‖	%	0	0.1	0.2	0.3	0.4	0.5	0.6	0.7	0.8	0.9
0	—	1.91	2.12	2.25	2.35	2.42	2.49	2.54	2.59	2.63	‖	50	5.00	5.00	5.00	5.01	5.01	5.01	5.01	5.02	5.02	5.02
1	2.67	2.71	2.74	2.77	2.80	2.83	2.86	2.88	2.90	2.93	‖	51	5.03	5.03	5.03	5.03	5.04	5.04	5.04	5.04	5.05	5.05
2	2.95	2.97	2.99	3.00	3.02	3.04	3.06	3.07	3.09	3.10	‖	52	5.05	5.05	5.06	5.06	5.06	5.06	5.07	5.07	5.07	5.07
3	3.12	3.13	3.15	3.16	3.17	3.19	3.20	3.21	3.23	3.24	‖	53	5.08	5.08	5.08	5.08	5.09	5.09	5.09	5.09	5.10	5.10
4	3.25	3.26	3.27	3.28	3.29	3.30	3.32	3.33	3.34	3.35	‖	54	5.10	5.10	5.11	5.11	5.11	5.11	5.12	5.12	5.12	5.12
5	3.36	3.36	3.37	3.38	3.39	3.40	3.41	3.42	3.43	3.44	‖	55	5.13	5.13	5.13	5.13	5.14	5.14	5.14	5.14	5.15	5.15
6	3.45	3.45	3.46	3.47	3.48	3.49	3.49	3.50	3.51	3.52	‖	56	5.15	5.15	5.16	5.16	5.16	5.16	5.17	5.17	5.17	5.17
7	3.52	3.53	3.54	3.55	3.55	3.56	3.57	3.57	3.58	3.59	‖	57	5.18	5.18	5.18	5.18	5.19	5.19	5.19	5.19	5.20	5.20
8	3.59	3.60	3.61	3.61	3.62	3.63	3.63	3.64	3.65	3.65	‖	58	5.20	5.20	5.21	5.21	5.21	5.21	5.22	5.22	5.22	5.22
9	3.66	3.67	3.67	3.68	3.68	3.69	3.70	3.70	3.71	3.71	‖	59	5.23	5.23	5.23	5.24	5.24	5.24	5.24	5.25	5.25	5.25
10	3.72	3.72	3.73	3.74	3.74	3.75	3.75	3.76	3.76	3.77	‖	60	5.25	5.26	5.26	5.26	5.26	5.27	5.27	5.27	5.27	5.28
11	3.77	3.78	3.78	3.79	3.79	3.80	3.80	3.81	3.81	3.82	‖	61	5.28	5.28	5.28	5.29	5.29	5.29	5.29	5.30	5.30	5.30
12	3.83	3.83	3.84	3.84	3.84	3.85	3.85	3.86	3.86	3.87	‖	62	5.31	5.31	5.31	5.31	5.32	5.32	5.32	5.32	5.33	5.33
13	3.87	3.88	3.88	3.89	3.89	3.90	3.90	3.91	3.91	3.92	‖	63	5.33	5.33	5.34	5.34	5.34	5.35	5.35	5.35	5.35	5.36
14	3.92	3.92	3.93	3.93	3.94	3.94	3.95	3.95	3.96	3.96	‖	64	5.36	5.36	5.36	5.37	5.37	5.37	5.37	5.38	5.38	5.38
15	3.96	3.97	3.97	3.98	3.98	3.98	3.99	3.99	4.00	4.00	‖	65	5.39	5.39	5.39	5.39	5.40	5.40	5.40	5.40	5.41	5.41
16	4.01	4.01	4.01	4.02	4.02	4.03	4.03	4.03	4.04	4.04	‖	66	5.41	5.42	5.42	5.42	5.42	5.43	5.43	5.43	5.43	5.44
17	4.05	4.05	4.05	4.06	4.06	4.07	4.07	4.07	4.08	4.08	‖	67	5.44	5.44	5.45	5.45	5.45	5.45	5.46	5.46	5.46	5.46
18	4.08	4.09	4.09	4.10	4.10	4.10	4.11	4.11	4.11	4.12	‖	68	5.47	5.47	5.47	5.48	5.48	5.48	5.48	5.49	5.49	5.49
19	4.12	4.13	4.13	4.13	4.14	4.14	4.14	4.15	4.15	4.15	‖	69	5.50	5.50	5.50	5.50	5.51	5.51	5.51	5.52	5.52	5.52
20	4.16	4.16	4.17	4.17	4.17	4.18	4.18	4.18	4.19	4.19	‖	70	5.52	5.53	5.53	5.53	5.54	5.54	5.54	5.54	5.55	5.55
21	4.19	4.20	4.20	4.20	4.21	4.21	4.21	4.22	4.22	4.22	‖	71	5.55	5.56	5.56	5.56	5.57	5.57	5.57	5.57	5.58	5.58
22	4.23	4.23	4.23	4.24	4.24	4.24	4.25	4.25	4.25	4.26	‖	72	5.58	5.59	5.59	5.59	5.59	5.60	5.60	5.60	5.61	5.61
23	4.26	4.26	4.27	4.27	4.27	4.28	4.28	4.28	4.29	4.29	‖	73	5.61	5.62	5.62	5.62	5.63	5.63	5.63	5.63	5.64	5.64
24	4.29	4.30	4.30	4.30	4.31	4.31	4.31	4.32	4.32	4.32	‖	74	5.64	5.65	5.65	5.65	5.66	5.66	5.66	5.67	5.67	5.67
25	4.33	4.33	4.33	4.33	4.34	4.34	4.34	4.35	4.35	4.35	‖	75	5.67	5.68	5.68	5.68	5.69	5.69	5.69	5.70	5.70	5.70
26	4.36	4.36	4.36	4.37	4.37	4.37	4.38	4.38	4.38	4.38	‖	76	5.71	5.71	5.71	5.72	5.72	5.72	5.73	5.73	5.73	5.74
27	4.39	4.39	4.39	4.40	4.40	4.40	4.41	4.41	4.41	4.41	‖	77	5.74	5.74	5.74	5.75	5.75	5.75	5.76	5.76	5.76	5.77
28	4.42	4.42	4.42	4.43	4.43	4.43	4.43	4.44	4.44	4.44	‖	78	5.77	5.78	5.78	5.78	5.79	5.79	5.79	5.80	5.80	5.80
29	4.45	4.45	4.45	4.46	4.46	4.46	4.46	4.47	4.47	4.47	‖	79	5.81	5.81	5.81	5.82	5.82	5.82	5.83	5.83	5.83	5.84
30	4.48	4.48	4.48	4.48	4.49	4.49	4.49	4.50	4.50	4.50	‖	80	5.84	5.85	5.85	5.85	5.86	5.86	5.86	5.87	5.87	5.87
31	4.50	4.51	4.51	4.51	4.52	4.52	4.52	4.52	4.53	4.53	‖	81	5.88	5.88	5.89	5.89	5.89	5.90	5.90	5.90	5.91	5.91
32	4.53	4.54	4.54	4.54	4.54	4.55	4.55	4.55	4.55	4.56	‖	82	5.92	5.92	5.92	5.93	5.93	5.93	5.94	5.94	5.95	5.95
33	4.56	4.56	4.57	4.57	4.57	4.57	4.58	4.58	4.58	4.58	‖	83	5.95	5.96	5.96	5.97	5.97	5.97	5.98	5.98	5.99	5.99
34	4.59	4.59	4.59	4.60	4.60	4.60	4.60	4.61	4.61	4.61	‖	84	5.99	6.00	6.00	6.01	6.01	6.02	6.02	6.02	6.03	6.03
35	4.61	4.62	4.62	4.62	4.63	4.63	4.63	4.63	4.64	4.64	‖	85	6.04	6.04	6.04	6.05	6.05	6.06	6.06	6.07	6.07	6.08
36	4.64	4.64	4.65	4.65	4.65	4.65	4.66	4.66	4.66	4.67	‖	86	6.08	6.08	6.09	6.09	6.10	6.10	6.11	6.11	6.12	6.12
37	4.67	4.67	4.67	4.68	4.68	4.68	4.68	4.69	4.69	4.69	‖	87	6.13	6.13	6.14	6.14	6.15	6.15	6.16	6.16	6.17	6.17
38	4.69	4.70	4.70	4.70	4.71	4.71	4.71	4.71	4.72	4.72	‖	88	6.17	6.18	6.18	6.19	6.20	6.20	6.21	6.21	6.22	6.22
39	4.72	4.72	4.73	4.73	4.73	4.73	4.74	4.74	4.74	4.74	‖	89	6.23	6.23	6.24	6.24	6.25	6.25	6.26	6.26	6.27	6.28
40	4.75	4.75	4.75	4.75	4.76	4.76	4.76	4.76	4.77	4.77	‖	90	6.28	6.29	6.29	6.30	6.30	6.31	6.32	6.32	6.33	6.33
41	4.77	4.78	4.78	4.78	4.78	4.79	4.79	4.79	4.79	4.80	‖	91	6.34	6.35	6.35	6.36	6.37	6.37	6.38	6.39	6.39	6.40
42	4.80	4.80	4.80	4.81	4.81	4.81	4.81	4.82	4.82	4.82	‖	92	6.41	6.41	6.42	6.43	6.43	6.44	6.45	6.45	6.46	6.47
43	4.82	4.83	4.83	4.83	4.83	4.84	4.84	4.84	4.84	4.85	‖	93	6.48	6.48	6.49	6.50	6.51	6.51	6.52	6.53	6.54	6.55
44	4.85	4.85	4.85	4.86	4.86	4.86	4.86	4.87	4.87	4.87	‖	94	6.55	6.56	6.57	6.58	6.59	6.60	6.61	6.62	6.63	6.64
45	4.87	4.88	4.88	4.88	4.88	4.89	4.89	4.89	4.89	4.90	‖	95	6.64	6.65	6.66	6.67	6.68	6.70	6.71	6.72	6.73	6.74
46	4.90	4.90	4.90	4.91	4.91	4.91	4.91	4.92	4.92	4.92	‖	96	6.75	6.76	6.77	6.79	6.80	6.81	6.83	6.84	6.85	6.87
47	4.92	4.93	4.93	4.93	4.93	4.94	4.94	4.94	4.94	4.95	‖	97	6.88	6.90	6.91	6.93	6.94	6.96	6.98	7.00	7.01	7.03
48	4.95	4.95	4.95	4.96	4.96	4.96	4.96	4.97	4.97	4.97	‖	98	7.05	7.07	7.10	7.12	7.14	7.17	7.20	7.23	7.26	7.29
49	4.97	4.98	4.98	4.98	4.99	4.99	4.99	4.99	5.00	5.00	‖	99	7.33	7.37	7.41	7.46	7.51	7.58	7.65	7.75	7.88	8.09

22. 常用正交表

(1) 2 水平表

$L_4(2^3)$

试验	列号 1	2	3
1	1	1	1
2	1	2	2
3	2	1	2
4	2	2	1

任二列间交互作用出现于另一列

$L_8(2^7)$

试验	1	2	3	4	5	6	7
1	1	1	1	1	1	1	1
2	1	1	1	2	2	2	2
3	1	2	2	1	1	2	2
4	1	2	2	2	2	1	1
5	2	1	2	1	2	1	2
6	2	1	2	2	1	2	1
7	2	2	1	1	2	2	1
8	2	2	1	2	1	1	2

$L_8(2^7)$ 交互作用表

列号	2	3	4	5	6	7
1	3	2	5	4	7	6
2		1	6	7	4	5
3			7	6	5	4
4				1	2	3
5					3	2
6						1

$L_{12}(2^{11})$

试验	1	2	3	4	5	6	7	8	9	10	11
1	1	1	1	1	1	1	1	1	1	1	1
2	1	1	1	1	1	2	2	2	2	2	2
3	1	1	2	2	2	1	1	1	2	2	2
4	1	2	1	2	2	1	2	2	1	1	2
5	1	2	2	1	2	2	1	2	1	2	1
6	1	2	2	2	1	2	2	1	2	1	1
7	2	1	2	2	1	1	2	2	1	2	1
8	2	1	2	1	2	2	2	1	1	1	2
9	2	1	1	2	2	2	1	2	2	1	1
10	2	2	2	1	1	1	1	2	2	1	2
11	2	2	1	2	1	2	1	1	1	2	2
12	2	2	1	1	2	1	2	1	2	2	1

$L_{16}(2^{15})$

试验	1	2	3	4	5	6	7	8	9	10	11	12	13	14	15
1	1	1	1	1	1	1	1	1	1	1	1	1	1	1	1
2	1	1	1	1	1	1	1	2	2	2	2	2	2	2	2
3	1	1	1	2	2	2	2	1	1	1	1	2	2	2	2
4	1	1	1	2	2	2	2	2	2	2	2	1	1	1	1
5	1	2	2	1	1	2	2	1	1	2	2	1	1	2	2
6	1	2	2	1	1	2	2	2	2	1	1	2	2	1	1
7	1	2	2	2	2	1	1	1	1	2	2	2	2	1	1
8	1	2	2	2	2	1	1	2	2	1	1	1	1	2	2
9	2	1	2	1	2	1	2	1	2	1	2	1	2	1	2
10	2	1	2	1	2	1	2	2	1	2	1	2	1	2	1
11	2	1	2	2	1	2	1	1	2	1	2	2	1	2	1
12	2	1	2	2	1	2	1	2	1	2	1	1	2	1	2
13	2	2	1	1	2	2	1	1	2	2	1	1	2	2	1
14	2	2	1	1	2	2	1	2	1	1	2	2	1	1	2
15	2	2	1	2	1	1	2	1	2	2	1	2	1	1	2
16	2	2	1	2	1	1	2	2	1	1	2	1	2	2	1

$L_{16}(2^{15})$ 交互作用表

列号	2	3	4	5	6	7	8	9	10	11	12	13	14	15
1	3	2	5	4	7	6	9	8	11	10	13	12	15	14
2		1	6	7	4	5	10	11	8	9	14	15	12	13
3			7	6	5	4	11	10	9	8	15	14	13	12
4				1	2	3	12	13	14	15	8	9	10	11
5					3	2	13	12	15	14	9	8	11	10
6						1	14	15	12	13	10	11	8	9
7							15	14	13	12	11	10	9	8
8								1	2	3	4	5	6	7
9									3	2	5	4	7	6
10										1	6	7	4	5
11											7	6	5	4
12												1	2	3
13													3	2
14														1

(2) 3 水平表

$L_9(3^4)$

试验	1	2	3	4
1	1	1	1	1
2	1	2	2	2
3	1	3	3	3
4	2	1	2	3
5	2	2	3	1
6	2	3	1	2
7	3	1	3	2
8	3	2	1	3
9	3	3	2	1

任意两列的交互作用出现于另外二列

$L_{18}(3^7)$

试验	1	2	3	4	5	6	7
1	1	1	1	1	1	1	1
2	1	2	2	2	2	2	2
3	1	3	3	3	3	3	3
4	2	1	1	2	2	3	3
5	2	2	2	3	3	1	1
6	2	3	3	1	1	2	2
7	3	1	2	1	3	2	3
8	3	2	3	2	1	3	1
9	3	3	1	3	2	1	2
10	1	1	3	3	2	2	1
11	1	2	1	1	3	3	2
12	1	3	2	2	1	1	3
13	2	1	2	3	1	3	2
14	2	2	3	1	2	1	3
15	2	3	1	2	3	2	1
16	3	1	3	2	3	1	2
17	3	2	1	3	1	2	3
18	3	3	2	1	2	3	1

$L_{27}(3^{13})$

试验	1	2	3	4	5	6	7	8	9	10	11	12	13
1	1	1	1	1	1	1	1	1	1	1	1	1	1
2	1	1	1	1	2	2	2	2	2	2	2	2	2
3	1	1	1	1	3	3	3	3	3	3	3	3	3
4	1	2	2	2	1	1	1	2	2	2	3	3	3
5	1	2	2	2	2	2	2	3	3	3	1	1	1
6	1	2	2	2	3	3	3	1	1	1	2	2	2
7	1	3	3	3	1	1	1	3	3	3	2	2	2
8	1	3	3	3	2	2	2	1	1	1	3	3	3
9	1	3	3	3	3	3	3	2	2	2	1	1	1
10	2	1	2	3	1	2	3	1	2	3	1	2	3
11	2	1	2	3	2	3	1	2	3	1	2	3	1
12	2	1	2	3	3	1	2	3	1	2	3	1	2
13	2	2	3	1	1	2	3	2	3	1	3	1	2
14	2	2	3	1	2	3	1	3	1	2	1	2	3
15	2	2	3	1	3	1	2	1	2	3	2	3	1
16	2	3	1	2	1	2	3	3	1	2	2	3	1
17	2	3	1	2	2	3	1	1	2	3	3	1	2
18	2	3	1	2	3	1	2	2	3	1	1	2	3
19	3	1	3	2	1	3	2	1	3	2	1	3	2
20	3	1	3	2	2	1	3	2	1	3	2	1	3
21	3	1	3	2	3	2	1	3	2	1	3	2	1
22	3	2	1	3	1	3	2	2	1	3	3	2	1
23	3	2	1	3	2	1	3	3	2	1	1	3	2
24	3	2	1	3	3	2	1	1	3	2	2	1	3
25	3	3	2	1	1	3	2	3	2	1	2	1	3
26	3	3	2	1	2	1	3	1	3	2	3	2	1
27	3	3	2	1	3	2	1	2	1	3	1	3	2

$L_{27}(3^{13})$ 交互作用表

列号	2	3	4	5	6	7	8	9	10	11	12	13
1	3	2	2	6	5	5	9	8	8	12	11	11
	4	4	3	7	7	6	10	10	9	13	13	12
2		1	1	8	9	10	5	6	7	5	6	7
		4	3	11	12	13	11	12	13	8	9	10
3			1	9	10	8	7	5	6	6	7	5
			2	13	11	12	13	12	11	10	8	9
4				10	8	9	6	7	5	7	5	6
				12	13	11	13	11	12	9	10	8
5					1	1	2	3	4	2	4	3
					7	6	11	13	12	8	10	9
6						1	4	2	3	3	2	4
						5	13	12	11	10	9	8
7							3	4	2	4	3	2
							12	11	13	9	8	10
8								1	1	2	3	4
								10	9	5	7	6
9									1	4	2	3
									8	7	6	5
10										3	4	2
										6	5	7
11											1	1
											13	12
12												1
												11

（3）混合水平表

$L_8(4\times2^4)$

试验	1	2	3	4	5
1	1	1	1	1	1
2	1	2	2	2	2
3	2	1	1	2	2
4	2	2	2	1	1
5	3	1	2	1	2
6	3	2	1	2	1
7	4	1	2	2	1
8	4	2	1	1	2

$L_{12}(3\times2^4)$

试验	1	2	3	4	5
1	1	1	1	1	1
2	1	1	1	2	2
3	1	2	2	1	2
4	1	2	2	2	1
5	2	1	2	1	1
6	2	1	2	2	2
7	2	2	1	1	1
8	2	2	1	2	2
9	3	1	2	1	2
10	3	1	1	2	1
11	3	2	1	1	2
12	3	2	2	2	1

$L_{16}(4\times2^{13})$

试验	1	2	3	4	5	6	7	8	9	10	11	12	13
	(1,2,3	4	5	6	7	8	9	10	11	12	13	14	15)
1	1	1	1	1	1	1	1	1	1	1	1	1	1
2	1	1	1	1	1	2	2	2	2	2	2	2	2
3	1	2	2	2	2	1	1	1	1	2	2	2	2
4	1	2	2	2	2	2	2	2	2	1	1	1	1
5	2	1	1	2	2	1	1	2	2	1	1	2	2
6	2	1	1	2	2	2	2	1	1	2	2	1	1
7	2	2	2	1	1	1	1	2	2	2	2	1	1
8	2	2	2	1	1	2	2	1	1	1	1	2	2
9	3	1	2	1	2	1	2	1	2	1	2	1	2
10	3	1	2	1	2	2	1	2	1	2	1	2	1
11	3	2	1	2	1	1	2	1	2	2	1	2	1
12	3	2	1	2	1	2	1	2	1	1	2	1	2
13	4	1	2	2	1	1	2	2	1	1	2	2	1
14	4	1	2	2	1	2	1	1	2	2	1	1	2
15	4	2	1	1	2	1	2	2	1	2	1	1	2
16	4	2	1	1	2	2	1	1	2	1	2	2	1

括号内的数字表示 $L_{16}(2^{15})$ 的列号

$L_{16}(4^2 \times 2^9)$

试验	1 (1,2,3	2 4,8,12	3 5	4 6	5 7	6 9	7 10	8 11	9 13	10 14	11 15)
1	1	1	1	1	1	1	1	1	1	1	1
2	1	2	1	1	1	2	2	2	2	2	2
3	1	3	2	2	2	1	1	1	2	2	2
4	1	4	2	2	2	2	2	2	1	1	1
5	2	1	1	2	2	1	1	2	1	2	2
6	2	2	1	2	2	2	2	1	2	1	1
7	2	3	2	1	1	1	1	2	2	1	1
8	2	4	2	1	1	2	2	1	1	2	2
9	3	1	2	1	2	2	1	2	2	1	2
10	3	2	2	1	2	1	2	1	1	2	1
11	3	3	1	2	1	2	1	2	1	2	1
12	3	4	1	2	1	1	2	1	2	1	2
13	4	1	2	2	1	2	1	1	2	2	1
14	4	2	2	2	1	1	2	2	1	1	2
15	4	3	1	1	2	1	2	2	1	1	2
16	4	4	1	1	2	1	2	2	2	2	1

括号内的数字表示 $L_{16}(2^{15})$ 的列号

$L_{18}(2 \times 3^7)$

试验	1	2	3	4	5	6	7	8
1	1	1	1	1	1	1	1	1
2	1	1	2	2	2	2	2	2
3	1	1	3	3	3	3	3	3
4	1	2	1	1	2	2	3	3
5	1	2	2	2	3	3	1	1
6	1	2	3	3	1	1	2	2
7	1	3	1	2	1	3	2	3
8	1	3	2	3	2	1	3	1
9	1	3	3	1	3	2	1	2
10	2	1	1	3	3	2	2	1
11	2	1	2	1	1	3	3	2
12	2	1	3	2	2	1	1	3
13	2	2	1	2	3	1	3	2
14	2	2	2	3	1	2	1	3
15	2	2	3	1	2	3	2	1
16	2	3	1	3	2	3	1	2
17	2	3	2	1	3	1	2	3
18	2	3	3	2	1	2	3	1

23. 常用均匀表

$U_5(5^2)$

试验	1	2
1	1	2
2	2	5
3	4	1
4	5	4
5	3	3

$U_5(5^3)$

试验	1	2	3
1	5	3	3
2	4	4	5
3	3	1	1
4	2	5	2
5	1	2	4

$U_5(5^4)$

试验	1	2	3	4
1	3	3	1	5
2	4	5	3	1
3	1	4	4	4
4	5	2	5	3
5	2	1	2	2

$U_6(6^2)$

试验	1	2
1	5	5
2	4	1
3	2	2
4	3	6
5	1	4
6	6	3

$U_6(6^3)$

试验	1	2	3
1	2	4	6
2	3	6	2
3	6	5	4
4	1	2	3
5	5	3	1
6	4	1	5

$U_6(6^4)$

试验	1	2	3	4
1	5	4	6	2
2	4	6	4	6
3	3	1	3	1
4	6	3	1	4
5	1	5	2	3
6	2	2	5	5

$U_7(7^2)$

试验	1	2
1	4	4
2	3	7
3	5	1
4	2	2
5	1	5
6	7	3
7	6	6

$U_7(7^3)$

试验	1	2	3
1	7	3	7
2	5	1	4
3	4	7	3
4	2	2	2
5	1	5	5
6	6	4	1
7	3	6	6

$U_7(7^4)$

试验	1	2	3	4
1	7	3	5	4
2	5	1	2	2
3	3	4	7	3
4	3	4	1	1
5	1	5	4	1
6	2	2	6	6
7	7	6	3	7

$U_7(7^5)$

试验	1	2	3	4	5
1	2	3	6	5	1
2	1	5	1	4	5
3	5	6	5	7	6
4	3	1	4	2	7
5	6	2	2	6	3
6	7	4	7	3	4
7	4	7	3	1	2

$U_7(7^6)$

试验	1	2	3	4	5	6
1	7	5	4	7	5	6
2	1	1	3	6	3	4
3	3	6	1	4	1	7
4	2	2	6	2	6	2
5	4	6	3	1	5	5
6	2	7	5	4	7	3
7	5	4	7	5	2	1

$U_8(8^2)$

试验	1	2
1	3	4
2	5	2
3	4	8
4	8	3
5	6	5
6	1	6
7	2	1
8	7	7

$U_8(8^3)$

试验	1	2	3
1	5	8	3
2	4	1	6
3	1	3	4
4	2	7	7
5	6	6	5
6	8	2	1
7	7	4	8
8	3	5	2

$U_8(8^4)$

试验	1	2	3	4
1	4	1	7	6
2	2	3	1	5
3	7	6	8	4
4	3	7	5	8
5	8	4	3	2
6	1	5	2	1
7	6	2	4	3
8	5	8	6	7

$U_8(8^5)$

试验	1	2	3	4	5
1	1	5	3	4	8
2	3	8	4	7	2
3	8	6	1	5	6
4	2	3	8	6	4
5	6	4	6	3	1
6	4	1	5	1	7
7	7	7	2	8	3
8	5	2	7	2	5

$U_8(8^6)$

试验	1	2	3	4	5	6
1	4	6	7	3	7	1
2	8	2	5	7	6	3
3	3	4	2	6	1	2
4	1	1	4	1	5	5
5	5	5	1	8	8	8
6	6	8	3	4	3	4
7	2	7	6	5	2	6
8	7	3	8	2	4	7

参 考 文 献

1. 刘明芝,周仁郁.中医药统计学与软件应用,北京:中国中医药出版社.2006

2. 刘明芝.中医药统计学.长沙:湖南科学技术出版社.1999

3. 徐勇勇.医学统计学(第二版).北京:高等教育出版社.2004

4. 方积乾.卫生统计学(第 5 版).北京:人民卫生出版社.2003

5. 姜明等.医学统计、科研设计与论文写作.乌鲁木齐:新疆人民卫生出版社.2003

6. 唐启义,等.实用统计分析及其 DPS 数据处理系统.北京:科学出版社.2002

7. 倪宗瓒.卫生统计学(第四版).北京:人民卫生出版社.2000

8. 周仁郁,等.统计方法及实验.成都:西南交通大学出版社.2002

9. 周仁郁.SAS 统计软件.北京:中国中医药出版社.2007

10. 周仁郁.中医药数学模型.北京:中国中医药出版社.2006

11. 周仁郁.SPSS13.0 统计软件.成都:西南交通大学出版社.2005

12. 陈峰,等.医用多元统计分析方法.北京:中国统计出版社.2001

13. 马斌荣.SPSS for Windows Ver. 11.5 在医学统计中的应用.北京:科学出版社.2004

14. 何清波,等.医学统计学及其软件包.上海:上海科学技术文献出版社.2002

15. 胡良平,等.医学统计学基础与典型错误辨析.北京:军事医学科学出版社.2003

16. 刘平等.中医药科学研究思路与方法.上海:上海中医药大学出版社.2003

17. 洪楠,等.SAS for Windows 统计分析系统教程.北京:电子工业出版社.2001

18. 张文彤.SPSS11 统计分析教程.北京:北京希望电子出版社.2002

19. 陈平雁,等.SPSS8.0 统计软件应用教程.北京:人民军医出版社.2000

20. 方积乾,等.医学统计学与电脑实验.上海:上海科学技术出版社.2001

21. 金丕焕,等.医用 SAS 统计分析.上海医科大学出版社.2000

22. 沈其君.SAS 统计分析.南京:东南大学出版社.2001

23. 胡立胜,等.中医临床研究设计与 SAS 编程统计分析.北京:学苑出版社.2004

24. 贾长恩,医学科研基本思路方法与科研程序.北京:科学出版社.2003

25. 周仁郁.高等数学及实验(第二版).成都:西南交通大学出版社.2003

26. 刘定远.医药数理统计方法(第三版).北京:人民卫生出版社.1999

27. 林亚平.药物研究常用数学方法及计算机程序.贵阳:贵州科技出版社.1997

28. 张春华,等.数理统计方法.济南:山东大学出版社.1995

教材与教学配套用书

新世纪全国高等中医药院校规划教材

注：凡标○号者为"普通高等教育'十五'国家级规划教材"；凡标★号者为"普通高等教育'十一五'国家级规划教材"

（一）中医学类专业

1	中国医学史（常存库主编）○★	19	中医急诊学（姜良铎主编）○★
2	医古文（段逸山主编）○★	20	针灸学（石学敏主编）○★
3	中医各家学说（严世芸主编）○★	21	推拿学（严隽陶主编）○★
4	中医基础理论（孙广仁主编）○★	22	正常人体解剖学（严振国　杨茂有主编）★
5	中医诊断学（朱文锋主编）○★	23	组织学与胚胎学（蔡玉文主编）○★
6	内经选读（王庆其主编）○★	24	生理学（施雪筠主编）○★
7	伤寒学（熊曼琪主编）○★		生理学实验指导（施雪筠主编）
8	金匮要略（范永升主编）★	25	病理学（黄玉芳主编）○★
9	温病学（林培政主编）○★		病理学实验指导（黄玉芳主编）
10	中药学（高学敏主编）	26	药理学（吕圭源主编）
11	方剂学（邓中甲主编）○★	27	生物化学（王继峰主编）○★
12	中医内科学（周仲瑛主编）○★	28	免疫学基础与病原生物学（杨黎青主编）○★
13	中医外科学（李曰庆主编）★		免疫学基础与病原生物学实验指导（杨黎青主编）
14	中医妇科学（张玉珍主编）○★	29	诊断学基础（戴万亨主编）★
15	中医儿科学（汪受传主编）○★		诊断学基础实习指导（戴万亨主编）
16	中医骨伤科学（王和鸣主编）○★	30	西医外科学（李乃卿主编）★
17	中医耳鼻咽喉科学（王士贞主编）○★	31	内科学（徐蓉娟主编）○
18	中医眼科学（曾庆华主编）○★		

（二）针灸推拿学专业（与中医学专业相同的课程未列）

1	经络腧穴学（沈雪勇主编）○★	5	推拿手法学（王国才主编）○★
2	刺法灸法学（陆寿康主编）★	6	针灸医籍选读（吴富东主编）★
3	针灸治疗学（王启才主编）	7	推拿治疗学（王国才）
4	实验针灸学（李忠仁主编）○★		

（三）中药学类专业

1	药用植物学（姚振生主编）★	6	中药鉴定学（康廷国主编）★
	药用植物学实验指导（姚振生主编）		中药鉴定学实验指导（吴德康主编）
2	中医学基础（张登本主编）	7	中药药剂学（张兆旺主编）○★
3	中药药理学（侯家玉　方泰惠主编）○★		中药药剂学实验
4	中药化学（匡海学主编）○★	8	中药制剂分析（梁生旺主编）○
5	中药炮制学（龚千锋主编）○★	9	中药制药工程原理与设备（刘落宪主编）★
	中药炮制学实验（龚千锋主编）	10	高等数学（周　喆主编）

11	中医药统计学（周仁郁主编）		有机化学实验（彭松　林辉主编）
12	物理学（余国建主编）	15	物理化学（刘幸平主编）
13	无机化学（铁步荣　贾桂芝主编）★	16	分析化学（黄世德　梁生旺主编）
	无机化学实验（铁步荣　贾桂芝主编）		分析化学实验（黄世德　梁生旺主编）
14	有机化学（洪筱坤主编）★	17	医用物理学（余国建主编）

（四）中西医结合专业

1	中外医学史（张大庆　和中浚主编）	9	中西医结合传染病学（刘金星主编）
2	中西医结合医学导论（陈士奎主编）★	10	中西医结合肿瘤病学（刘亚娴主编）
3	中西医结合内科学（蔡光先　赵玉庸主编）★	11	中西医结合皮肤性病学（陈德宇主编）
4	中西医结合外科学（李乃卿主编）★	12	中西医结合精神病学（张宏耕主编）★
5	中西医结合儿科学（王雪峰主编）★	13	中西医结合妇科学（尤昭玲主编）★
6	中西医结合耳鼻咽喉科学（田道法主编）★	14	中西医结合骨伤科学（石印玉主编）★
7	中西医结合口腔科学（李元聪主编）	15	中西医结合危重病学（熊旭东主编）★
8	中西医结合眼科学（段俊国主编）★	16	中西医结合肛肠病学（陆金根主编）★

（五）护理专业

1	护理学导论（韩丽沙　吴瑛主编）★	12	外科护理学（张燕生　路潜主编）
2	护理学基础（吕淑琴　尚少梅主编）	13	妇产科护理学（郑修霞　李京枝主编）
3	中医护理学基础（刘虹主编）★	14	儿科护理学（汪受传　洪黛玲主编）★
4	健康评估（吕探云　王琦主编）	15	骨伤科护理学（陆静波主编）
5	护理科研（肖顺贞　申杰主编）	16	五官科护理学（丁淑华　席淑新主编）
6	护理心理学（胡永年　刘晓虹主编）	17	急救护理学（牛德群主编）
7	护理管理学（关永杰　宫玉花主编）	18	养生康复学（马烈光　李英华主编）
8	护理教育（孙宏玉　简福爱主编）	19	社区护理学（冯正仪　王珏主编）
9	护理美学（林俊华　刘宇主编）★	20	营养与食疗学（吴翠珍主编）★
10	内科护理学（徐桂华主编）上册★	21	护理专业英语（黄嘉陵主编）
11	内科护理学（姚景鹏主编）下册★	22	护理伦理学（马家忠　张晨主编）★

（六）七年制

1	中医儿科学（汪受传主编）★	10	中医养生康复学（王旭东主编）
2	临床中药学（张廷模主编）○★	11	中医哲学基础（张其成主编）★
3	中医诊断学（王忆勤主编）○★	12	中医古汉语基础（邵冠勇主编）★
4	内经学（王洪图主编）○★	13	针灸学（梁繁荣主编）○★
5	中医妇科学（马宝璋主编）○★	14	中医骨伤科学（施杞主编）○★
6	温病学（杨进主编）★	15	中医医家学说及学术思想史（严世芸主编）○★
7	金匮要略（张家礼主编）○★	16	中医外科学（陈红风主编）○★
8	中医基础理论（曹洪欣主编）○★	17	中医内科学（田德禄主编）○★
9	伤寒论（姜建国主编）★	18	方剂学（李冀主编）○★

新世纪全国高等中医药院校创新教材（含五、七年制）

1	中医文献学（严季澜主编）★	3	中医内科急症学（周仲瑛　金妙文主编）★
2	中医临床基础学（熊曼琪主编）	4	中医临床护理学（杨少雄主编）★